国医大师朱良春
治疗疑难危急重症经验集

方邦江　周　爽　主编

全国百佳图书出版单位
中国中医药出版社
·北 京·

图书在版编目（CIP）数据

国医大师朱良春治疗疑难危急重症经验集 / 方邦江，周爽主编 . -- 北京 : 中国中医药出版社 , 2024. 12
ISBN 978-7-5132-9017-3

Ⅰ . R278

中国国家版本馆 CIP 数据核字第 2024G7M627 号

中国中医药出版社出版

北京经济技术开发区科创十三街 31 号院二区 8 号楼
邮政编码　100176
传真　010-64405721
河北品睿印刷有限公司印刷
各地新华书店经销

开本 880×1230　1/32　印张 11.25　彩插 0.25　字数 228 千字
2024 年 12 月第 1 版　2024 年 12 月第 1 次印刷
书号　ISBN 978 - 7 - 5132 - 9017 - 3

定价　58.00 元
网址　www.cptcm.com

服 务 热 线　010-64405510
购 书 热 线　010-89535836
维 权 打 假　010-64405753

微信服务号　zgzyycbs
微商城网址　https://kdt.im/LIdUGr
官 方 微 博　http://e.weibo.com/cptcm
天猫旗舰店网址　https://zgzyycbs.tmall.com

如有印装质量问题请与本社出版部联系（010-64405510）

《国医大师朱良春治疗疑难危急重症经验集》编委会

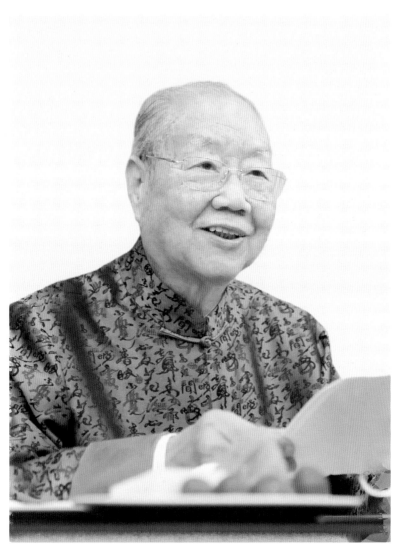

国医大师朱良春先生

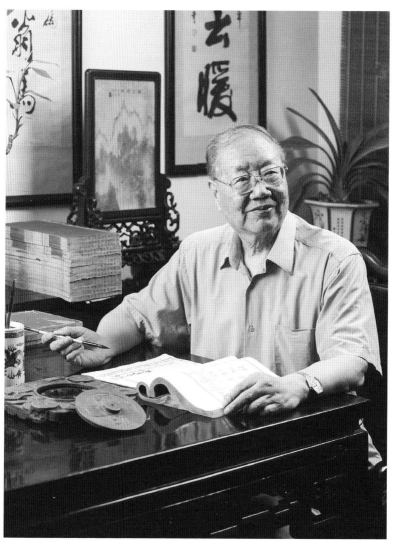

朱良春先生在读书

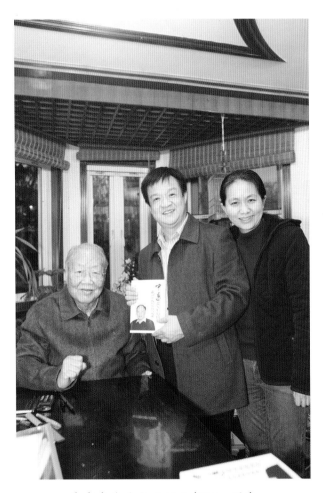

朱良春先生与主编方邦江、周爽

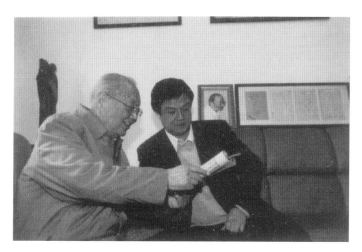

朱良春先生指导弟子方邦江学习中医经典

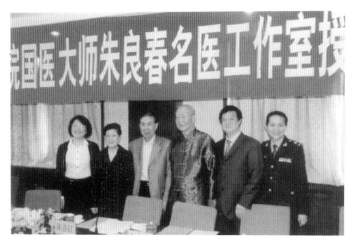

方邦江、周爽在拜国医大师朱良春为师的仪式上与
上海市卫生局副局长、中医药发展办主任郑锦教授，
上海市名中医刘嘉湘、陈湘君夫妇合影

沈　序

　　江南吴越大地是温病学派发源地，历来群贤辈出，孕育了叶天士、吴鞠通等为代表的医学巨匠。近代以来，更是名医璀璨，国医大师朱良春教授便是其中最杰出的代表之一。

　　朱良春教授是我国享有盛名的首批国医大师，早年拜孟河御医世家马惠卿先生为师。继学于苏州国医专科学校，并于1938年毕业于上海中国医学院，师从"海派"中医章次公先生，深得其传，从医逾七十载，尤其在治疗疑难危急重症方面始终不渝，拯救大量患者，为我国现代中医学术发展创新作出了卓越成就。朱老几十年如一日，治学严谨，厚积薄发，所述医案，辨证明晰，治必效验，不仅具有很强的临床实用性，而且也不乏创造性的建树。他胸襟宽阔，博识厚学，仁德行医，乐助后学，蜚声海内外，今他桃李满天下，更是创造出了现代中医界闻名的"朱良春现象"，堪称中医人之楷模，为世人所称颂。

　　方邦江教授是朱良春大师优秀学生的代表，担任上海中医药大学急危重症研究所所长、上海中医药大学附属龙华医院急诊与重症医学科学科带头人，是首批国家中医药领军人才"岐黄学者"、教育部"长江学者"、上海市名中医、全国名老中医药专家学术经验继承工作指导老师，长期聚焦中医药治疗临床疑难危急重症，围绕现代医学"重症感染与耐药菌感染""重症脑病""多脏器功能衰竭"等瓶颈问题，首次系统构建"急性虚证""截断逆转治疗重症感染"等创新性中医理论，同时将中医药治疗疑难危急重症学术思想融入新型冠状病毒感染的危急重症救治中，取得了显著成效。

　　欣闻方邦江教授等朱老门人整理编写的《国医大师朱良春治疗疑难危急重症经验集》一书出版，余欣然为序，该书涵盖了国医大师朱良春治疗疑难危急重症的学术思想、典型验案、临床经验与处方用药等，实为一部不可多得的临床诊治疑难危急重症的佳作。

国医大师　沈宝藩

2024 年 6 月 16 日

郑　序

　　国医大师朱良春教授是饮誉海内外的中医大家，朱老早年师从于上海名医章次公先生，并始终力践章次公先生之"发皇古义，融会新知"的主张和求实精神，一生致力于我国中医药事业，迄今悬壶济世七十余载。他胸襟博大，才智过人，学识渊博，奉行仁德为医，活人众多，其精湛医术、高尚医德为人所称道，朱良春教授在中医学领域所取得的学术成就令世人瞩目。

　　几千年来，中医学形成了完整系统的理论体系，在没有现代医学介入的漫长年代中，一切急慢性疾病皆依靠之并因此成就了许多著名中医学家，其中不乏治疗急症的大家。中医急诊学是中医学术精华之所聚，中医急诊学为保障中华民族的生命健康与繁衍作出了巨大的贡献。

　　朱良春大师学验俱丰，在学术上建树颇多，临床中始终关注疑难危急重症，对脏器功能衰竭、外感温热病、急性心脑血管疾病、风湿性疾病等诸多疑难危重急症救治经验丰富，独具特色。朱老擅用虫类药物治疗疑难危急重症，收效显著，其临床经验流传海内外，深获好评，被誉为现代中医虫类药物应用"第一人"。

　　朱良春大师时刻关心我国中医药事业发展，不忘培养和提携后学，在自己年逾九十之时，将方邦江、周爽教授纳为门生，悉心传教。方邦江教授是上海中医药大学附属龙华医院急诊科主任，他所带领的学科团队，中医特色鲜明，在中医、中西医结合治疗多脏器功能衰竭、脑复苏、脓毒症、急性心脑血管急症、重症肺心病等疑难危急重症救治方面形成了显著特色，取得了突出成绩。近代以来，由于现代西医学的冲击，中医急诊学科的发展与其他中医学科相比，相对缓慢和弱化，欣闻方邦江、周爽教授在随朱老学习期间，将朱良春大师本人和门生、子女收集的治疗疑难危急重症的经验与学术思想整理付梓，以裨益同道，嘉惠后学，弘扬岐黄，此实为一大善举，是中医急诊事业之幸事。相信该书的问世必将对促进中医急诊学科学术进步产生重要影响，故乐而为之序。

上海市卫生局原副局长
上海市中医药发展办公室原主任　郑锦

2024 年 6 月 22 日

编写说明

朱良春教授是我国享有盛名的国医大师，治疗疑难危急重症具有丰富临床经验，在我国最早撰文提出辨证与辨病相结合。他倾囊相授诊治疑难病的诀窍，并认为世上只有"不知"之症，没有"不治"之症。

在治疗疑难危急重症方面，朱老贡献颇多，早在20世纪50年代，他培养了治疗毒蛇咬伤、瘰疬、肺脓肿有奇效的季德胜、陈照、成云龙三位"土专家"，使享誉海内外的"季德胜蛇药"等从医生秘方走向工业化生产的成药，成为现代杏林的传奇故事。在急性热病的诊治中，朱老主张打破卫气营血的传变规律，提出"先发制病，发于机先"，采用表里双解或通下泄热法，多能缩短疗程，提高疗效。朱老积极开展用中医药治疗急症的研究工作，经过长期努力，不断探索，取得了重大成绩。他强调中医急症要突出中医特色，发挥中医中药优势，在具体临床实践中一定要以中医学理论作为指导，在辨病的基础上要进行辨证论治，如果仅为病名所拘，则无疑是取消辨证论治，如果脱离中医理论体系来研究，就会走上废医存药的危险道路。临床上朱老创新性地将六神丸用于热病引起之休克及心衰、早期呼吸衰竭等危重症，有独到之功，对于哮喘发作者能顿挫其喘逆。因六神丸具有较好的强心止痛之功，所以亦可用于冠心病之心绞痛者。朱老还将六神丸用于肿瘤患者，有较好的止痛作用。他主张肺炎之运用下法，主要是在辨证论治的方药中加用大黄，古人有"病在脏，治其腑"之说，使肠腑疏通，上焦壅遏之邪热、痰浊自有出路。现代研究证明，大黄本身有良好的抗菌作用。朱老突破束缚、勇于创新的精神，不愧为世人的楷模。

2003年"非典"肆虐期间，他参与广东、香港的"非典"救治工作，他主张打破卫气营血的传变规律，采用表里双解或通下泄热法，取得了显著疗效，荣获国家抗击"非典"特殊贡献奖。

朱老在学术上，思想深邃而有远见，对后学颇多启迪和引领，而且不尚空谈，努力践行。吾等有幸纳入先生门下，有感恩师多年诊治疑难危急重症经验，今不揣寡陋，特总结归类朱老学术经验成集，以飨读者。本书共分为八章，分别从大师印象、学术思想大要、专病论治、治法传薪、验案精选、虫类药物临床应用经验、临床常用经验药对、临床常用经验方等方面介绍了国医大师朱良春教授治疗疑难危急重症的经验。本书在编写中引用了同门学长所收集的病案等资料并得到了同门学长的鼓励与大力支持；沈俊逸、王蓓、鲁婵婵医师等参加了本书的整理和校对工作，谨在此一并致谢！

《国医大师朱良春治疗疑难危急重症经验集》编委会

目 录

第一章　大师印象

1. 朱良春自述

"我的一生是平凡的，也是顺坦的。作为一个医生，我一直遵循先严昶昇公'积德行善，济世活人'的嘱咐，先师章次公先生的教导，'医虽小道，乃仁术也，要以身尽之，方能尽其业，否则罪也'，'发皇古义，融会新知'。从医以来，我虽然是尽力践行，但由于学养谫陋，成就不多，遗憾不少，有些菲薄经验，也有不少教训，值得自顾自省，争取在有生之年有所弥补，聊尽吾心。"

2. 朱良春素描

与朱老对面相坐，这位96岁的老人，沉静安然，目光致远，近百年的中医大河流经于他，但我们丝毫看不出跌宕，静水深流。年近期颐的朱老，仍然会默默地把三根手指搭在一个个患者的手腕上，凝神入境，毕其生，解民瘼，绵留一脉心香。

如果留意到朱老的家学文脉，更觉难得。他是儒学大家朱熹的第29代裔孙。对于家族传承，虽未刻意，却始终有一份传递于千年祖荫下的自觉。对于先人的理念，朱老一再表示，"惭愧，对先祖的学术思想，继承太少"，然而他的体念如此平实深刻，"先祖他恭恭敬敬，循规蹈矩，不敢越雷池一步，就是教一个人，要修身养性，克己呀！规规矩矩、老老实实做人，我感觉，真正按照朱熹的理念来治病活人、治理社会啊，这个世界是真正地可以达到健康和谐的"。

宋明理学的文脉，以奇妙的方式贯穿朱老的一生。一面是血脉家学，一面是学医师承。国学大师章太炎先生把对程朱理学的研究心得化为了医学思想，传到了章次公先生身上，章次公又传给了朱良春。我们很少听到朱老跟大家谈理学，但实际上他把理学应用到了临床，应用于对生命、对健康的管理当中，尽得精髓。

百年国医当中，朱老堪称雄踞高位、见证历史，代表了当代中医最高水平。他的身上，保留了太多的传统元素，有人说朱老"不谈玄，不论道，不摆文化姿态，一生偏安南通，却声名天下"，此话不假。朱老虽以达到国医大师级别，他所葆有的朴素、勤俭、谦虚，仍饱含中国传统文化之美，在临诊中、接人待物中、对子女的教育中，无不自然流露。这是对"朱子家训"的秉承，更是对道德文章的坚守。道乃天之道，德乃人之伦，而朱老把二者完美地融合于自己近百年的中医人生实践中。

朱老低调，虚怀若谷，不论何时何地，笃行医者本位，留守在百姓中间，从未游离。而在朱老的著述当中，同样会发现，他从来不把自己摆在一个高高在上的位置。他说:"于低处去寻道。"他的目光永远停留在患者身上,关注着每一个生命的切身体验,不管达官贵人,还是乡土百姓,都会进入他的中医视野。朱老有颗赤子之心,自然生命的变化、秘密都在他的探寻当中。看病,从18岁学医之日起,九秩未辍,成为他生活和生命的重要部分。一天几十人诊下来,十年,二十年,五十年,七十年……有人间朱老,"您可真健康啊,养生有什么秘诀吗?"朱老笑而不答。据朱老身边的亲人说,朱老唯一的健康秘诀,就是看病、读书!每天,他在给人看病或是读书的时候,平息、凝神,整个人的精神和意念,都沉浸在那样一个状态当中,可谓境界与修行。

朱老曾著《医学微言》《虫类药的应用》《用药经验集》等书。他对虫类药的精当使用,对小药对的绝妙搭配,对疾病证型的缜密分型,无处不见他细致入微的观察精神,实是微言大义。他在学术上独辟蹊径,自成格局,于痹证的辨治和虫类药的理解与发掘等方面作出了杰出的贡献,在医学史上已经产生重大影响。长期处于主流视线之外的民间土医,被朱老誉为"民间的中医珍珠",他至今铭记太炎先生对后人的提醒,下问铃串,不贵儒医。从20世纪50年代末开始,朱老一直不忘发掘这些可贵的"民间珍珠",引荐于世,他是识得珍宝的。对中医药的学习和传承,朱老提出了三条重要的通道:一个是对经典的学习,一个是对中医名家、国医大师经验的传承,一个是对民间经验的发掘。这是对中医药事业发展的慧眼之光。

朱老喜欢引用明代张景岳说的四个字"学到知羞"。每日必有一得，是他长年坚持的读书习惯，九十几岁高龄，仍关注着后学的思潮与著述，常为年轻一代有所得而欢赞。对于当下大千世界的自我扩张与浮躁，他感觉到的是惭愧。中医传统文化这个词，太博大精深了，我们这些人啊，知道的只是1%，实际上是渺小得很。朱老说"医理幽奥，上工难臻"，这种情怀，是中医能够生生不息，振兴发展的重要精神动力和源泉。于是我们看到，大爱满怀的朱老，站在中医存废兴亡的转折关头，在国家中医药发展的相关政策上，屡次呼吁、上书，并以自身所为去影响、带动更多的中医人。

所为大匠，不仅示人以方圆，而且诲人于细节。无论对待学术，还是门人、弟子，以及对待每一位患者，对待自己所开处的每一个方剂，朱老都兢兢业业。虽说"医乃小道"，其实，解民瘼于倒悬，知民情于水火，得人心者，已经成就了人之大道——天之道。

正堪谓得道成寿者，良春朱公也！

3. 朱良春简介

朱良春，主任中医师，教授，博士生导师，国家首批30名"国医大师"之一，从医七十余载，南通市中医院首任院长。曾任南通市中医药首席技术顾问，良春中医药科技有限公司董事长，中华中医药学会终身理事，国家优秀中医临床人才研修项目专家指导委员会副主任委员，中国中医科学院学术委员会委员，中华中医风湿病学会顾问，北京中医药大学博导论坛学术委员会委员，广州中医药大学第二临床医学院客座教授，南京中医药大学终身教授、博导，同济大学中医研究所特聘教授，上海中医药大学附属龙华医院特聘教授，上海市中西医结合医院特聘教授，美国中医针灸医师联合会高级顾问，新加坡中华医学会专家咨询委员，中医教材顾问委员会委员。1987年12月国务院批准为"杰出高级专家"。1991年起享受国务院政府特殊津贴，为全国第一、三、四、五批继承名老中医药专家学术经验导师。

4.学术著作

朱良春教授是全国著名中医内科学家，治学严谨，医术精湛，对内科急危疑难杂病的诊治具有丰富的经验，先后研制了益肾蠲痹丸、复肝丸、痛风冲剂等中药新药，获部、省级科技奖。主要学术著作有《虫类药的应用》《章次公医案》《医学微言》《朱良春用药经验集》《名师高徒》《中国百年百名中医临床家丛书·朱良春》《现代中医临床新选》（日文版，合著）等10余部，发表学术论文180余篇。

第二章　学术思想大要

一、学术思想形成

　　恩师朱良春先生已经走过了七十余载医学生涯。他过人的才智、丰博的学识，世所称道。他在中医学领域辛勤耕耘，不断地超越自我，取得了令人瞩目的成就。

　　先生为江苏丹徒人，后徙居南通市。1935年，先生赴江苏武进孟河学医，师事马惠卿先生。马师乃御医马培之裔孙，家学渊源，根基深厚，使先生获益匪浅。孟河在近代名医辈出，费伯雄、马培之诸先生蜚声医坛，名噪大江南北。马惠卿先生珍藏马培之先生的日记《纪恩录》和手书方笺，先生得而观之，耳濡目染，启迪良多。1936年2月，先生考入苏州国医专校，抗战开始后转入上海中国医学院学习，斯时除在章次公先生处侍诊半天外，还在上海世界红十字会医院门诊工作半天。1939年毕业后回南通开业。在这段时间里，受章次公先生之亲炙，学问大进。章次公先生所倡导的"发皇古义，融会新知"的革新精神，求实的治学主张，精切的辨证功夫，对朱良春先生影响很深。

朱良春先生是张仲景所倡导的"勤求古训，博采众方"的忠实实践者。上自《内》《难》典籍，下及清代叶、薛、吴、王和近代名家之著述，无不博览。他对《伤寒论》和《金匮要略》做过深入的研究，从中领悟辨证论治的思想和方法。他对张景岳的《类经》十分推崇，认为斯书彰明经义，有很多精辟的论述，对临床有指导作用。他又折服孙一奎之《赤水玄珠》，认为其中很多内容富于巧思，体现了辨证论治精神。他很留心前人的医案，认为这是实践的记录，可见医家之功力，临证之心法，领略不同时期医家的风格，以资今日之借鉴。例如，他对同乡先贤蒋宝素《问斋医案》的评价颇高，曾指导门人对蒋氏的学术思想进行研究，并特别留意此书《椿田医话》中所载的一些效方。

先生胸襟博大，视野开阔，治学兼收并蓄。他平时注意搜集民间验方，从中汲取丰富的营养。他的处方不拘一格，常常把一些民间验方以至刚发掘出来的草药加进去，出奇制胜，往往收到意想不到的效果。他认为，学问应当与时俱进，一贯重视对西医学的学习，力求中西医的逐渐沟通与结合。已故中医学家姜春华先生说他"中西理论湛深"，当为至评。先生很推崇张锡纯，乐用张氏效方，甚至萌发过撰写《锡纯效方发挥》的念头，可以认为朱老的革新精神是和张氏相通的。

中医典籍浩如烟海，往往皓首难穷究竟。先生指导后学"泛览"与"精读"相结合，在浏览全貌的基础上，抓住重点，深入理解，由博返约。他治学的座右铭是"每日必有一得",在诊务繁忙的情况下常读书至深夜,择善而从。

朱良春先生在学术上有颇多建树,他在斟酌古今、融会贯通的基础上,敢于提出自己的见解。1976年他在一次给学生的信中谈到章次公先生时指出,章先生治学"能发挥自由思想,所谓独立思考者也"。这也是先生自身治学的真实写照。如果刻板僵化,死抱教条,人云亦云,就谈不上学术的创新与进步。没有学术的进步,就谈不上中医学的繁荣。

辨证论治是中医学的精华。中医治疗注重辨证,从总体把握人体阴阳失调、邪正斗争的状态,把人体的阴阳失调与外部环境结合起来,综合分析,强调因人、因时、因地制宜,因而历久弥新,是制病的利器。但对微观"病"的认识,有时不免笼统。如病毒性心肌炎颇类热病之劳倦证,肠癌早期有似慢性痢疾,如不结合辨病,进一步诊察,就会出现误诊,也妨碍辨证论治水平的提高。早在1962年,朱良春先生就提出辨证与辨病相结合的主张,并就此撰写专文,发表于《中医杂志》,表现了一位临床医家的客观眼光。关于怎样处理好辨证与辨病之间的关系,他精辟地指出,"辨证是绝对的,辨病是相对的"。对西医已经明确诊断的病,同样要认真辨证,如果仅辨病不辨证,就会走上"对号入座"的狭路,把活泼的辨证变成僵死的教条,势必毁掉中医学。如先生曾治一位纺织女工,其患子宫内膜异位症(异位至肺部),前医曾误诊为肺结核、支气管扩张,迭治乏效。根据月经闭止,每月咯血五六日,颧红掌热，口干咽燥，腰酸腿软等见症来分析，断其病本在肝肾，累及冲任，缘水不涵木，气火冲激，冲气上干，损伤肺络使然。他及时采用滋肾养肝，清肺凉血，调理冲任之剂，连进十剂，月经即循常道而行。可见肯定或否定"病"和"证"的任何一方面，都是片面的，不完善的，只有将二者结合起来，探索临床证治的规律，才能相得益彰。

先生的临证功夫，素为吾侪所服膺。他善于透过纷繁复杂的临床表现，审明主症，找到疾病的症结，立法用药，切中肯綮。他治一尿血患者，患者长期服用滋肾、泻火、凉血止血之剂无效，先生从其尿血色淡、腰酸、脉尺弱等见症着手，断其为肾阳衰惫，予熟地黄、淫羊藿、补骨脂等，寥寥几味，数剂后尿血即获控制。血证用凉，为治疗之常法，然久服寒凉，阳气虚衰，为病之变，通常达变，补偏救弊，谨察阴阳而调之，是谓良工。

先生对急性热病的治疗，提出"先发制病"的论点，这一提法，与已故中医学家姜春华教授治疗热病"截断、扭转"的主张，颇有异曲同工之妙。"先发制病"是从各种热病独特的个性出发，见微知著，发于机先，采用汗、下、清诸法，从而控制病情发展，达到缩短病程、提高疗效的目的。如他运用"通利疗法"治疗热病重症即是其例。

先生善于继承前人的经验，并结合自己的临床实践加以提高升华。例如，他提出通过眼血管的望诊来协助肝炎的诊断，判断疾病的转归。这一方法，是以"肝开窍于目"为理论基础，同时受到《本草纲目》所载秦艽治黄疸，述其症状"目有赤脉"的启示。他曾系统地观察了肝炎患者眼血管的变化，进行综合分析，结果发现肝炎病情的加剧、好转或恢复与血管的色泽、扩张程度、弯曲程度有一定的关系。他将这一独特的诊断方法写进《传染性肝炎的综合疗法》一书中，从而为中医诊断学增添了新的内容。

先生对虫类药潜心研究，数十年来，上自《本经》，下逮诸家，凡有关虫类药的史料，靡不悉心搜罗，然后结合药物基原、药理药化和实践效果，辨伪存真，以广其用。他撰写《虫类药的应用》一书，一版再版，畅销海内外，深获好评。顽痹一证，包括现代所称之风湿性关节炎、类风湿关节炎久治不愈者，甚为棘手。先生认为，精血交损，肝肾亏虚，督脉经气阻滞，阳气不克敷布，全身功能衰弱是病之本；久病入络，病邪深入经隧、骨骱是病之标。故宜益肾壮督，蠲痹通络，创制益肾蠲痹丸，治疗类风湿和风湿性关节炎、增生性脊柱炎等，收效明显。此药汇集了七味虫类药，在他运用虫类药制订的新方中颇具代表性。

先生创制了很多新方，如以养正消积法治疗慢性肝炎及早期肝硬化之复肝丸，以益气化瘀法治疗慢性肾炎之益气化瘀补肾汤，治疗乙脑极期神昏之夺痰定惊散，治疗慢性痢疾及结肠炎之仙桔汤等，均历验不爽。朱老所创新方，思虑缜密，意蕴宏深，遣药灵巧，值得师法。如仙桔汤，由仙鹤草30g，桔梗8g，乌梅炭、广木香、甘草各4.5g，白槿花、炒白术、白芍各9g，炒槟榔1.2g组成。方名仙桔汤，则以仙鹤草、桔梗二味为主药。仙鹤草味辛而涩，有止血、活血、止泻作用，别名脱力草，江浙民间用治脱力劳伤有效，具强壮作用，此方用之，取其强壮、止泻之功；

桔梗一味，仲景以其与甘草相伍治肺痈，足证其具有开提肺气和排脓之功，移治滞下后重，是此药之活用；白槿花擅治痢疾，《冷庐医话》赞其效著，此方取其能泄化肠间湿热；久痢脾虚，取白术补脾助运；湿热逗留则气滞，木香、槟榔调之；湿热伤营，白芍和之；久痢则下焦气化不固，稍稍用乌梅炭以固之；甘草调和诸药。合而观之，桔梗伍槟榔，升清降浊；槟榔伍乌梅炭，通塞互用；木香伍白芍，气营兼调。此方无参、芪之峻补，无芩、连之苦降，无硝、黄之猛攻，盖肠道屈曲盘旋，久痢正虚邪伏，湿热逗留，进补则碍邪，攻下则损正，正宜消补兼行，寓通于补，始于病机吻合。此类方剂，与历代名方相较，毫不逊色。

先生已出版的著作还有《章次公医案》《新编汤头歌诀》（合著）、《现代中医临床新选》（日文版，合著）、《医学微言》等。他是《实用中医内科学》专家审稿组成员，为这本书的审稿、定稿付出了辛勤的劳动。他先后在国内中医期刊发表论文 140 余篇，曾多次受国内有关中医机构之邀，外出讲学，足迹几乎遍及全国。他还五度应邀赴日本讲学，备受欢迎，载誉而归。

二、学术精华

国医大师朱良春教授行医七十余载，才智过人，学识渊博，医术、医德为世人称道，兹将其学术思想加以整理，以光辉其道。

朱良春教授"勤求古训，博采众方"，上自《内经》，下及诸家，尝取苏东坡"博观而约取，厚积而薄发"为座右铭。他对张景岳《类经》尤为推重，以其彰明经义，析理精深，又折服于孙一奎《赤水玄珠》之辨治精要，章次公先生"发皇古义，融会新知"之主张和张锡纯之求实精神。他平时注意搜集民间验方，从中汲取丰富的营养。他的处方不拘一格，常常把一些民间验方及刚发掘出来的草药加进去，出奇制胜，往往收到意想不到的效果。他认为，学问应当与时俱进，一贯重视对西医的学习，力求中西医的逐渐沟通与结合。已故中医学家姜春华先生说他"中西理论湛深"，当为至评。

朱良春教授在学术上有颇多建树，他在斟酌古今、融会贯通的基础上，敢于提出自己的见解。章次公先生治学"能发挥自由思想，所谓独立思考者也"，这也是他自身治学的真实写照。如果刻板僵化，死抱教条，人云亦云，就谈不上学术的创新与进步。没有学术的进步，就谈不上中医学的繁荣。

（一）采撷众长，继承发展

1. 探本溯源，博采诸家

朱氏从医七十余载，饮誉医坛，蜚声海内外，思路敏捷，审证精当，用药多奇，其根源在于他有扎实的功底。

朱氏在17岁时赴"名医之乡"——江苏武进孟河学医，拜马惠卿先生为师，马惠卿乃御医马培之之孙，家学渊源，根基深厚，使朱氏受益匪浅。后在上海中国医学院继续深造时，他一边读书，一边在章次公先生处实习，受章先生的亲炙，学乃大进。章次公先生对中医学造诣精深，具有十分扎实的中医理论基础和丰富的实践经验，并注意汲取现代医学之长，颇多创见。朱氏回忆当年在上海随章次公先生学习的情景时，不无感触地说："章师思路敏捷，学识渊博，临床颇多独到经验，对内科疑难杂症，尤擅其长。在那里，我学会了掌握主题的读书方法，抓住主要矛盾的辨证手段，以及灵活选方用药的技巧。章师一贯提倡'发皇古义，融会新知'的治学主张，对我影响尤深，后来我之所以能兼收并蓄，重视民间单方，走中西医结合的道路，都是章师正确引导的结果啊！"这番话既是引导、启发，也是鞭策，催人奋进。

朱氏一生勤奋好学，博览群书，首先深研经典，然后旁通诸家。他认为，中医学的基础理论和辨证的客观方法，集中体现在四大经典著作中。他对经典著作的学习分为四步：①通读原文，窥其全貌。例如《内经》一书，其"文简、意博、理奥、趣深"，不通读原文，就无法窥其全貌，理解全书的主要精神。不通读原文，更无法认识和辨别精华和糟粕。②熟读警句，掌握精髓，书读百遍，其义自见。③独立思考，兼参校注。④前后对照，融会贯通。朱氏一生悉心钻研经典，他认为，《内经》是中医基础理论的源流，病因病机、诊法治则之纲领、法则，悉蕴其中，必须下苦功认真熟读领悟，才能打牢基础，掌握深入堂奥的钥匙。同时，对仲景学说也要进行认真的研究，因为它以《内经》理论为指导，同时又丰富发展了《内经》理论，把中医理论和临床实践加以结合而产生中医辨证治疗学。仲景学说是质朴的、严密的、充满辩证法思想的；六经辨证的客观规律不仅适用于外感热病，同时也适用于内伤杂病。翻开《伤寒论》，六经病都有一个客观标准和传变规律，因为病有常，就有变。《伤寒论》把正治、反治、斡旋、救逆诸法都讲得清清楚楚，但是它的核心又离不开阴阳，离不开正与邪的斗争这根主线。它讲辨证立法，但又离不开八纲的具体应用。例如《伤寒论》56条云："伤寒不大便六七日，头痛有热者，与承气汤。其小便清者，知不在里，仍在表也，当须发汗。"此条说明，"头痛有热"的症状在太阳病与阳明病均可见到，前者系风寒外束，后者因阳明燥热上冲，但要区别其为太阳表证，抑或为阳明里证，又当审之于"小便"。若小便黄赤，里热炽也；若小便清，则病在表也。其辨证之精细，于此可见。朱氏对明清崛起的温病学亦进行了研究，他说，温病学是《伤寒论》的延伸和发展，不能把它们割裂开来，要从源到流地进行继承和发扬。对秦汉以来的历代主要著作，如《千金方》《外台秘要》及金元四大家学说，均进行浏览深研。对明代孙一奎所著的《赤水玄珠》，朱氏非常赞赏他善于融会变通各家之说，在临床上孙氏强调以"明证"为主，于寒、热、虚、实、表、里、气、血八字，谆谆致意。朱氏认为，这是既辨病证，又别病位和层次的辨证要领，执此则"证"自"明"矣。孙一奎在学术上不存偏见，对于前人之说，总是择善而从，用其长而去其偏，这种治学方法朱氏认为非常值得后人学习效法。朱氏对前人的医案亦是爱不释手，他认为，医案是临床的实践记录，是第一手资料，是最现实、最生动的素材，是活的经验，一部好的医案，往往是一位医学家数十年经验的结晶，可以从中领悟前人的辨证思想，学习到辨证论治的方法，其中有很多宝贵的东西，值得学习和借鉴。对青年时代的朱氏影响较大的除章次公先生外，还有盐山张锡纯先生。每当诊余之暇，他经常翻阅张锡纯先生的《医学衷中参西录》，此书是张锡纯毕生医疗实践之经验总结，内容精湛丰富，他百读不厌，书中许多有效方剂应用于临床，得到了出人意料的效果。

朱氏认为，《伤寒论》以小便利与不利作为蓄水与蓄血辨证之重要标志。盖蓄水者，病在气分，气化不利，故小便不利；而蓄血则病在血分，并不影响气化功能，所以小便自利。朱氏认为，这仅仅是言其常，而未能尽其变。假使瘀血阻滞，影响气化功能，不仅可见小便不利，还可见肿满之疾。从临床实际来看，风湿性心脏病、肝硬化腹水、肾功能衰竭等，均可见小便不利，或腹水，或肿满等证候。此等疾患，均有不同程度之瘀血表现，假如仅就小便不利这一症状，从气分来处理，就难收到预期之效果，而有时采用化瘀药后，则可获得明显的功效。这是发人深省的。

朱氏采用《伤寒论》"抵当汤"中的水蛭，将其研为粉治疗"风心病"症见心下痞坚、腹水、小便不利者，以及"肺心病"症见面浮、喘促、足肿、小溲短少者，其效均较佳，足以佐证其认识之正确。

2. 提高升华，颇多创见

朱良春先生善于继承前人的经验，并结合自己的临床实践加以提高升华。朱氏认为，在广泛使用前人经验基础上，如何进一步探索新的线索，总结新的规律，更好地提高辨证识病的水平，是当代中医的职责。他躬身实践，善于继承前人的经验，结合自己的临床实践加以提高升华，颇多创见。在 20 世纪 50 年代末，他提出通过眼血管的望诊来协助肝炎的诊断。这一方法就是以《内经》中"肝开窍于目"为理论基础，同时受到《本草纲目》秦艽条下，引崔元亮《海上方》之用秦艽治黄疸，述其症状"目有赤脉"的启示而提出的。他曾系统地观察了肝炎患者眼血管的变化，进行综合分析，结果发现随着肝炎病情的加剧、好转或恢复，眼血管的色泽、扩张度、弯曲度按照一定的规律变化。凡肝炎患者，其球结膜血管不仅充血，而且还有如锯齿状的弯曲出现。凡是眼血管弯曲明显者，为早期象征；扩张较剧，色鲜红者，为病势演进之征；模糊或不太明显者，则为病程已长或向愈之征；其血管末端有黑点者，表示肝区疼痛较剧。病证向愈的患者，肝肿已缩小或不能触及，其眼血管变化亦随之逐渐消失。所以，眼血管变化对肝炎的诊断和病情进退有一定的参考价值。朱氏将这一独特的诊断方法写进《传染性肝炎的综合疗法》一书中，从而为中医诊断学增添了新的内容。又如，朱氏根据《灵枢·五色》之"面王以下者，膀胱子处也"之启示（"子处"，朱氏认为不仅指子宫，还包括男性生殖系统），创"观人中的色泽及与同身寸长度之差距"来诊察男女生殖系统病变的方法，并经 300 例临床观察，发现正常人"人中"长度与中指同身寸基本相等。凡是不相等的，无论男女，生殖系统均有病变，且差距越大，症状亦愈明显。"人中"短于同身寸者较为多见，在男子往往有阳痿、早泄、不育、不射精、子痈、狐疝等病，在女子则有经、带、胎、产诸多病变。"人中"长于同身寸者常为子宫下垂。若兼人中沟深者，常为子宫后位，浅者多为子宫前倾，宽阔者多为子宫肌瘤。人中部位的色泽亦有诊断价值。凡色黧黑者，多为肾阳亏虚；色青者多见腹痛有寒；色赤者内有郁热。"人中"诊法常为人们所忽视，朱氏的探索丰富了诊断学的内容。

（二）融汇古今，辨证辨病

早在 1962 年，朱良春先生就提出辨证与辨病相结合的主张，并就此撰写专文，发表于《中医杂志》，表现了一位临床医家的客观眼光。对于怎样处理好辨证与辨病之间的关系，他精辟地指出，"辨证是绝对的，辨病是相对的"。对西医已经明确诊断的病，同样要认真辨证，如果仅辨病不辨证，就会走上"对号入座"的狭路，把活泼的辨证变成僵死的教条，势必毁掉中医学。据医史学家马伯英考证，朱良春教授是我国最早撰文提出辨证、辨病相结合的学者。朱良春教授指出，"证"和"病"不可分割，但不能为追求统计学意义，就始终使用一个处方治疗，这样会把中医辨证论治的"活法"庸俗化、机械化，要防止把辨证与辨病相结合的方法引入歧途。辨证论治是中医学的精华，中医治疗注重辨证，从总体把握人体阴阳失调、邪正斗争的状态，把人体的阴阳失调与外部环境结合起来，综合分析，强调因人、因时、因地制宜，因而历久弥新，是制病的利器。但对微观的"病"的认识，有时不免笼统。如病毒性心肌炎颇类热病之劳倦证，肠癌早期有似慢性痢疾的症状，如不结合辨病，进一步诊察，就会出现误诊，也妨碍辨证论治水平的提高。

1. 勇于革新，辨证辨病

任何一门科学的发展都不是封闭的、排他性的，都必须注意汲取其他自然科学之长，才能丰富与发展自己，中医学亦不例外。朱良春教授认为，辨证论治是中医学理论体系的精髓，"辨证"就是临床工作者运用中医理论，通过望、闻、问、切四诊，详尽地了解临床症状和体征，通过去粗取精，去伪存真，由表及里，由此及彼的细心分析，归纳总结而得出来的，它是一个包括病因、病位、病机、病理性质及正邪斗争情况的综合概念。"治病必求于本"，何为"本"？"本于阴阳也"。所以辨证就是从整体上把握了人体阴阳失调后脏腑功能紊乱的状态，是中医整体观和动态的体现。"论治"就是根据辨证的结果，施以相应的治疗措施，立方用药，调动人体的正气，驱邪防变，达到治疗的目的。朱氏认为，辨证论治的优点在于不论疾病如何千变万化，都可以从阴阳消长、正邪斗争的基本规律中运用四诊、八纲的方法，归纳分析，提出整体的治疗措施，重新建立起阴阳自和的状态。这是中医在宏观、定性、动态研究方面的独到之处。所以，即使是疑难杂症，只要认真地掌握了辨证论治这个大经大法而灵活运用，就可应付自如，取得好的疗效。如果就此以为中医已有的一套辨证论治十全十美，不需要再前进的话，那就要犯孤芳自赏、停滞不前的错误了。"辨证论治"也存在一些不足之处，在微观、定量、静态方面的研究则不够，对微观的"病"的认识，有时不免失于笼统。例如，中医痹证，大体上包括了西医的风湿热、风湿性关节炎、类风湿关节炎、坐骨神经痛、骨质增生性疾病，其他，如血栓闭塞性脉管炎、系统性红斑狼疮、多发性肌炎、硬皮病、结节性红斑、结节性脉管炎亦有涉及。如果对这些疾病都用痹证概括之，则显然过于粗疏。朱氏强调辨证与辨病相结合，这主要指的是辨中医的证与辨西医的病相结合。他认为，随着现代科学的发展，中医应学习西医的一些基础理论和方法，借助各种先进的仪器与检测手段，把疾病的症结搞清楚，有利于疾病的早期发现，早期诊断，防止误诊、漏诊，从而提高医疗质量。例如，直肠癌早期，其症状往往与慢性痢疾或内痔混淆，病毒性心肌炎颇类热病后之劳倦证，如果不经过现代的各项检查，就不能早期发现，以至误诊。又如隐匿性肾炎、隐性糖尿病等，都不是仅仅靠望闻问切四诊所能确诊的，必须借助西医的检测手段。再如反胃，也有功能性与器质性的本质差异，若不结合辨病，尽管同样可以处方用药取得疗效，但对病的症结所在毕竟心中无数，而一旦明确了诊断，对疾病的认识更为具体，在治疗上针对性就更强，这是对辨证论治的提高。同时，辨证结合辨病也是患者的要求，也是观察疗效的需要，因为判断某些疾病是否已经治愈，不是仅以临床症状的消失为依据，还要看各种检查数据是否正常，如肝炎患者要求肝功能化验的正常。肯定或否定"病"和"证"的任何一方面，都是片面的、不完善的，只有将宏观辨证与微观辨病两者结合起来，探索临床证治的规律，才能相得益彰。

2. 宏观微观，有机结合

辨证与辨病如何相结合，朱氏认为，宏观辨证用药与微观辨病用药不应该是机械的两者相加，而应当是有机的结合，必须全面掌握阴阳消长的情况，有分寸、有选择地应用。朱氏认为，他的老师——已故名医章次公先生提倡"发皇古义，融会新知"，做了很多有益的探索，为我们积累了不少经验，值得我们效法。例如，章先生对胃溃疡的治疗，辨病辨证相结合就很有特色。胃病一般多用辛香理气之品，但章先生一旦辨明是溃疡就避开此类药，虑其伤阴动血。他指出，"凡此等证过用香燥刺激之品，未有不偾事者"，还明确指出，"溃疡性之胃酸过多，徒用和中之品无益，消炎收敛类而有刺激者，亦无益"。他因而创造性地运用大剂量的杏仁等富有油质的药物解痉缓痛；以煅鸡蛋壳、煅瓦楞子等含有钙质的药物以制酸；以马勃等清热消炎止血；以象牙屑、琥珀化瘀生肌。全方针对病因进行治疗，从而创立了养胃消瘀、护膜医疡之大法，并制订了一张治疗胃溃疡的验方，在制方用药上突破了常规，与微观辨病相结合，把整体和局部结合起来，从而提高了临床疗效，积累了不少经验。例如，浸润型肺结核、慢性纤维空洞型肺结核、肺结核咯血等病使用抗结核药而久不愈者，朱氏认为，必须从整体出发，此等病证其本属虚，但均有瘀滞的表现，治宜病证结合，标本兼顾，自创保肺丸治之。一般服用半月后即见效，潮热、咳呛、咯血、盗汗均显见减轻，血沉减慢，连服 2～3 个月以上，病灶可趋吸收或闭合。此方配伍精当，力专效宏。方中土鳖虫活血散瘀，朱氏扩展引申运用于肺结核久不钙化者，意在推陈致新；紫河车为血肉有情之品，滋补气血精液，治虚劳久咳；百部润肺定咳，抗结核杀菌；制首乌滋补肝肾，并能"实肺虚，止吐血"（《本草从新》）；白及补肺泄热，敛肺止血，逐瘀生新，消肿生肌；地榆凉血止血，清热抗结核；葎草清热解毒，消瘀抗结核；黄精补肾润肺，有抗结核之功。此方既辨证，又辨病，既治标，又治本，充分反映了朱氏诊疗的思路，颇有启迪。

3. 衷中参西，突出特色

朱氏积极开展用中医药治疗急症的研究工作，经过不懈努力，有益探索，取得了一定成绩。他强调中医急症要突出中医特色，发挥中医中药优势，在具体临床实践中一定要以中医学理论作为指导，在辨病的基础上要进行辨证论治，如果仅是为某个病的病名所拘，是炎症选用几味苦寒消炎药，是病毒就选用几味抗病毒药，则无异于取消辨证论治，如果脱离中医理论体系来研究，就会走上废医存药的危险道路。

20 世纪 60 年代至 70 年代，朱氏常被邀请去市传染病院给患者会诊，患者多为急、重、危者，经配合中药治疗后，常获得较佳的疗效。如乙脑极期的治疗，乙型脑炎属于中医"暑温""暑痉""暑厥"之范畴，其病来势凶险，传变迅速，若治不及时或治不得法，极易昏痉致变。临床可见乙脑极期由于邪毒炽盛，痰浊阻滞，而清窍被蒙，症见高热神昏，喉间痰如拽锯，惊厥频作，往往出现心力衰竭和呼吸道的窒息，内闭外脱而突变。朱氏认为，在乙脑极期，"热""痰""风"为其临床表现，以"痰"为矛盾的主要方面，盖热踞痰为凶险，痰热交蒸，则风动痉厥矣。是以"风"则多变，"痰"则最险，痰阻则窍闭，闭不开则蜕变。朱氏治此，以涤痰泄热为主要手段，以清心开窍为目标，采用验方夺痰定惊散治疗。处方：炙全蝎15只，巴豆霜0.25g，犀黄0.35g，硼砂1g，飞朱砂1.5g，飞雄黄1.2g，陈胆星3g，川贝、天竺黄各15g，麝香0.15g（后下），共研极细末，密贮，每服0.7g，幼儿0.4g，每日1～2次，一般鼻饲3～4小时后，排出灰黑而杂有黄白色黏液的大便，即痰消神苏（未排便者，可续服一次）。方中全蝎不仅有祛风定惊之功，并可涤痰、开瘀、解毒，有"开瘀降逆"之功，由于本品开瘀解毒，息风定惊功著，故用为主药；巴豆霜之应用，是受《外台秘要》"桔梗白散"（桔梗、川贝、巴豆）的启示，取其迅扫膈上之痰涎，下胃肠之壅滞，开气道之闭塞；更以胆星祛风痰；川贝、竺黄、硼砂清痰热；雄黄、朱砂解毒坠痰；犀黄镇惊、解毒、清热、化痰；麝香开窍慧神。全方共奏化痰开闭、通腑泄浊、息风定惊之功。朱氏不仅以此用于乙脑极期，而且对肺炎、中毒性菌痢、百日咳脑病、脊髓灰质炎等痰浊交阻、痰鸣如嘶之症状，用之亦有泄化痰浊、防止窒息之效，达到了异病同治之妙。历年使用，屡建殊功。

朱氏还将著名的解毒消炎成药——"六神丸"用于内科急症治疗。众所周知，六神丸擅治咽肿、喉痛、痈疽、疔疮等。通过临床实践，朱氏认为，六神丸的适应证绝不止于此，六神丸的药物组成很值得研究。牛黄一味，《本经》早有记载，一直作为名贵的芳香开窍、清热解毒、利痰镇惊药。它含有胆固醇、麦角固醇，并含丙氨酸等七种氨基酸，不仅有镇静、抗惊和强心之功，且有促使红细胞新生的作用，所以日本医家用作"强壮药"。蟾酥有很强的攻毒消肿、辟恶通窍、强心定痛之功。《本草纲目》称其治"一切恶肿"，近年来发现它在组织培养的癌细胞、动物肿瘤模型及临床应用中均有不同程度的抗癌作用，值得重视。它的辟恶通窍作用，可用于和其他药物配伍，治疗痧疫昏厥、霍乱吐泻等。据药理分析，它含有蟾酥苷和蟾酥灵等，能强心、升压、兴奋呼吸，其兴奋呼吸作用比尼可刹米、洛贝林还强。十分有意义的是，蟾酥的强心作用与它能显著增加心肌蛋白激酶活性有关，而对其他内脏蛋白激酶活性几乎没有影响，它没有类似普萘洛尔类药物的副作用。由有关单位研制成功的蟾力苏注射液是用蟾酥中进一步提取出来的有效成分脂蟾毒配基制成的新型急救药，兼有兴奋呼吸、强心、升压的效应。由于其升压作用迅速，持续时间较长，并无血压过度升高的现象，对新生儿窒息、麻醉、镇痛、镇静等药物引起的中枢性呼吸抑制，都有较好的治疗效果，对肺心病、肺炎等引起的呼吸、循环衰竭，也有治疗效果。麝香有香窜透络、开窍化瘀之功，它易分离出香味成分——麝香酮，是一种挥发油，能使呼吸和心跳增加，本品少量可增进大脑功能，多量反而有麻痹作用，又能促进各腺体的分泌，有发汗和利尿作用。世人皆知麝香为散气通窍之药，而忽略其强心健脑作用，诚为憾事。陶节庵以参、附、桂等品与麝香组成回阳救急汤，实有卓见。冰片一味，《本草纲目》称其"通诸窍，散郁火"，并能消肿止痛，其开窍回苏功类麝香，但作用稍逊，主要用于温热病的神昏痉厥及中风痰厥、中恶、猝然昏倒等内闭证候。珍珠能镇惊坠痰，它含有大量钙素及多种氨基酸，与牛黄合用具抗霉菌之效。雄黄能解毒辟秽，它含有三硫化二砷，可以抑制巯基酶系统以影响细胞代谢。诸药配合，共奏清热解毒、消肿止痛、强心安神、镇痉回苏之功。故朱氏将六神丸用于热病引起之休克及心衰、早期呼吸衰竭等危重症，有独到之功，对于哮喘发作者能顿挫其喘逆。因六神丸具有较好的强心止痛之功，所以亦可用于冠心病之心绞痛者。朱氏还将六神丸用于肿瘤患者，每服10粒，每日三次，有较好的止痛作用。

（三）处方用药，锐意创新

朱氏对本草研究有素，熟悉药物的性能，处方用药常自出新意，别具一格。

1. 引申发展，扩大应用

朱氏认为，人类对事物的认识是永远没有穷尽的。前辈医家由于时代条件的限制，对许多药物的功用不可能阐发无余，尚有不少潜在功效，等待我们后人去发掘。他根据古籍文献之线索，集成现代医学理论，大胆地加以引申发展，扩大应用范围。

如仙鹤草一药为止血要药，常用于咯血、吐血、衄血、便血及妇产科崩漏、月经过多等出血疾患。但此药止中有行，兼擅活血，则鲜为人知。朱氏认为，仙鹤草味苦辛而涩，涩则能止，辛则能行，是以止涩中寓宣通之意。考诸文献，《百草镜》中言本品"下血活血"，治"跌仆吐血"，《生草药性备要》谓其"理跌打损伤，止血，散疮毒"，《闽东本草》用仙鹤草治痈痈结毒，《滇南本草》有"治赤白痢"之记载，均可证本品之活血作用。盖乳痈与痈痈结毒，皆因邪毒结聚、气血壅遏所致，设其无活血之功，何能消之溃之？是为止血而不留瘀，活血治痢之佳药。朱氏以仙鹤草、桔梗为主药，创仙桔汤治疗慢性痢疾与结肠炎，取其活血排脓止泻之功，用之多验。仙鹤草又名脱力草，江浙民间用此品治脱力劳伤有效，足证其有强壮之功。单用本品治疗气血虚弱之眩晕，有一定效果，即从其强壮作用引申而来，朱氏以仙鹤草配黄芪、大枣为基本方，治疗血小板减少性紫癜、过敏性紫癜，其效颇佳。

此外，仙鹤草尚有强心作用，叶橘泉先生著《现代实用中药》一书，曾提及之。此为一新发现，为过去文献所未记载。近年有用仙鹤草提取物（仙鹤草素）治疗克山病所致之完全性房室传导阻滞，用后心率增快，且迅速地改善症状，而其机理，与仙鹤草的活血作用有关。

又如朱氏用刘寄奴治瘀阻溺癃，刘寄奴味苦性温，入心脾二经，为活血祛瘀之良药。凡经闭不通，产后瘀阻作痛，跌仆创伤等，投之咸宜。而外伤后血尿腹胀，用之尤有捷效。《本草从新》载其能"除癥下胀"。所谓"下胀"者，因其味苦能泄，性温能行也。而"除癥"之说，殊堪玩味，经验证明，此物对"血癥""食癥"等均可应用。所谓"血癥"盖因将息失宜，脏腑气虚，风冷内乘，血气相搏，日久坚结不移者也。在妇女则经水不通，形体日渐羸瘦，可予四物汤加刘寄奴、牛膝、红花、山楂之属。引申之，肝硬化腹水用之亦有佳效。"食症"则因饮食不节，脾胃亏损，邪正相搏，积于腹中而成。此物民间用于治疗食积不消。凡食积已成，或食积长期不消，以致腹中胀满，两胁刺痛者，以此物配合白术、枳壳、青皮等见功甚速，大可消食化积，开胃进食。其"除症"之说，确属信而可证。

刘寄奴亦可治痢，《圣济总录》载，"用刘寄奴草煎汁服"，治"霍乱成痢"。历代医家沿用之，《如宜方》即以其与乌梅、白姜相伍，治"赤白下痢"。今人用其治疗菌痢颇验，想亦赖其化瘀消积之能也。此外，还以之治疗黄疸型肝炎，不仅可以退黄疸、消肝肿，还能降低转氨酶。

朱氏对刘寄奴的应用，不仅如上所说。他尝告我辈曰："刘寄奴的活血祛瘀作用，可谓尽人皆知，而其利水之功则易为人所忽略，良药被弃，惜哉！"《大明本草》虽有其主"水胀、血气"之记载，但后世沿用不广，以此品直接作利水之用者，当推《辨证奇闻》之"返汗化水汤"。此汤"治热极，止在心头上一块出汗，不啻如雨，四肢他处，又复无汗"。药用：茯苓30g，猪苓10g，刘寄奴10g。"加入刘寄奴，则能止汗而又善利水，而其性又甚速，用茯苓、猪苓，从心而直趋膀胱"，这是对刘寄奴功用的另一领悟。朱氏认为，刘寄奴有良好的化瘀利水作用，因此可用于治疗瘀阻溺癃，尤适用于前列腺肥大病引起之溺癃或尿闭。所谓溺癃，指小便屡出而短少也，久延可致闭而不通。前列腺肥大则与瘀阻相关，凡瘀阻而小便不通者，非化瘀小便不能畅行。李中梓治"血瘀小便闭"，推"牛膝、桃仁为要药"。而朱氏则用刘寄奴，其药虽殊，其揆一也。

诸如上述，朱氏对药物功用的阐发甚多，有"莬菖子配楮实子消鼓胀腹水""苍耳子有通督升阳之功""菱草具解毒活血之妙""生槐角润肝燥以定风眩""葶苈子乃泻肺强心之佳药""马鞭草祛瘀消积，清热解毒功奇""土茯苓治头痛，疗痛风""茅苍术升清气，除癖囊""石斛除痹奏佳效""补阴妙品楮实子""乌梅亦主暴痢"等。

朱良春先生创制了很多新方，如以养正消积法治疗慢性肝炎及早期肝硬化之复肝丸，以益气化瘀法治疗慢性肾炎之益气化瘀补肾汤，治疗乙脑极期神昏之夺痰定惊散，治疗慢性痢疾及结肠炎之仙桔汤等，均历验不爽。朱良春先生所创新方，思虑缜密，意蕴宏深，遣药灵巧，值得师法。如仙桔汤，由仙鹤草 30g，桔梗 8g，乌梅炭、广木香、甘草各 4.5g，白槿花、炒白术、白芍各 9g，炒槟榔 1.2g 组成。方名仙桔汤，则以仙鹤草、桔梗二味为主药。仙鹤草味辛而涩，有止血、活血、止泻作用，别名脱力草，江浙民间用治脱力劳伤有效，具强壮作用，此方用之，取其强壮、止泻之功；桔梗一味，仲景以其与甘草相伍治肺痈，足证具有开提肺气和排脓之功，移治滞下后重，是此药之活用；白槿花擅治痢疾，《冷庐医话》赞其效著，此方取其能泄化肠间湿热；久痢脾虚，取白术补脾助运；湿热逗留则气滞，木香、槟榔调之；湿热伤营，白芍和之；久痢则下焦气化不固，稍稍用乌梅炭以固之；甘草调和诸药。合而观之，桔梗伍槟榔，升清降浊；槟榔伍乌梅炭，通塞互用；木香伍白芍，气营兼调。此方无参、芪之峻补，无芩、连之苦降，无硝、黄之猛攻，盖肠道屈曲盘旋，久痢正虚邪伏，湿热逗留，进补则碍邪，攻下则损正，正宜消补兼行，寓通于补，始与病机吻合。此类方剂，与历代名方相较，毫不逊色。

2. 倡虫类药物治顽症，成绩斐然

朱良春先生对虫类药潜心研究，数十年来，上自《神农本草经》，下至诸家，创虫类药之广用，撰写《虫类药的应用》一书，一版再版，畅销海内外，深获好评，有"虫类药学家"之称。他用虫药如神，善除肿瘤、骨病顽疾。类风湿关节炎、强直性脊柱炎在骨科界一直被称为不死的癌症，因为患者骨节畸形、骨质被破坏，不仅失去运动功能、生活不能自理，还伴着剧烈的疼痛，使患者痛不欲生。顽痹一证，包括现代所称之风湿性关节炎、类风湿关节炎久治不愈者，甚为棘手。先生认为，精血交损，肝肾亏虚，督脉经气阻滞，阳气不能敷布，全身功能衰弱是病之本；久病入络，病邪深入经络、骨骱是病之标。故宜益肾壮督，蠲痹通络，创制益肾蠲痹丸治疗类风湿和风湿性关节炎、增生性脊柱炎等，收效显著。此丸汇集了七味虫类药，在他运用虫类药制订的新方中颇具代表性。

如蜂房，《名医别录》(简称《别录》)谓其"治恶疽、附骨痈"，可使"诸毒均瘥"，能治"历节肿出"，故它是一味攻毒疗疮，散肿止痛的佳药。但在临床实践中，朱氏发现它能温阳益肾，用治带下清稀和阳痿不举，具有显效。

凡带下清稀如水，绵绵如注，用固涩药乏效者，于辨证方中加蜂房，屡获佳效。他认为："带下清稀，乃肾气不足，累及奇经，带脉失束，湿浊下注所致。利湿泄浊之品，仅能治标，而温煦肾阳，升固奇经，才是治本之图。"他用蜂房温阳益肾，每每伍以鹿角霜、小茴香等通补奇经之药，配伍独到。若带下因湿热下注，又有肾阳不足见症，可在清泄湿热方中加用蜂房，亦可奏功。对阳痿，除肝经湿热，致宗筋痿而不举外，凡劳倦伤神，思虑过度，精血亏损，下元不足而致者，均可采用朱氏所创的蜘蜂丸治疗。该丸由花蜘蛛（微焙）、炙蜂房、紫河车、仙灵脾、肉苁蓉温肾壮阳，以振其痿，熟地、紫河车填补肾精，以复其损，为治阳痿不举之良方。朱氏强调，蜂房与花蜘蛛虽同为温肾壮阳药，但花蜘蛛功擅益肾助阳，而蜂房则不但温肾，且对全身机能有增强和调整作用。朱氏还用蜂房治疗遗尿，亦重在温阳益肾以固本。用露蜂房炙而存性，研极细末，成人每服 3～6g，年幼者酌减，每日 2 次，黄酒或开水送下。凡遗尿久治不愈，症情顽缠，体质虚者，均可选用。此外，蜂房还有一种功效，鲜为人知。朱氏用其治疗慢性气管炎，久咳不已，取其温肺肾、纳逆气之功，不仅高效，而且速效，确是一味价廉物美的止咳化痰药。每用蜂房末 3g（小儿酌量），鸡蛋 1 枚（去壳），放锅内混合，不用油盐，炒熟，于饭后一次吃下，每日 1～2 次，连吃 5～7 日，可获满意疗效。

又如土鳖虫，朱氏认为，它是一味性能平和的活血化瘀药，凡血瘀经闭，癥瘕积聚，跌打损伤，瘀血凝痛，用之均有良效。其特点为破而不峻，能行能和，虚人亦可用之。他研制的复肝丸（土鳖虫、红参须、紫河车、广姜黄、参三七、炮山甲、鸡内金、虎杖、石见穿、糯稻根）治疗慢性肝炎或早期肝硬化，症见肝脾肿大、胁痛、面色晦滞、肝功能异常之症情顽缠、久而不愈者。其针对"久痛多瘀，久病多虚"，以及肝郁气滞，血瘀癥积的机理，方中以破瘀散结的土鳖虫为主药，配以消癥破坚的三七、穿山甲，佐以行气解郁止痛的姜黄、郁金，伍以消滞健脾之鸡内金，复入清热解毒、活血止痛的虎杖、石见穿、糯稻根，更用红参须、紫河车培本元，补气血，以扶正治本，达到攻不伤正，补不壅中，寓攻于补之目的。市传染病院临床观察证实，该药能增强细胞免疫功能，改善脂质代谢，增加肝脏血液灌注和供氧，促进肝细胞再生，减轻肝纤维增生，促使肝功能恢复正常，使肝脾回缩，调节白、球蛋白的比例，使 HBsAg 转阴率达 75%，确是治疗慢性肝炎、肝硬化的一种有效药物。朱氏以土鳖虫为主药，还创续筋接骨合剂（土鳖虫、自然铜、骨碎补、当归、川芎、川续断、红花、赤芍、甘草），治疗各种跌打损伤，能活血散瘀，接骨续筋，加速骨痂形成；创健脑散（红参、土鳖虫、当归、甘杞子、制马钱子、制乳香、制没药、炙全蝎、川芎、地龙、紫河车、鸡内金、血竭、甘草），治疗脑震荡后遗症，能补益气血，活血化瘀，健脑启智，促使早日恢复。他还用土鳖虫治颈淋巴结核、妇女顽固性闭经、痛经等。浸润型肺结核、慢性纤维空洞型肺结核、肺结核咯血等病证基本属虚，但均有瘀滞的表现，朱氏创保肺丸治疗之。组成：

土鳖虫、紫河车、百部、制首乌、白及、生地榆、黄精、葎草。一般服用 15～30 天后即见效机，潮热、咳呛、咯血、盗汗均显见减轻，血沉减慢，连服 2～3 个月以上，病灶可趋吸收或闭合。此方从土鳖虫活血散瘀作用引申，扩展运用于肺结核久不吸收钙化者，意在推陈致新。百部润肺定咳，抗结核杀菌。制首乌滋补肝肾，并能"补肺虚，止吐血"（《本草从新》）。白及补肺泄热，敛肺止血，逐瘀生新，消肿生肌。地榆凉血止血，清热抗结核。葎草清热解毒，消瘀抗结核。黄精补肾润肺，有抗结核之功。该方不失为病证结合、标本兼顾之良方。

朱氏还擅用虫药治疗疑难杂症，他曾治不少肿瘤患者，尤其是食道癌患者，效果较为显著。

朱氏认为，食道癌在病理上有鳞癌、腺癌之不同，在辨证上有虚实之分。早中期多表现为气滞、痰聚、血瘀、毒踞之实证，晚期则因病程缠延日久，进食困难，而致气阴两亏，虚实夹杂。朱氏拟通膈利咽散，由水蛭、炙全蝎、炙蜈蚣、炙壁虎、炙僵蚕、炙蜂房、制海藻共研细末而成，每服 5g，每日 3 次，用西洋参（阳虚气弱者用红参）煎汤送服，治疗中晚期食道癌，有的能控制进展，有的可以缓解临床症状，延长生存期。上列虫类药均有消坚破结，解毒化瘀之功，西洋参补益气阴，提高机体抗病能力，扶正祛邪熔为一炉，功效甚宏。

朱氏认为，虫类药的应用具有十分广阔的前景。要通过不断实践探索，去发掘新药，开辟应用的新天地；要注重剂型改革，做到既方便应用，又提高疗效；还要通过人工培养动物的方法，保证紧缺药物的供应，使之更好地为人类的健康服务。朱氏的专著《虫类药的应用》自问世以来，得到广大医务工作者的青睐，此著对虫类药的临床应用、科学研究，以及广开药源，起到很大的推动作用。

3. 酌古参今，病证结合，研制新方

朱氏处方用药一贯主张辨证与辨病相结合，在这一学术思想指导下，不断研制出新方，从而提高了临床疗效。

如以黄芪配莪术为主治慢性胃炎。慢性萎缩性胃炎是一种慢性消耗性疾病。胃为五脏六腑之海，气血生化之源，胃病既久，化源匮乏，气衰无力，血必因之瘀阻，因此常呈胃气虚衰，瘀阻作痛之候。朱氏认为，此病证应选益气活血，化瘀生新之品，方能奏养正消瘀止痛之功。朱氏自创"胃安散"。处方：生黄芪 90～120g，莪术 30g，党参、怀山药各 90g，鸡内金、炙刺猬皮、生蒲黄、五灵脂、徐长卿各 60g，炮山甲、玉蝴蝶、凤凰衣各 45g，甘草 30g。上药共研细末，每服 3g，一日 3 次，食前半小时开水冲服。方中黄芪、莪术为主药。朱氏指出："黄芪能补五脏之虚，莪术善于行气、破瘀、消积。莪术与黄芪同用，可奏益气化瘀之功，病变往往可以消弭于无形。因为黄芪得莪术流通之性，补气不壅中；莪术得黄芪之气旺，攻破而不伤正。两药相伍，行中有补，补中有行，相得益彰。"《本经》首言生黄芪善医痈疽久败，能排脓止痛；次言大风癞疾，五痔鼠瘘，皆可用之。其性虽温补，而能疏调血脉，通行经络，祛风运毒，生肌长肉，以其伍蓬莪术，恒收祛瘀生新之功。故临床运用可使器质性病变之病理性变化获得逆转。方中党参、山药助黄芪益气养胃，健脾助运。鸡内金、刺猬皮、炮山甲、蒲黄、五灵脂助莪术活血行瘀，软坚散结，对慢性萎缩性胃炎的病理改变，胃黏膜腺体萎缩、黏膜变薄，甚至肠上皮增生或黏膜非典型增生等有明显的治疗作用，能改善微循环，调节代谢失调，调节神经血管营养，促使增生性病变的转化和吸收。鸡内金还有健脾开胃，消化食积之功，现代药理研究表明，口服鸡内金后，胃液分泌量、酸度及消化力三者均见增高。徐长卿善于行气消胀，缓急止痛。凤凰衣、玉蝴蝶二药素有养阴清肺之功，除善治久咳、咽痛、音哑外，还有补虚宽中、保护胃黏膜及促进食欲之功。全方益气消瘀，和胃止痛，此为基本方。偏阴虚者加北沙参、麦冬各60g，生白芍90g；偏阳虚者加高良姜、炒白术各60g，荜茇30g。随证制宜，临床使用屡屡获效，胃痛多趋缓解、消失，食欲显著增加，病理变化随之改善或恢复正常。朱氏还用之治消化性溃疡、肝脾肿大、肝或胰的癌肿，颇能改善病灶的血液循环和新陈代谢，以使某些溃疡、炎性病灶消失，肝脾缩小，甚至使癌症患者病情好转，延长存活期。具体运用，往往根据辨证施治原则，灵活掌握其剂量、配伍。如以益气为主，黄芪可用30～60g，再佐以潞党参或太子参；如以化瘀为主，莪术可用至15g，亦可加入当归、桃仁、红花、土鳖虫等；解毒消癥常伍参三七、虎杖、白花蛇舌草、蜈蚣等。

又如水蛭一药，《本经》谓其"主逐恶血、瘀血、月闭、破血癥积聚，无子，利水道"，是一味活血化瘀，消癥破积的佳药。朱氏用之治疗肿瘤、腹部癥瘕积聚，如子宫肌瘤、卵巢囊肿、宫外孕等，还用于治疗风湿性心脏病、心绞痛、心肌梗死等瘀血征象明显而正气不太亏虚者，以及门静脉高压脾切除术后血小板增多症、颈淋巴结核等，屡获佳效。朱氏结合现代医学、药理药化，近年来用本品治疗高黏血症、高脂血症，获效较速。水蛭新鲜唾液中含有水蛭素，能阻止凝血酶作用于纤维蛋白原，阻止血液凝固。水蛭分泌的一种组织胺样物质能扩张毛细血管，缓解小动脉痉挛，减轻血液黏着力。他创的双降汤［水蛭（研末吞服）、广地龙、黄芪、丹参、当归、赤芍、川芎、泽泻、生山楂、豨莶草、甘草］治疗高黏血症、高脂血症或伴高血压者尤宜。此类患者多表现为气虚夹痰瘀之证候。气虚血运无力，血流不畅久而成瘀，气虚运化无能，膏粱厚味变生痰浊，气虚痰瘀互为因果，络道被阻致诸证蜂起。方中用水蛭、地龙破血逐瘀为主药，合丹参、当归、赤芍、川芎活血通脉；山楂、泽泻、豨莶草降脂泄浊，且能降压；重用黄芪补气，取其气生则血生，使血循畅达，且可免破瘀伤正之弊。临床研究证明，本方具有改善血液流变性、改善微循环，增加血流量，改善血液黏稠度，改善脂质代谢等作用。服后既可降脂通脉，降血黏度、降压，防止心脑栓塞、梗阻，又能减肥轻身。

如治陈某，女，54岁，教师。形体肥胖2年，近3个月来头昏渐加重，在某医院查血黏度，血液高黏（++++），总胆固醇87mmol/L，微循环重度障碍。患者头昏而重，四肢乏力，口干，舌红苔薄，根微腻，脉细涩。证属气阴不足，瘀浊内阻之候，治予补益气阴，化瘀泄浊。用双降汤方加川石斛、全瓜蒌。服 10 剂后，患者觉全身舒适，头昏重渐释，唯尚有口干，予上方去全瓜蒌，加生地黄、枸杞子，又服 10 剂，药后觉头清目爽，诸症消失，自觉腹围较前减小，续服双降汤方 30 剂后，停药半月，复查血黏度正常，总胆固醇 36mmol/L，微循环基本正常，腹围减少 45cm。嘱患者隔日服 1 剂，巩固治疗。

（四）发皇古义，创新说

朱良春教授倾囊相授诊治疑难病的诀窍，并认为世上只有"不知"之症，没有"不治"之症。朱良春在学术上，思想深邃而有远见，对后学多有启迪和引领，而且不尚空谈、求真实干。

1. 怪病多痰

朱师认为，怪病多由痰作祟，顽疾必兼痰，痰是病理物质，多由机体功能失调，气道闭塞，脏腑不和，津液凝聚，水湿停留，气化不利而成痰涎。痰涎壅塞，气道不清，神明之府为痰困蔽，上不能通，下不能达，则癫、狂、痫以作。如反复缠绵，不少癫、狂、痫的患者，舌质都见紫色或瘀斑，精神症状呈周期性加重，此缘于兼有瘀血之故。因为痰气凝滞，气病及血，气血瘀阻，蒙蔽灵窍，而致精神失常，症状顽固不愈。所以，朱师在治疗神经精神疾患时，主要是抓住"痰""瘀"两端，以涤痰化瘀作为精神病的重要治则，灵活化裁，往往取得明显疗效。朱师认为，"痰"具有明显的特征，主要表现为：①眼神呆滞，面色晦暗，或眼眶周围青暗。②形体丰腴，手足作胀。③皮肤油垢异常，或面色光亮如涂油，其两颊色红者，多为痰火，面呈灰滞，恒为痰湿。④神志恍惚或抑郁，或烦躁不宁。⑤舌体胖大，苔白腻如积粉，或灰腻而厚，脉沉或弦或滑或濡缓。⑥易惊悸，烦懊不眠，或昏厥、抽搐，或神志失常。这些痰病的特征，显然与精神病的症状密切相关。这些辨痰要点，不必悉俱，只要见其一二，即可参用治痰之法。对于痰饮的治法，朱师汲取了前人有益的经验。如蒋宝素的《问斋医案》指出："痰本津液精血之所化，必使血液各守其乡，方为治痰大法，若但攻痰，旋攻旋化，势必攻尽血液脂膏而后已。"朱师提出了"治痰要治血，血活则痰化"的原则，达到了"将化未化之痰，行之归正，已化之痰，攻而去之"的目的。朱师曾多次采用王清任之癫狂梦醒汤化裁治疗周期性精神病，有较好之疗效，每日一剂，连服 1 个月后，病情好转，再服 1 个月，周期性发作即可控制。方中桃仁、红花、木通、赤芍活血通经，祛瘀清神；柴胡、青皮、香附、远志疏肝理气，通络开郁；丹参、酸枣仁养血安神，滋阴降火；佐磁石宁心安神，又可防柴胡之升举太过；麦冬健脾化痰，宁心安神。全方相辅相成，于活血化瘀之中，兼寓养心安神之功。

2. 久病多虚，久病多瘀，久痛入络，久必及肾

朱师经过几十年的临床探索，在应用中医药诊治痹证方面独树一帜。他认为，痹证的治疗若只从关节肿痛这一标象着眼，片面采用祛风、散寒、燥湿之法，殊欠理想之效果，尤其对顽痹疗效更差。患者阳气虚弱，致使病邪乘虚袭踞经络，气血为邪所阻，壅滞经脉，留滞于内，深入骨骱，胶着不去，痰瘀交阻，凝滞不通，邪正混淆，如油入面，肿痛反复发作。所以其既有正虚的一面，又有邪实的一面，且其病变在骨质，骨为肾所主，故益肾壮督是治本之道，对根治本病起着决定性作用。此外，朱师在治疗多种慢性疑难病的过程中认识到，虽然在辨证论治上涉及多个脏腑，但有不少患者多出现肾阳虚衰的征象，采用培补肾阳法，自拟验方培补肾阳汤治疗，均历验不爽。

3. 上下不一主从下，表里不一主从里

疑难病病情千变万化，错综复杂。在辨证过程中，除了要注意抓住主要矛盾外，还要注意辨明真伪，只有这样，才能在证候分析发生矛盾时，辨证得到比较正确结论。例如，慢性肾炎肾病期，往往既有神疲腰酸、两腿瘫软、纳呆等阳虚气弱的一面，又有头眩而胀、血压偏高、烦躁等阴虚阳亢的一面。在这种"上下不一"的情况下，治疗上既要突出中心，又不能顾此失彼，其重点当以温肾扶阳治"下"为主，佐以育阴潜阳而获效。

4. 重视中药剂量在临床上的作用

中药剂量恰如前人所说，"中医不传之秘在用量"，此确是经验之谈。在临床上，即使辨证用方无误，但如果处方中药味的用量不恰当（用量太轻或太重或配合失当），也必然会影响疗效。这个量的恒定是否恰到好处，与医生的临床经验是分不开的。例如，朱师应用益母草治疗高血压时指出："益母草有显著的清肝降逆作用，对产后高血压尤验，但用量必须增至60g，药效始宏。"应用益母草治疗肝硬化腹水，症见腹大如鼓、腹壁青筋显露之鼓胀时，恒以

益母草 120g（煎汤代水煎药）加入辨证方药中，常可减缓胀势，消退腹水。因为此证乃气血水相因为患，恒多"瘀积化水"之候，且益母草具有活血、利水之双重作用。又如，朱师用细辛治疗痹证疼痛，无论风湿、风热均可用之，但是寒证用量宜大（10～20g），热证用量宜轻（3～5g）。朱师认为，凡顽固性痰核证，非生半夏不为功，生半夏的用量对疗效也起着关键性作用，从而证明对药量的把握也是提高治疗疑难病效果的途径之一。

5. 倡导专方专药与辨证论治相结合

中医以辨证论治为核心，但并非不辨病。朱师又结合西医的辨病，创制了很多经验方。如治疗慢性痢疾及结肠炎的仙桔汤，治疗类风湿关节炎的益肾蠲痹丸，治疗痛风的痛风冲剂，治疗慢性胃炎及消化道溃疡的胃安散，治疗慢性乙型肝炎及早期肝硬化的复肝胶囊，治疗前列腺肥大的温肾利尿方等，均屡见殊效。朱师所创新方，组方缜密，遣药灵巧，寓意深远。如温肾利尿方，由黄芪、刘寄奴、熟地黄、山药、山茱萸、琥珀、沉香、王不留行组成。方名温肾利尿，针对前列腺肥大之主要症状溺癃而言。此病常见于老年患者，其阴阳俱损，肾气亏虚，气化不行，痰浊逗留，呈现本虚标实之证。若一见小便不利，即予大剂淡渗利尿之品，不仅治不中的，而且伤阴伤阳。朱师抓住肾气不足、气虚痰阻这一主要病机，采用黄芪与刘寄奴相伍，以益气化痰，配合熟地黄、山药、山茱萸补益肾精，琥珀化瘀通淋，沉香行下焦气滞，王不留行开膀胱之气闭。随症加减，收效显著。

第三章 专病论治

一、乙脑极期

乙型脑炎属于中医"暑温""暑痉"范畴，其病来势凶险，传变迅速，若治不及时或治不如法，易昏痉致变。

临床所见，乙脑极期，由于邪毒炽盛，痰浊阻滞，于是清窍被蒙，高热神昏，喉间痰如拽锯，惊厥频作，往往出现心力衰竭和呼吸衰竭，内闭外脱而突变。在乙脑极期，从"热""痰""风"的临床表现来看，以"痰"为矛盾的主要方面。痰热交蒸，则风动痰厥矣。是以"风"则多变，"痰"则最险，痰阻则窍闭，闭不开则脱变。朱良春先生治此病，以涤痰泄热为主要手段，以清心开闭为目标，采用验方夺痰定惊散，收效满意。

其方为：炙全蝎 15 只，巴豆霜 0.25g，犀黄 35g，硼砂 1g，飞朱砂 1.5g，飞雄黄 1.2g，陈胆星 3g，川贝、天竺黄各 1.5g，麝香 0.15g（后下）。上药共研极细末，密贮，每服 0.7g，幼儿 0.4g，每日 1～2 次。一般鼻饲后 3～4 小时，排出黑色而夹有黄白色黏液的大便，即痰消神苏（未排便者，可续服一次）。方中之全蝎，不仅有祛风定惊之功，并可涤痰、开瘀、解毒。张山雷认为，蝎尾有"开痰降逆"之功，由于此物开痰解毒、息风定惊功著，故用为主药；巴豆霜之应用，是受到《外台秘要》桔梗白散的启示，取其迅扫膈上之痰涎，下胃肠之壅滞，开气道之闭塞；更以胆星祛风痰；川贝、竺黄、硼砂清痰热；雄黄、朱砂解毒坠痰；犀黄镇惊、解毒、化痰；麝香开窍慧神。合方共奏化痰开闭、通腑泄浊、息风定惊之功，不仅可用于乙脑极期，其对肺炎、中毒性菌痢、百日咳脑病、脊髓灰质炎等痰浊交阻，痰鸣如嘶之证，亦有泄化浊痰、防止窒息之效，历年使用，屡建殊功。

二、腺病毒肺炎

腺病毒肺炎多见于婴幼儿，隶属于中医外感热病的范畴，可见高热、气急、呛咳、痰壅等症状。由于症情顽缠，故用一般药物收效不著。朱良春先生认为，此系疫毒侵袭，痰热壅肺之重症，在辨证论治的前提下，如能及时加用清热泄毒、通壅开窍之药物，将能迅速逆转病势，以冀速愈。关于药物方面的应用，推上海董廷瑶老师所拟之验方可法。该方用熊胆 1.5g，麝香 0.06g，共研极细末，为一日量，分两次化服。考熊胆味苦能泄，性寒能清热，具清热解毒、化痰镇惊之功，配合麝香之开窍苏神，则蕴于胸膈之痰浊自下而泄，邪热从表而透，配合辨证论治之汤剂，往往一剂知，两剂已，奇效迅捷，颇为满意。此病多属温病范畴，但亦有见外寒内饮者，其症见面色青白，咳喘，下利，舌淡，苔灰黑，脉沉细，又应采用散寒化饮之小青龙汤。此外，还有辛凉宣透，或宣肺清热，或清热泻肺等法之不同，应因证制宜，药在病先始妥。

三、时感高热

时感高热恒多卫气同病之候，若能打破先表后里之成规，及时采用解表清里之剂，内外并调，多能收事半功倍之效。朱师曾选用表里和解丹治疗多种热病初起而见有表里证者，或起病已三五日而尚有表证存在者，服后常一泻而脉静身凉，或显见顿挫，续服数次可解。处方：僵蚕45g，蝉衣、甘草各30g，大黄135g，皂角、广姜黄、乌梅炭各15g，滑石180g，研极细末，鲜藿香汁、鲜薄荷汁各30g，鲜萝卜汁240g，泛丸如绿豆大。成人每服5~6g，妇女、体弱者酌减，小儿10岁左右服2g，6~8岁服1~1.5g，2~5岁服0.5~1g。每日1次，连服1~3日，热退即勿再服。此方具疏表泄热、清肠解毒之功，能促使邪毒从表里而解。实践证明，不论成人、小儿，除正气亏虚而阳虚便溏，或发热极轻而恶寒较甚者外，均可服之。表里和解丹系《伤寒瘟疫条辨》之升降散加味而成，其着眼点在于通过汗、清、下之综合措施给邪以出路，从而达到缩短疗程、提高疗效之目的。姜春华教授倡导之"截断、扭转"之说，与朱师提出之"先发制病"之设想，打破"入一境，用一药"的清规，是不谋而合的。

四、胸痹

1. 冠心病用活血化瘀法之得失

冠心病隶属于中医学"真心痛""胸痹"等疾病的范畴。早在《内经》就有"厥心痛，痛如以锥针刺其心"，"真心痛，手足青至节，心痛甚，旦发夕死，夕发旦死"等记载。汉代张仲景在《金匮要略》中不仅描述了"胸痹"的症状为"胸背痛，短气"，"心痛彻背，背痛彻心"，同时指出其脉"阳微阴弦"，揭示了阴乘阳位的病机。仲景所创立的以通阳散结为主的治疗大法，为后世所宗。究其意义，乃胸中阳微则阴寒上乘，于是心脉痹闭，血运不畅，不通则痛。仲景以降，历代医家对心痛之认识有所发展，其中比较著名的如朱丹溪提出"心胃痛，须用劫药，痛乃止，如仓猝散"，《太平圣惠方》之金铃子散可治热厥心痛，危亦林治"猝暴痛"用苏合香丸，均有很高的疗效。而前辈医家，针对此证之"心脉不通"，采用活血化瘀法者尤众。考活血化瘀法之应用，至少有两千余年历史，《内经》成书约在周秦之际，其中已记载不少瘀血之病机及活血化瘀之治则。《神农本草经》成书于汉之前，其中列载许多活血化瘀药物。现代对活血化瘀法的研究更为深入。实践证明，它对缓解心绞痛、降低血脂及改善心电图均有较好的作用，不失为治疗冠心病的一个重要途径。

但是，应当指出的是，目前有一种忽视辨证论治，滥用活血化瘀法的倾向，影响了科研工作的深入，妨碍了疗效的提高。须知冠心病有虚有实，即使实证，亦系本虚标实。实证当化瘀宣通，虚证必扶正养营。若虚实不辨，一味化瘀，徒伤正气，于病何益！

冠心病病位在心，但与其他诸脏均有密切的关系。必须整体地、辩证地看待之，才能使处方用药吻合病机。《内经》早有"肾心痛""胃心痛""脾心痛""肝心痛""肺心痛"之说，可见五脏之滞，皆可发为心痛。关于心病的辨治大法，《难经》指出："损其心者，调其营卫。"清代名医薛宝田先生推演其义，谓："荣卫为血脉之所生，心为之主，然荣卫起于中州，肝肺脾肾实助其养，养其四脏则心自安也。"此见甚是，而"养其四脏则心自安"之论，更是发前人所未发，堪作临床指南。譬如冠心病伴心气不足，症见胸闷气短，心痛隐隐，心悸殊甚，忐忑不安，口干少津，苔薄，脉细涩者，治心必兼补中。胃之大络名虚里，心悸殊甚，乃宗气外泄。此证忌用活血化瘀法，常取生脉散合四君子汤加玉竹、桂枝、柏子仁（大量），以益心气，养心营，通心脉，兼扶中气，收效较佳。

2. 重用桂枝复心阳

复心阳则桂枝用大量，桂枝与甘草同用能复心阳，义本《伤寒论》。其谓："发汗过多，其叉手自冒心，心下悸，欲得按者，桂枝甘草汤主之。"过汗引起心阳虚，取此二味以复之，寓意良深。阳以阴为基，阴非阳不化。桂枝能和营通阳，甘草既养营补虚，又宣通经脉，两味并用，刚柔互济，心阳渐复，对心动过缓亦当有效。心动过缓之由，总因心阳不足、心脉不通使然，一般均有心悸怔忡，胸闷气短，头晕目眩，甚则昏仆，脉细缓无力，或细涩，或浮缓等见症。但有用此方不效者，关键在于桂枝之用量是否得当，若拘泥于常规，药力不及，则难取显效，或致无效。只有大剂量使用，方可收理想之疗效。治疗心动过缓，用桂枝一般从10g开始，逐步递增，常用至24g，最多用30g，直服至心率接近正常，或有口干舌燥时，则将已用剂量略减2~3g，继服以资巩固。当然，如辨证不属桂枝甘草汤证，则不在此例。

3. 病毒性心肌炎治疗心得

治疗病毒性心肌炎当注重解毒护心。病毒性心肌炎临床常见，一般由感受时邪或时病之后，出现异常疲乏、食欲减退、胸闷胸痛、心悸怔忡、气短、脉细数而促或伴见结代等一系列症状。心电图示QT间期延长，T波平坦或倒置，各种心律失常，如频发过早搏动（二联律、三联律）及一度至二度房室传导阻滞、心动过速等。治疗必须见微知著，防微杜渐，不能囿于一般时感治疗而贻误病机。

此证的产生，系正气亏虚，病邪内舍心包使然。心虚有心气虚、心阴虚两大类，假使在感邪之初，及早采用补心气或益心阴之法，并加用解毒之品，将对心肌炎有预防作用。章次公先生盛赞人参败毒散用人参之妙，方中人参非徒扶正以资汗源，且寓有护心之深意。加减葳蕤汤用玉竹，其意亦然。由于热病易于伤津耗液，故心肌炎以心阴虚最为常见。

治此证而致的心律失常，常取生脉散为主方，加玉竹、柏子仁、功劳叶养阴通络；琥珀镇静解毒；板蓝根、连翘、白花蛇舌草、甘草清热解毒。近年来参用珠黄散内服，每次 1 支，一日 2 次，收效颇佳。热盛加苦参，胸痛加参三七末、郁金，胸闷加娑罗子、合欢皮。随证变法，尚称应手。

五、心痹

心痹相似于风湿性心脏病，系风寒湿之邪内舍于心，致使心体残损，心脉痹闭而出现的一种病证。《素问·痹论》云："心痹者，脉不通，烦则心下鼓，暴上气而喘，嗌干善噫，厥气上则恐。""脉不通"是明确指出心脉痹闭，而心脉瘀阻，脉道不利。"烦"是心烦不宁。"心下鼓"是形容心悸怔忡较剧，如擂鼓之振动。心气上冲，与肺气相触，以致"暴上气而喘"，难以平卧。由于手少阴心之脉上夹咽喉，同时，因为张口喘促，故常见"嗌干"。《素问·宣明五气》云："五气所病，心为噫。"由于胸中气结，故每藉长太息以伸出之，而善噫也。至于"厥气上则恐"，马莳注释为"逆气上乘于心，神气不足，神弱则惧凌，故为恐也"。这具体地揭示了它的主要病机是心脉瘀阻，是"风心病"而出现心力衰竭的生动描述。此证之临床表现较为复杂，可从痹痛、心悸、怔忡、喘咳、肿胀诸门中找到有关资料。兹就常见之咳喘、咯血、心悸、痹痛、水肿等证候的诊治，介绍如次。

1. 咳喘

心肺同居上焦，心痹之咳喘，则系心脉瘀阻，气血运行不畅，上焦壅遏，导致肺脏瘀血，宣肃失职，痰瘀夹水气逗留，致肺无以朝百脉而使然。《素问·平人气象论》

曰："颈脉动喘疾咳，曰水。"王冰注释："水气上溢，则肺被热蒸，阳气上逆，故颈脉盛鼓而咳喘也。颈脉谓耳下及结喉旁人迎脉者也。"颈脉即颈动脉也。心痹之咳逆喘促，虽表现为肺金之失肃，实系心体伤残，正气虚损，心气怫郁之故。《景岳全书》曰："虚喘者，慌张气怯，声低息短，惶惶然若气欲断，提之若不能升，吞之若不相及，劳动则甚。"此是"风心病"咳喘的生动写照。故其证治拘泥常法则不效，必须益心通脉，参用宣通肺络、泄化痰瘀之品，始可奏效。考其对证方药，则以《三因极一病证方论》所列之杏参散较为合拍。该方"治上气喘满，倚息不能卧"，由杏仁、桃仁、桑白皮、人参组成。立方之妙，在于人参配桃仁，益气通脉；杏仁配桃仁，宣肺行瘀；杏仁配桑白皮，下气平喘，兼能利水。此实为匡正祛邪，标本兼顾之良方，应手多矣。若药后气仍未纳，喘仍未平者，宜酌加紫石英、远志、紫河车、补骨脂、胡桃肉等通心肾、填下元之品；喘剧者更加蛤蚧粉2g分吞，以增强温肾纳气之功，可获良效。

2.咯血

"风心病"咳喘之甚者，易并发咯血。《外台秘要》指出："心咳，咳而吐血。"其量或多或少，其色或紫或红，多伴见心悸、胸痛、气短等证候，甚者因出血过多而大汗如洗，致有虚脱之虑。"风心病"之咯血，一方面是气虚不能帅血归经，一方面是瘀阻而新血难守，虚实错杂，殊难措手。若见血止血，妄用收涩之品，诚非探源之治也，亦难以收到预期之效果，采用益气以固本，消瘀以宁络之治法，尚能应手，选用唐容川《血证论》治"瘀血乘肺，咳逆喘促"之参苏散加花蕊石为主方，随证佐药。

3. 心悸

心痹由于心体受损，心脉不通，故心悸一证最为常见，甚则怔忡不宁。对"风心病"心悸的治疗，首先必须辨识是属于阳虚、阴虚，抑或阴阳两虚，施治方可中的。其辨证的关键，又在于识脉。一般而论，凡阳虚者，脉多见濡细、迟缓或结代；阴虚者，脉多见细数或促；阴阳两虚者，脉多呈微细或结代。治疗此证，除根据阴阳之偏颇采用补而兼温，或补而兼清的治则外，还要注意参用通脉之品，方可提高疗效。凡阳虚，通脉可选用桂枝、鹿角霜、鹿角片等；阴虚，须重用柏子仁、麦冬、玉竹等。而炙甘草补中兼通，无论阴虚、阳虚均应重用，治阳虚心悸，喜用参附汤合桂枝加龙骨牡蛎汤，治阴虚心悸，喜用生脉散加味，治阴阳两虚之心悸，用炙甘草汤化裁。

4. 痹痛

"风心病"之痹痛，系风寒湿之邪深伏，导致心脉痹闭，经脉不通，血行不畅之故，其身痛殊为顽缠。对于"风心病"痹痛之治疗，必须从心体残损，心脉不通这一病理特点出发，区别其阴阳之偏衰，病邪寒热之属性，采用养营通脉，兼祛风湿，或温阳通脉，兼祛风湿之剂，方可奏效。凡阴虚而风湿逗留者，往往可见低热，关节屈伸不利，舌质偏红，脉细数等症，可选用《金匮要略》之防己地黄汤（木防己、地黄、桂枝、防风、甘草）为主方。其中地黄宜重用至 60g，取其既可养血，又能除血痹，伍以防风，可除血中之风；桂枝、甘草以通心脉；防己舒筋化湿；并加虎杖 30g 以化瘀宣痹，凉血解毒。其他，如豨莶草、晚蚕砂、广地龙、桑枝等均可随证加入。阳虚而风湿相搏者，常可见关节疼痛、肢末不温、舌质淡、脉浮虚而涩等症状，可选用黄芪桂枝五物汤加附子、仙灵脾、桃仁、红花、松节、桑寄生等。

5. 水肿

风心病之水肿，大致有下述两个因素：一是因为心阳不足，不能温煦脾土，或下焦寒水之气上逆，郁于心下，或土不制水而泛滥肌肤；一是因为心血瘀阻，气化不行，上焦壅塞，肺失宣降，不能通调水道，下输膀胱，因而外溢为肿，所谓"血不利则为水"。这两种因素常相因为患。所以，对风心病水肿之治疗，以温阳益气、活血利水为大法，凡水肿甚者，可选用陈修园之消水圣愈汤。此方系桂甘姜枣麻辛附子汤加知母而成。方中麻黄能通心气，发舒心阳，破坚积，并有利尿作用，桂枝通阳利水，附子强心，细辛散陈寒，加知母育阴化气，遂成阴阳既济之功。若心气不足，心脉瘀阻，心下痞坚，唇绀足肿者，可选用心痹汤 [生黄芪、党参、炒白术、茯苓各 15g，当归尾、丹参、桃仁、红花各 9g，水蛭粉 1.5g（胶囊装，分吞），虻虫 15g，炙甘草 10g]。水蛭粉治此证效著，盖化瘀即所以利水也，配合益气扶正之品，遂无耗伤气血之弊。若心肾阳虚，下肢浮肿，久久不退者，乃心力衰竭严重之征象，宜选用济生肾气丸出入，并加用万年青根 30g 以强心利尿，对心力衰竭有较好疗效。但其有一定毒性，少数患者服后往往出现恶心、呕吐、腹泻。剂量过大可出现期外收缩及完全性传导阻滞。一例风心病心衰者，服该方后15分钟左右，即房颤加剧，隔日继续观察一次，仍然如前，因此应慎重使用，控制剂量，或进行保留灌肠，减少上消化道之反应，或用茶树根（服后风湿性、高血压性及肺源性心脏病之心悸、气短、失眠等症状可明显改善，尿量增多，浮肿消退，部分心脏阴影亦有明显缩小或改善，每次用30～60g）亦可。此外，在风湿性心肌炎阶段，尚未形成风心病时，如及早采用银翘白虎汤［连翘20g，金银花、防己、木瓜、知母、粳米各25g，白花蛇舌草30g，生石膏60g，甘草10g。随症加减：湿重者加苍术20g，薏苡仁40g，厚朴10g；热重者加栀子、黄柏各15g，黄连5g；心前区闷痛者加丹参20g，参三七末2g（分吞）；心悸者加枣柏仁各30g，琥珀末3g（分吞）］以清热解毒，利痹通络，多可控制风湿活动而获得痊愈，免除风心病之产生。

六、肝硬变

肝硬变是一种由各种慢性肝病延续发展而来的，具有广泛肝细胞损害及结缔组织增生的慢性进行性疾病。根据临床症状和体征，早期肝硬化属癥积、痞块范畴，晚期肝硬化，则在鼓胀门中辨证施治。如喻嘉言在《医门法律》中说："凡有癥瘕、积块、痞块，即是胀病之根，日积月累，腹大如箕，腹大如瓮，是名单腹胀。"

肝硬变的病理改变，是肝实质的损害，以气血瘀滞、瘀凝脉络为主要矛盾。由于瘀结日久，肝脾损伤，其临床表现多呈本虚标实，治疗较为棘手。朱老于 1959～1962 年，拟订复肝散，治疗早期肝硬化肝功能损害的患者 60 余例，对于改善症状和体征，促使肝功能好转，取得一定的疗效（处方发表于《中医杂志》1963 年第 8 期），以后更在原方的基础上加以修改，制成丸剂，定名为复肝丸，结合辨证用药，疗效有所提高。

处方：紫河车、红参须各 20g，炙土鳖虫、炮甲片、广郁金各 24g，参三七片 12g，生鸡内金、广姜黄各 18g。共研为极细粉末。虎杖、石见穿、蒲公英、糯稻根各 120g，煎取浓汁泛为丸。每服 3g，每日 3 次，食后开水送下。1 个月为一疗程。

适应范围：早期肝硬化肝功能损害，肝脾大，或仅肝大，胁痛定点不移，伴见脘闷腹胀，消瘦乏力，面色晦滞，红丝血缕或朱砂掌，舌暗红或有瘀斑，脉象弦涩或弦细等。

肝硬化虽病由肝起，却是一种影响全身的错综复杂的慢性病变，在整个病情演变过程中，多影响到脏腑的功能，表现出虚实交错的病机。为了探讨本病的治疗规律，除了肝郁血滞，瘀结为癥癖的基本证型外，另分下列 4 种证型施治。

1. 肝郁脾虚

重在疏肝益脾，扶正消癥。肝失疏泄，气血痹阻，脾运不健，生化乏源。其症见肝脾肿大或仅有肝大，按之则痛，胃纳减少，腹胀便溏，四肢倦怠乏力，面浮而色晦黄，入暮足胫微肿，舌色暗红不泽，舌体较胖或边有齿印，脉象虚弦，重按无力。治用疏肝益脾，活血消癥。复肝丸配合逍遥散、异功散、当归补血汤加减。常用药物如柴胡、当归、白芍、党参、黄芪、白术、丹参、炙甘草、广郁金、广陈皮、茯苓等。

2.肝胆湿热

急当清肝利胆，通腑泄浊。湿遏中焦，邪从热化，肝失疏泄，移热于胆。其症见肝脾俱肿，胁痛脘痞，头眩口苦，纳减腹胀，心烦易怒，溺短而黄，大便秘结或溏滞不爽，并可出现黄疸，苔黄厚腻，脉多弦数。治宜清肝利胆，泄热渗湿。以龙胆泻肝汤、茵陈蒿汤加减。常用药物如龙胆草、茵陈、柴胡、山栀、当归、黄芩、大黄、玄参、白花蛇舌草、虎杖、金钱草、车前草等。不宜早用复肝丸。

3.脾肾阳虚

法宜温补脾肾，益气化瘀。气血瘀滞，肝脾久伤，由脾及肾，损及肾阳。其症见脾肿大较肝肿大为甚，恶寒怯冷，腰膝酸软，面黄无华，精神委顿，饮食少思，腹胀便溏，舌淡胖嫩或淡紫，脉多沉弦而细。治用温补脾肾、益气化瘀。以复肝丸为主，配合景岳右归丸、当归补血汤加减。常用药物如熟附片、肉桂、鹿角胶（或鹿角片）、菟丝子、淫羊藿、黄芪、当归、党参、白术、茯苓、甘草等。

4.肝肾阴虚

治应滋养肝肾，凉营宁络。邪毒久稽，肝血亏耗，肾阴损伤，热郁脉络。其症见脾肿明显，肝大不著，面色黧晦，红丝缕缕，胁痛腰酸，鼻衄或齿龈渗血，咽喉干燥，夜寐梦多，舌红绛少苔，或苔腻中剥，脉象弦细而数。治用滋肾柔肝，养阴和络，以一贯煎加减。常用药物如北沙参、生地、枸杞子、天冬、麦冬、生白芍、川楝子、绿萼梅、女贞子、旱莲草、玄参、甘草等。兼心阴虚而心悸心烦者，加西洋参、龟甲、枣仁之类。阴虚阳亢，热伤阳络，出血较甚者，加阿胶、水牛角、丹皮之属。齿衄不止，可用鲜地骨皮 60g 煎汤含漱，有止血之效。

临床所见之阴虚夹瘀证型，其机制颇为复杂，往往是趋向恶化之征兆，必须提高警惕，随证施治，阻断病势之发展。

现代医学认为，肝硬化的病理特点是肝细胞变性坏死后，出现纤维组织增生、肝细胞结节状再生、假小叶形成，三种改变交错进行。由于结缔组织增生和小叶结构的改变，使肝血管的分布发生一系列变化，即肝内血管网减少和血管网发生异常吻合。这种变化常是肝功能不全和门静脉高压的发生基础。这与中医肝郁血滞、瘀凝络脉的病机颇为一致。

近年来，由于免疫学的迅速发展，发现慢性肝炎和某些肝硬化的形成均与自体免疫有关，在病程中均有细胞与体液免疫功能异常的表现。活血化瘀法，不仅能扩张肝内的血管，改善肝细胞供血，提高肝细胞耐氧能力，对损伤之肝细胞有修复作用，同时还具有抑制成纤维细胞形成、减少胶原物质分泌、抑制肝纤维组织增生、促进正常免疫功能和抑制异常免疫反应的作用。从中医辨证角度来说，肝郁血瘀的产生，和人体正气的强弱是有密切关系的，因此，针对肝硬化虚中夹实的病机，采用扶正祛邪的治则，拟订复肝丸益气活血、化瘀消癥。方取紫河车大补精血，红参须益气通络，两味用以扶正；参三七活血止血，散瘀定痛；土鳖虫活血消癥，和营通络；更加郁金、姜黄疏利肝胆，理气活血；生鸡内金、炮甲片磨积消滞，软坚散结。全方着眼于肝血瘀滞、瘀凝脉络的主要病机，着手于扶正祛邪、消补兼施的治疗原则，又以丸药小剂量常服之法，补不壅中，攻不伤正，以冀癥积潜移默消，促使肝脾病变的改善和恢复。通过临床实践，疗效尚能满意。虽然观察病例不多，但颇有进一步探索的价值。

早期肝硬化肝脾肿大，肝功能表现为麝浊度和锌浊度增高、血清蛋白改变者，一般以肝郁脾虚证最为多见，用复肝丸配合益脾疏肝方药，多数患者在 1～2 个疗程后，可以改善症状和体征，肝功能亦随之好转。脾肾阳虚型，以温补脾肾方药与复肝丸同时并进，对于增强机体免疫功能，促使肝脾病变的改善，有相得益彰之妙。但疗程较长，不能急于求功。肝肾阴虚型，除阴虚阳亢，营热伤络，临床表现郁、热并著者，治宜养阴解郁、凉营宁络为主，暂时停服复肝丸外，一般可以配合滋阴柔肝解郁煎剂，汤、丸并进，对于控制脾亢、纠正血清蛋白的倒置有一定作用，而未见助阳伤阴、攻邪伤正之弊。至于肝胆湿热证型，谷丙转氨酶明显增高时，复肝丸则不宜早用，否则，往往出现烦热不寐的反应，如复查肝功能，转氨酶亦可继续上升，故用之宜慎。通过对复肝丸的临床观察，初步认为，只要重视肝硬化病理改变的特点，从化瘀消癥着眼，扶正祛邪着手，争取早期诊断和治疗，是可以提高疗效、缩短疗程的。

七、中风

中风是当前危害人民健康的一种严重疾病，据国内外文献报道，在死亡原因中居前列，而其中属于脑血栓形成者占绝大多数。如何防治脑血栓形成，是具有积极意义的。

中风的发生，与精神因素、过度疲劳、暴饮暴食、起居失常等有关。而坚持适量运动，控制动物性食物，可以防治高血压、动脉硬化，减少和预防中风之发生，这是十分重要的一个方面。

明代张景岳对本病之病因指出："凡病此者，多以素不能慎，或七情内伤，或酒色过度，先伤五脏之真阴，此致病之本也。"阴不敛阳，肝风内动，是主要病机，所以在治疗上，镇、潜、摄、纳是四大主要法则，而化瘀通脉更为重要。此病在急性发病时，主要有两种类型：一是肝阳上亢，内风肆扰；二是痰热壅盛，蒙窍阻络。蒙蔽清窍，则昏仆不知人事；横窜经络，则㖞僻不遂，肢体偏瘫；内风肆扰，则抽搐瘛疭。凡面赤目红，口干烦躁，喉际痰鸣，口有秽味，大便秘结，舌红苔黄腻，脉弦滑者，是内有痰热，应通腑泄热，化痰通络。常用生大黄 10～20g，芒硝 6g（分冲），陈胆星 10g，全瓜蒌 30g，竹沥 30mL（分冲），石菖蒲 10g，黛蛤散 15g（包）等品。药后腑气通畅，痰热泄化，神昏烦躁趋解。其抽搐甚者，加羚羊粉 0.6g（分吞）。言语謇涩，肢体偏瘫不遂者，宜重用黄芪，配合地龙、丹参、赤芍、豨莶草、威灵仙、炙远志、石菖蒲等品，可收佳效。也可用炙全蝎、广地龙、红花、炮山甲各等份，研极细末，装胶囊，每服4～6粒，一日3次，亦有较好效果。

戒除烟酒，节制肥腻饮食，制怒怡情，劳逸结合，适量运动，是防治的根本措施。若能人人遵行，则发病率可以大大下降，是符合"预防为主"方针的。

八、风湿性关节痛

风湿性关节痛是常见的病证。朱良春老师对其很有研究，注重治病求本，擅长运用虫类药蠲痹定痛，收到明显的效果。兹择其要旨，介绍如下：

1.辨证分型

风湿性关节痛初起，若见症轻浅，治疗及时，图治较易。若病程已长，反复发作，症状较重的，尤当辨证论治，审证用药。

（1）风寒湿痹

主症：全身关节或肌肉酸痛，游走不安，以腕、肘、肩、膝、踝关节多见，局部关节疼痛，得温则舒，气交之变疼痛增剧，或兼见关节肿胀，但局部不红不热，苔薄白，脉沉细，或细弦，或濡细。

病机：风寒湿邪，留注经脉。

治法：祛风散寒，除湿通络。

处方：温经蠲痹汤（自拟）。

当归 10g，熟地黄、淫羊藿各 15g，川桂枝（后下）、乌梢蛇各 10g，鹿衔草 30g，川乌 10g，甘草 5g。

加减：风盛者加独活、钻地风各 20g；湿盛者加苍白术各 10g，生熟薏苡仁各 15g；关节肿胀明显加白芥子、穿山甲、蛴螬虫各 10g；寒盛者川乌、草乌用 15～20g，加熟附片 10g；痛剧加炙全蝎（或用炙蜈蚣）3g，研粉分吞；刺痛者加土鳖虫 10g，参三七末 3g（分吞），延胡索 20g；体虚者淫羊藿加至 20g，并加炙蜂房 10～12g。

案例

程某，女，50 岁，教师。

初诊：有关节痛宿疾，1 个月来因丈夫住院，日夜陪伴，睡卧过道，不慎受寒，两腕、肘、膝关节肿胀，疼痛难忍，肤色正常，手腕活动受限，两膝行走困难，怯冷倍于常人。血沉 70mm/h，类风湿因子测定（胶乳凝集法）（－），黏蛋白 32mg/L，抗链"O"＜1：500，白细胞 4.2×10^9/L。两手腕、两膝关节摄片未见异常。舌苔薄白，根腻，脉细濡，此风寒湿痹痛也。既有宿根，更为顽缠。故予温经散寒，逐湿通络。

处方：当归、制川草乌各 10g，六轴子 2g，鹿衔草 30g，土鳖虫、炙蜂房、乌梢蛇各 10g，炙蜈蚣 3g（研，分吞），炙僵蚕 10g，甘草 6g。5 剂。

二诊：关节疼痛减轻，关节肿胀及苔、脉如前。药既合拍，上方加白芥子 10g，5 剂。

三诊：药后已能行走，关节肿胀渐退，但疼痛尚未悉止，入暮为甚。舌苔薄白，舌淡，脉细。寒湿痹痛之重候，病邪深入，肾阳亏虚，续当补肾助阳，温经散寒，蠲痹通络。

处方：熟地黄 15g，淫羊藿 20g，鹿衔草 30g，乌梢蛇 12g，土鳖虫、蜣螂虫、炮山甲各 10g，炒延胡索 20g，甘草 5g。5 剂。

四诊：腕关节疼痛明显减轻，自觉关节松适，肿胀亦退，唯膝关节肿痛未已，苔薄白，脉细小弦。原方改为电离子导入，以加强药效。

上方 2 剂，浓煎成 500mL，加入 1% 尼泊金防腐。膝关节处电离子导入，每日 2 次。益肾蠲痹丸 250g，每服 8g，每日 2 次，食后服。

两周后血沉正常，白细胞 6.3×10^9/L。经用丸药及中药电离子导入后，膝关节肿痛大减，苔、脉正常。继配益肾蠲痹丸巩固之。

随访：1984 年 8 月恢复工作以来，一直坚持上班，关节肿痛未作。

按：风湿性关节痛，一般均无链球菌感染史，而是机体遭受风寒湿邪侵袭所致，故抗链 "O"、血沉、黏蛋白等多在正常范围，症状酷似慢性风湿性关节炎。常法选用防风汤、羌活胜湿汤等，以防风、秦艽、羌活、威灵仙等较为常用。实践证明，轻症尚有效果，重症疗效并不满意，且风药多燥，易伤阴耗液，朱师对此型关节痛无表证者，均不予选用，从治病求本计，予温经蠲痹汤，一面扶正，一面蠲痹。在药物选择上进行了推敲，如本着"治风先治血，血行风自灭"之古训，又取地黄与之为伍，而达到养血补血之目的。同时又配以温经散寒之川乌、桂枝，益肾壮阳之淫羊藿，祛风除湿之鹿衔草，钻透、搜剔之虫类药，如乌梢蛇、土鳖虫、蜣螂虫等，诸药合用，以奏温经散寒、蠲痹通络之功。验之临床，确属有效。

（2）郁久化热

主症：手足关节肿胀，局部灼热，初得凉颇舒，稍久则仍以温为适，口干而苦，苔薄黄或黄腻，舌质红，脉细弦。

病机：风寒湿痹，痰瘀胶结，经脉痹闭，郁久化热。

治法：化痰行瘀，通络蠲痹。

处方：仿桂枝芍药知母汤出入。

桂枝8g（后下），制川草乌各8g，生地黄15g，当归10g，生白芍20g，知母10g，炙僵蚕12g，乌梢蛇、广地龙各10g，甘草5g。

加减：热盛加虎杖、寒水石、生石膏各20g；湿热重者加黄柏10g，萆薢10～30g，晚蚕砂20g，土茯苓30～60g；苔腻而痰湿重者加化橘红8g，全瓜蒌20～30g。

案例

陈某，女，49岁，农民。

初诊（1984年1月21日）：1983年冬令以来，每天均织布至深夜，自觉周身如浸凉水中，始停工而睡，入睡后亦不觉身暖，而天明仍坚持织布，渐至周身关节冷痛，似风扇在衣服内吹，彻夜疼痛不已，用热水袋置痛处，亦不减轻。患者形体消瘦，口干，舌红，苔薄黄腻，脉细弦。此寒湿痰瘀交凝，气血阴阳失调，郁久化热。治宜散寒除湿，化痰散瘀，清泄郁热。

处方：川桂枝 8g（后下），制川草乌各 8g，生地黄 15g，当归 10g，生白芍 15g，知母 10g，虎杖 20g，生熟薏苡仁各 15g，土鳖虫 10g，甘草 5g。5 剂。

二诊（1 月 26 日）：药后尚未奏效，苔脉同前。此非矢不中的，乃力不及鹄也。上方之制川草乌改为各 12g，加萆薢 30g、附片 8g。7 剂。

三诊（2 月 3 日）：服上药后关节冷痛明显减轻，疼痛已能忍受，苔黄腻稍化，脉细小弦。药既获效，率由旧章，上方 7 剂。

四诊（2 月 10 日）：关节疼痛渐平，口干亦释，苔薄白，脉细小弦。予丸剂以巩固之。益肾蠲痹丸 250g，每服 6g，每日 2 次，食后服。

按：张景岳就痹证论治指出："若欲辨其寒热，则多热者方是阳证，无热者便是阴证。然痹本阴邪，故唯寒多而热少，此则不可不察。"但风寒湿性关节痛迁延不愈，或过用温燥之品，或禀赋阴虚之体，易于久郁化热，而出现一系列寒热错杂证，如单纯投以寒凉清热之品，寒湿之邪凝滞更剧，痛势必增。朱老曰："当寒湿未除，寒郁化热之时，治宜辛通郁闭。若误用一派寒凉，血脉更凝，气血壅遏，反助热化，病必加重。"故治疗时在用温热药的同时，伍以寒凉清热之品，如赤白芍、知母、虎杖、萆草、寒水石之类。如热盛剧者，始可考虑用大寒之品，如羚羊角、大黄、黄柏之类。

（3）正虚邪实

主症：形体消瘦，面色萎黄或晦滞，神疲乏力，腰膝酸软，关节疼痛经久不愈，病势绵绵，甚至彻夜不已，日轻夜重，怯冷，自汗，或五心烦热，口干，苔薄白，脉细小弦。

病机：久病及肾，正虚邪恋。

治法：补益培本，蠲痹通络。

处方：培本治痹汤（自拟）。

生熟地黄各 15g，当归 10g，淫羊藿 15g，鸡血藤 20g，鹿衔草 30g，青风藤 20g，炙僵蚕 12g，土鳖虫、乌梢蛇各 10g，甘草 5g。

加减：偏气虚加黄芪 15～30g、炒白术 15g；偏阳虚加淡苁蓉、补骨脂各 10g；偏血虚加当归、潞党参；偏阴虚加石斛、麦冬。

案例

杨某，女，28 岁，纺织工人。

初诊（1984 年 10 月 28 日）：4 年前产后，过早下冷水并操持家务，随后两腕、肘、膝关节疼痛增剧，难以忍受，来院诊治。刻诊，面色少华，神疲乏力，两腕、肘、膝关节无红肿，遇寒疼痛加剧，得温则舒，气交之变疼痛更甚。血液检查：血沉 14mm/h，抗链"O"1：500，黏蛋白 49mg/L。苔白腻，脉细濡。此乃气血两亏，寒湿入络。治宜益气补血，温经通络。

处方：制川乌 10g，川桂枝 8g（后下），生黄芪 30g，当归 12g，淫羊藿 15g，生薏苡仁 20g，苍术 12g，徐长卿

15g，炙蜂房 10g，炙全蝎 3g（研，分吞），甘草 5g。5 剂。

二诊（11 月 3 日）：服上药后疼痛增剧，此非药证不符，乃痹闭欲通之佳象，苔薄白腻，脉细。前法继进之。上方 5 剂。另取上方 1 剂，浓煎成 250mL，加 1% 尼泊金防腐，电离子导入，每日 1 次。

三诊（11 月 8 日）：服上药加电离子导入后，关节疼痛白昼已明显减轻，唯入暮后关节仍痛，但能耐受，苔腻已化，脉细。此气血渐通，阴阳未和之象。继当原法进之。上方 5 剂。

四诊（11 月 22 日）：经治关节疼痛渐平，下冷水已不感疼痛。白细胞 5.6×10^9/L，中性粒细胞 71%，淋巴细胞 29%。患者甚为欣喜。予益肾蠲痹丸 250g，每服 6g，每日 2 次，食后服，巩固之。

按：张景岳曰："痹证，大抵因虚者多，因寒者多，唯气不足，故风寒得以入之，唯阴邪留滞，故经脉为之不利，此痹之大端也。"痹证日久，气血不足，病邪遂乘虚袭踞经隧，气血为邪所阻，壅滞经脉，留滞于内，肿痛以作。本案选用黄芪、当归益气补血；淫羊藿、炙蜂房培补肾阳，使阳得以运，血得以行，具扶正祛邪之功；炙全蝎、土鳖虫搜风通络，活血定痛；川乌、桂枝、苍术、薏苡仁、徐长卿温经散寒，除湿通络；配合中药电离子导入。如此内外合治，使药直达病所，取得较为显著之疗效。

2. 体会

（1）辨证与辨病：辨证论治是中医学的精髓，在辨病的基础上辨证，有利于更准确地把握病情。人体患病，除外邪为致病因素外，正气不足也是主要原因，而痹证又往往先有阳气亏虚之内因。朱老临证时多先分清寒热虚实，常用炙蜂房、淫羊藿来调节机体免疫功能，同时又达到祛风除湿、温经通络之目的。对血沉、抗链"O"、黏蛋白增高而偏寒者，一般选用川乌、桂枝，对偏热者选用萆草、寒水石、虎杖。验之临床，确能降低此 3 项指标。对依赖激素者，除侧重用益肾培本之法外，还重用萆薢。据药理报道，萆薢主要成分为薯蓣皂苷，是合成人体激素的基本成分，使用萆薢后，体内可自行合成人体所需要的激素，防止激素副作用的产生，故值得使用。

（2）内治与外治：先贤孙思邈在一千多年前就提出"汤药治其内，针药治其外"的主张。20 世纪 50 年代以来，理疗工作者创中草药直流电离子导入法，治疗了大量病例，积累了一定经验，值得进一步推广应用。

近 10 年来，朱老在辨证论治的基础上，用口服汤药加中药浓煎液，每日 1~2 次，在关节疼痛部位进行离子导入，内服外治相结合，取得了较为满意之疗效。

（3）治标与治本：痹证的治疗原则，不外寒者温之，热者清之，留者去之，虚者补虚时又要考虑到不致留邪，以免"实实"之过。如初起或病程不长，全身情况尚好，当用温药以温散宣通之。久病正虚邪恋，其证多错杂。朱老认为："久病多虚，久痛多瘀，久痛入络，久必及肾。"寒湿、痰瘀、湿热互结，往往邪正混淆，胶着难解，不易速效，必须通盘考虑，不能头痛医头，脚痛医脚。朱老通过长期实践，明确指出："对久治不愈者，非一般祛风、燥湿、散寒、通络之品所能奏效，必须扶正培本、益肾壮督治其本，钻透剔邪、蠲痹通络治其标。临床上除选用草木之品养血补肾培本外，又借虫类血肉有情之品，搜风逐邪，散瘀涤痰，标本兼顾，奏效自著。"朱老 20 世纪 50 年代创制益肾蠲痹汤、丸，经临床 30 余年验证，对慢性风湿性关节炎、类风湿关节炎、增生性脊柱炎之有效率达到 97% 以上。

附　痹证的治疗特色

（一）痹证三大主症用药特色

名老中医朱良春先生是蜚声海内外的风湿病学家，对痹证的研究具有较深的造诣，不仅对痹证的诊治提出了许多精辟卓越的见解，在实践中总结出了许多疗效显著的名方，而且在药物的运用上也多有独到之处。他所提出的从关节疼痛、肿胀、拘挛僵直三大主症入手用药的治痹经验即是其匠心的体现。

1. 疼痛

疼痛是痹证的主要症状之一，根据其临床表现，可分为风痛、寒痛、湿痛、热痛、瘀痛等。此五者各有侧重，但往往证型混杂，难以截然分开。

（1）风痛：其疼痛呈游走性，走注无定所。即《内经》所谓的"行痹"。对此，祛风通络以治其痛，是为正治。在辨证施治的基础上，朱老常常选用独活、海风藤及蕲蛇等药。其经验是轻者用独活 20～30g 或海风藤 30～45g；重者用蕲蛇，散剂 2g（效佳），入煎剂则用 8～10g。因为独活功能"治诸风，百节痛风，无问新久者"（《名医别录》），"为风痹痿软诸大证不可少之药"（《本草正义》）。现代药理研究证明，其确有镇痛、抗炎、镇静、催眠的作用。但阴虚血燥者应慎用，或配伍以养阴生津之品，如生地、石斛等，以缓其燥。蕲蛇透骨搜风之力最强，乃"截风要药"，不仅能"通关透节，泄湿祛风"（《玉楸药解》），而且"内走脏腑，外彻皮肤，无处不到也"（《本草纲目》）。现代医药理研究证明，其不仅具有祛风镇痛、促进营养神经的磷脂产生的功能，对拘挛、抽搐、麻木等症状有缓解和改善作用，还能增强机体抵抗力，使抗原、抗体关系发生改变，防止组织细胞进一步受损，促使病情稳定，提高疗效。

（2）寒痛：指因寒邪内阻而致之疼痛，即《内经》所谓的"寒痹"，具有受寒加剧，得温则舒的特点。治宜温经散寒而止痛。川乌、草乌、附子、细辛等药大辛大热，善于温经散寒，通痹解凝，为常用之品。但因川乌、草乌、附子均含乌头碱，有大毒，故一般炮制后用，生者应酌减其量，并先煎 1 小时以上，以减其毒。朱老常以川、草乌配以桂枝、细辛、独活等温燥之品应用，认为川乌温经定痛作用强，草乌治疗痹痛的功效著，故凡寒邪较轻而体质弱者用制川乌，寒邪较重者用生川乌，重症者川、草乌并用。其用量则根据患者对乌头碱的耐受程度，逐步增加。一般成人每日量由 3～5g 开始，逐步加至 10～15g。对于急性类风湿关节炎痛甚者，朱老常用许叔微《本事方》中的麝香丸治疗，常获迅速止痛之效。该方由草乌、地龙、黑豆、麝香等药物组成，研末为丸如绿豆大，每次 7 ~ 14 粒，每日 1 ~ 2 次，黄酒送服，多在 3 ~ 5 日内痛止肿消。慢性顽固性疼痛者，坚持服用，亦可获效。

（3）湿痛：肢体有重着之感，肌肤麻木。由于湿性重浊，故《内经》称之为"着痹"。治当健脾化湿，参用温阳之品。湿去络通，其痛自已。对此，朱老常用生白术45g、苍术15g、薏苡仁30g、制附子15g，或用钻地风、千年健各30g，祛风渗湿，疏通经脉，以止疼痛。

（4）热痛：多见于痹证急性发作期，或邪郁已久而化热者，其关节红肿热痛，得凉稍舒，伴见发热、口干、苔黄、脉数等一派热象。朱老常用白虎加桂枝汤为主随症加减。热盛者加寒水石、黄芩、龙胆草；湿重者加苍术、蚕砂；痛甚者加乳香、没药、玄胡索、六轴子等。其中六轴子为杜鹃花科植物羊踯躅的种子，苦温，有剧毒，善于祛风止痛，散瘀消肿，对于风寒湿痹、历节疼痛、跌打损伤、痈疽疔毒有显著效果，不仅能散瘀消肿，尤长于定痛。对于风寒湿痹之痛剧者，朱老常在辨证施治的基础上加用此药以定痛，颇为应手。但此品有剧毒，用量宜慎，煎剂成人每日用 1.5 ~ 3g，加入丸、散剂每日约 0.3 ~ 0.6g（小儿用成人量的 1/3），体弱者忌服。对于关节灼热肿痛者，朱老常在上述方中加用寒水石，以求速效。寒水石辛咸而寒，入肾走血，历代认为功擅清热降火，利窍，消肿，主治时行热病、积热烦渴、吐泻、水肿、尿闭、齿衄、烫伤等。今移治于热痹而每获良效，且用后其抗链"O"、血沉均有下降，乃其善于清泄络中邪热之功也。对于常规用药收效不著者,上方加用羚羊角粉 0.6g,也可用山羊角或水牛角 30g,分两次吞服,常奏捷效。对于关节红肿热痛不解者,朱老常用犀黄丸或加用知母 20g、寒水石 30g,因其不仅能清络热,还善止痛。倘同时外用芙黄散(大黄、芙蓉叶各等份,研细末),以冷茶汁调如糊状,取纱布涂敷患处,每日换药 1 次,或用鲜凤仙花茎叶捣烂外敷亦佳,可以增加消肿止痛之效,缩短疗程。

(5)瘀痛:久痛多瘀,凡顽痹久治乏效,关节肿痛,功能障碍,缠绵不愈者,多是病邪与瘀血凝聚经隧,胶结难解,即叶天士所云"络瘀则痛"是也。对此,朱老认为,常规用药恒难奏效,必须选用透骨搜络、涤痰化瘀之品,始可搜剔深入经隧骨骱之痰瘀,以蠲肿痛。首选药品则以蜈蚣、全蝎、水蛭、僵蚕、土鳖虫、天南星、白芥子等最为合拍。其中,除虫类药之殊效外,天南星之功,甚值一提。生天南星苦辛温,有毒,制则毒减,能燥湿化痰,祛风定惊,消肿散结,专走经络,善止骨痛,对各种骨关节疼痛具有佳效。《神农本草经》谓之"治筋痿拘缓",《开宝本草》谓之"除麻痹",均已明示。就类风湿关节炎来说,其基本病变是滑膜炎,在体液免疫异常方面,滑膜组织有大量淋巴细胞、浆细胞、巨噬细胞及肥大细胞等集聚,类风湿因子 IgM、IgG、IgA 大多在关节内部产生,这些病理变化似与痰瘀深结经隧骨骱之机理相吻合,前贤指出,南星专止骨痛,是很有深意的。制南星可用 15~30g。

2. 肿胀

湿为关节肿胀形成之主因。凡见关节肿胀者定有湿邪，其肿势与湿邪之轻重则是相应的。故治当祛湿消肿，如肿势不消，湿邪内停而生痰，黏着不去，致气血不畅，痰凝、血瘀胶结而附着于骨，则可导致关节畸形。对此，临床有"伤科治肿，重在化瘀；痹证治肿，重在祛湿"之说。朱老则主张二法同时并用，使其相得益彰，提高疗效。在肿胀早期，朱老常用二妙散加防己、泽泻、泽兰、土茯苓等。中期则在祛湿方中用化痰软坚的半夏、南星、白芥子，以及消瘀剔邪的全蝎、水蛭、土鳖虫、乌梢蛇等。此外，朱老还善用七叶莲，认为其长于祛风除湿，活血行气，消肿止痛，并有壮筋骨之效。后期则加刘寄奴、苏木、山慈菇等擅消骨肿之品。

3. 拘挛僵直

拘挛、僵直乃痹证晚期之征象，不仅疼痛加剧，而且功能严重障碍，生活多不能自理。对此，朱老称之为"顽痹"。治疗上强调应着重整体施治，细辨其阴阳、气血、虚实、寒热之偏颇，而施以相应之方药。凡毒热之邪与痰浊、瘀血混杂胶结，致关节红肿僵直，难以屈伸，久久不已者，朱老常在清热解毒的同时，加用豁痰破瘀、虫蚁搜剔之品，如山羊角、地龙、蜂房、蜣螂虫、水蛭、山慈菇等，以清热止痛，缓解僵挛。肢节拘挛较甚者，加蕲蛇、山甲、僵蚕等品。属风湿痹痛而关节拘挛者，加宽筋藤用量至 30 ~ 45g。偏寒湿者，重用川乌、草乌、桂枝、附子、鹿角片等。此外，朱老还认为，青风藤、海风藤擅通行经络，疏利关节，有舒筋通络之功，与鸡血藤、忍冬藤等同用，不仅养血通络，且能舒挛缓痛，亦为临床治疗僵直拘挛的常用良药。伴见肌肉萎缩者，重用生黄芪、生白术、熟地黄、蜂房、石楠藤，并用蕲蛇粉（每次 3g，每日 2 次）。

4. 体会

痹证是风湿类疾病的总称，相当于现代医学中许多骨与关节疾病和部分胶原性结缔组织疾病，包括风湿性关节炎和类风湿关节炎、强直性脊柱炎、痛风、骨关节炎等。不仅其病因病机复杂，外则风、寒、湿、热合袭，内则气、血、痰、瘀交结，浅则客于肌表、肌肉、经络，深则入于经隧、骨骱，失治、误治，久则又有致虚、致瘀、入络、及肾之变，而且病情顽固，变化莫测，施治较为棘手，绝非一般祛风、散寒、燥湿、清热、通络、止痛之品所能奏效。朱老见微知著，洞悉其奥，不仅能在辨证施治的基础上顺常达变，参以益肾培本、涤痰化瘀、钻透剔邪之品，而且善于抓住各种风湿病均以关节疼痛、肿胀、拘挛僵直为其主症这一共同特点，"发皇古义，融会新知"，根据古代医家和现代药理学研究成果，在临床实践中筛选针对性强、疗效显著的药物，达到了"识病也深，达药也精"的境界。他既传给了我们诊治痹证的宝贵经验，也授予了我们解决疑难杂症的通天手眼。

（二）治疗顽痹的特色

朱良春老师擅治痹证，其临床经验在中医刊物上发表甚多。今拟其要予以介绍。

1. 治顽痹注重益肾壮督

对于痹证的治疗，若只从关节肿痛这一表象着眼，而片面地采用祛风、散寒、燥湿之法，殊欠理想之效果，尤其对顽痹疗效更差。朱老通过几十年的临床探索，治顽痹重视益肾壮督，是其特点之一。盖肾为水火之脏，督统一身之阳。若肾督亏虚，则卫阳空疏，屏障失固，致风寒湿诸邪乘虚而入。肝肾精亏，肾督阳虚，使筋挛骨弱而留邪不去，痰浊瘀血逐渐形成，必然造成痹证迁延不愈，最后关节变形，活动受限，顽痹成矣。"益肾壮督"，大抵包括补益肝肾精血和温壮肾督阳气两个方面。朱老临床常选用熟地黄、当归、淫羊藿、肉苁蓉、巴戟天，有时用紫河车、鹿角胶、补骨脂、鹿衔草、骨碎补等药，温柔通补，而慎用刚愎之品。盖精血已亏，刚药虑其劫阴。朱老治疗类风湿关节炎，用益肾蠲痹丸，即是益肾壮督与祛风散寒、除湿通络、涤痰化瘀、虫类搜剔诸法合用，标本兼顾。通过益肾壮督，提高机体抗病能力，使正胜邪却，此即所谓"不治之治，正妙于治也"。另外，蠲痹通络之品多辛温宣散，走而不守，药力难以持久，而与益肾壮督之品相伍后，其药力得以加强，药效得以延长，所以疗效明显提高。益肾壮督法不仅适用于顽痹稳定期、恢复期的治疗，即使在起病期、发展期也可采用，前人也不乏在痹证早期用温肾助阳法驱邪外出之例，临床运用，贵在灵活。

2. 用虫药巧与他药相伍

朱老临床喜用虫药，这是他治疗顽痹的又一特点。他认为："痹证日久，邪气久稽，深入经隧骨骱，气血凝滞不行，湿痰瘀浊胶固，经络闭塞不通，非草木之品所能宣达，必借虫蚁之类搜剔窜透，方能使浊去凝开，经行络畅，邪除正复。"朱老应用虫药治疗顽痹，一方面根据各药的性味功能特点，以发挥其特长；另一方面根据辨证论治的原则，与其他药物密切配合，协同增效。例如：寒湿盛用乌梢蛇、晚蚕砂祛风渗湿，并配以制川乌、薏苡仁；化热者用地龙泄热通络，并配以寒水石、葎草；夹痰者用僵蚕除风化痰，并配以胆南星或白芥子；夹瘀者用土鳖虫破瘀开结，并配以桃仁、红花；四肢关节痛甚者用全蝎或蜈蚣（研末冲服）搜风定痛，并配以延胡索或六轴子（剧毒药，入煎剂用2g）；背部痹痛剧烈而他处不痛者，用九香虫温阳理气，并配以葛根、秦艽；关节僵肿变形者，合用蜂房、僵蚕、蜣螂虫透节散肿，并配以泽兰、白芥子；病变在腰脊者，合用蜂房、乌梢蛇、土鳖虫行瘀通督，并配以川断、狗脊。此外，紫河车配制黄精、枸杞子用于身体尪羸；鹿角片用于脊强而痛；穿山甲治疗拘挛疼痛忽作忽止；水牛角配赤芍、丹皮治疗环形红斑或皮下结节等。

由于虫药多燥，朱老常根据具体情况，在应用时配以地黄或石斛等养血滋阴之品，以制其偏性。实践证明，合理应用虫类药，确能逐顽痹、起沉疴，收到比较理想的治疗效果。

3. 重辨证，亦重辨病论治

朱老告诫后学："临床之际，必须详审辨证，药随证变，才能收到预期的疗效。"由于辨证论治是动态地诊察、治疗疾病，所以要针对疾病每一阶段的主要矛盾而采取相应的措施。顽痹初期，风寒湿邪阻滞经络，关节肿痛，朱老常用川乌、桂枝、乌梢蛇、徐长卿、青风藤、薏苡仁等，祛风散寒，除湿通络，蠲痹止痛，辅以淫羊藿、鹿衔草、鸡血藤等，益肾壮督，养血祛风。顽痹中期，痰瘀阻络，致使关节僵肿变形，朱老常用桃仁、红花、土鳖虫、蜣螂虫、僵蚕、白芥子等，祛痰化瘀，辅以巴戟天、骨碎补、蜂房等，益肾壮督，以助通经散结之力。病至晚期，正虚邪恋，骨弱筋挛，活动严重受限，朱老常用生熟地黄、当归、紫河车、肉苁蓉、鹿角胶、补骨脂等，益肾壮督，荣筋健骨，辅以虫类搜剔、祛风除湿之品，冀顽痹得除，功能恢复。在顽痹演变过程中，风寒湿邪郁久化热，关节热痛者，朱老常用川乌、桂枝、当归等，辛通痹闭，配以生地、知母、地龙、忍冬藤、虎杖等，清化郁热。若进一步发展为瘀热浊毒之证，关节热肿痛剧，兼见环形红斑或皮下结节者，朱老常用寒水石、水牛角、赤芍、丹皮、地龙等，清化瘀热，配以大剂量土茯苓、草薢、生薏苡仁等，降泄浊毒。

朱老辨证用药，切中肯綮。如寒盛者喜用川乌配桂枝，而鲜与麻黄相伍。考乌头辛而大热，除寒开痹，力峻效宏，桂枝辛温，通阳散寒，入营达卫。两者合用，既可散在表之风寒，又可除里伏之痼冷，使气温血暖，卫和营通。麻黄虽可宣痹解凝，但有发越阳气之弊，当为之权衡。对湿盛者，朱老用大剂量薏苡仁以利湿除痹。若大便调则用生薏苡仁，大便溏则用熟薏苡仁，若关节肿甚而便溏，又非大剂量不为功者，则生熟薏苡仁合用，此中亦有分寸。治热盛者，朱老喜用寒水石而鲜用石膏。两药清热泻火、除烦止渴之功相似，然寒水石味咸，入肾走血，不但能解肌肤之热，又可清（血）络中之热，较石膏功效有异。对关节积液不易消除者，朱老除辨证用药外，常加用泽兰、泽泻这一对药。泽兰活血祛瘀见长，泽泻利水渗湿功胜，两药合用，活血利水。盖"瘀血化水，亦发水肿"（《血证论》），用此对药，既使已有之积液得以渗利，又使经脉血畅，积液难以再生，故有卓效。

顽痹，包括现代医学中类风湿关节炎、风湿性关节炎、强直性脊柱炎、增生性关节炎，以及痛风性（尿酸性）关节炎等多种疾病。每个病都有自身的病理特点，即使辨证为同一证型，其临床特征也不尽相同，治疗用药应当有所差异。朱老认为："辨证与辨病密切结合，研究疾病和证候的关系，探索临床诊治的规律，必能相得益彰，从而扩大治痹思路。"如类风湿关节炎属自身免疫性疾病，朱老常用淫羊藿、露蜂房调节机体免疫功能。痛风性关节炎属代谢障碍性疾病（尿酸生成过多，排泄减少），朱老常用大剂量土茯苓、萆薢降低血尿酸指标。增生性关节炎是关节软骨退行性变性，继而引起新骨增生的一种进行性关节病变，朱老常用骨碎补、鹿衔草、威灵仙延缓关节软骨退行性改变，抑制新骨增生。同时，对颈椎增生者加用大剂量葛根（30g），腰椎增生者加用川断，以引诸药直达病所。强直性脊柱炎由于椎突关节狭窄，椎间盘外环纤维化，以及椎体周围韧带钙化，使脊柱强直畸形，朱老常用鹿角、蜂房、蕲蛇，活血通督，软坚散结，除痹起废。这些辨病用药规律是朱老通过多年临床实践不断探索总结出来的宝贵经验。

（三）治疗痹证"药对"经验探析

朱良春先生在长期的临床实践中，独创辨证和辨病相结合的"药对"临床经验，疗效独特，法度严谨而神化无迹。药对有相互制约消其副作用而扬其长者；有两味合用增强其中一味功效者；有"药对"相互作用产生特殊效果者。

他用"药对"的临床经验能有效地指导临证处方用药，甚为珍贵。

1. 巧伍妙用，精细入微，益肾壮督，首重温阳

用药对治疗顽痹首重益肾壮督，而益肾壮督首重温阳，常谓"阳衰一分，则病进一分，阳复一分，则邪却一分"。朱良春先生在以温阳为主时常用的药对是桂枝、附子，川乌、桂枝，附子、北细辛，附子、苍术，附子、薏苡仁。桂枝配附子乃取《伤寒论》"桂枝附子汤"之意，有温经散寒，祛风除湿之功，桂枝散表寒以通阳化湿，附子温经络以逐寒祛湿。乌头配桂枝，取《金匮要略》"乌头桂枝汤"之意，桂枝温里温外，其力虽弱，得乌头则力大，乌头得桂枝，不但温里之功强，且除寒、开痹、散表之功宏。附子配细辛一为温肾助阳，一为温经散寒，且解表宣通力大，乃有扶阳之中促助解表，解表之中顾护阳气之妙。湿盛则阳衰，水盛则火衰，故祛湿温阳并举，乃用附子、苍术为对，附子、薏苡仁配对。朱先生治湿痹常用大剂量薏苡仁，

温阳利湿以除痹。益肾壮督亦重益气填精补髓，故常用鹿角片、肉苁蓉为对，黄芪、当归为对，附子、地黄为对，乃取斑龙丸之意，益肾壮督，温而不烈。鹿角，气血俱充，不仅温阳益气，而且益阴而填精补髓，与苁蓉或地黄配对，则滋培润育之力更大。此外，还常用补骨脂、杜仲为对，淫羊藿、骨碎补为对，鹿衔草、菟丝子为对，川续断、狗脊为对，以填精固肾，秘摄真元。这些药对涩而兼润，补而能固。尤其是补骨脂，气香而腥，补命门，纳肾气，益肾壮督尤有显效。此药温能祛寒，辛能散结，润能起枯，涩能固脱，温通益损之功颇宏。朱良春先生指出，"益肾壮督"有两个涵义，一是补益肝肾精血，二是温化肾督阳气，阴充阳旺，自可驱邪外出，也可御敌不致再侵。

2. 养血祛风，宣痹定痛，分型论治用药对

朱良春先生治痹注重分期论治，初宜峻猛，中则宽猛相济，末宜宽缓取胜。分型论治以益肾壮督贯穿始终，尤其注重治风先理血，每在益肾壮督的同时配合养血祛风，宣痹定痛。药对常用黄芪、当归，丹参、鸡血藤，生白芍、甘草，穿山龙、徐长卿，寻骨风、骨碎补。偏风加独活、海风藤。偏寒加制草乌、川乌，乃因二乌虽皆温散定痛之药，但川乌力缓而效持久，草乌效速而不耐久，两者并用则速效而持久。偏湿者选加羌活、独活为对，或乌梢蛇、蚕砂为对，或威灵仙、生白术为对，意在风能胜湿，亦即祛风健脾除湿。朱先生常大剂量使用黄芪、当归，从化源资生处着力。盖人之阳气，资始在肾，资生在脾，且顽痹者多久服风药，当有疏风勿燥血之意，且临床使用大剂量

益阴和阳药，速收养营镇痛之殊功者屡见不鲜。宣痹定痛，首选徐长卿、穿山龙，考两药皆性温，均有散寒止痛，祛湿利水，化痰消肿，活血解毒等多种功能，均具强胃消食作用，且可气、可血、可上、可下，临床配伍可寒、可热、可内、可外、可祛邪、可扶正，故有强壮作用。

3. 清热化痰，通络祛瘀，虫蚁搜剔用药对

朱良春先生治热痹（关节红肿热痛，伴见发热），除曾用生石膏、知母，木瓜、防己为对外，尤喜用寒水石、知母配对。他指出，寒水石、生石膏两药清热泻火，除烦止渴之功相似，然寒水石其味咸，入肾走血，不但解肌肤之热，又可清络中之热，肌肤血络内外皆清，较石膏功效更胜一筹。更有新意的是拟用葎草、虎杖为对，忍冬藤、蒲公英为对，在热痹治疗中宣通痹着，速降血沉、抗链"O"奏效殊捷。

朱先生治热痹还喜热药反佐，其自拟"乌桂知母汤"即以制川乌、川桂枝为对，反佐知母、寒水石，长期实践证明，颇能提高疗效，久用无弊。僵蚕、地龙为对，取一升一降，升降协和，舒展经络，以助通络止痛之功。治热痛常规用药收效不著时加羚羊角粉（每日0.6g）或代用水牛角，甚至用西黄丸，此均为药对使用经验的积累和升华。

顽痹偏瘀者（即久痛，缠绵不愈，功能障碍）常用桃仁、红花为对，南星、半夏为对，全蝎、蜈蚣为对，或䗪虫、蜣螂为对，白芥子、南星为对，以化瘀通络，祛瘀定痛，搜剔经隧骨骱中之痰瘀胶结，南星专走经络，善止骨痛，对各种关节久痛均有佳效。

　　顽痹包括类风湿关节炎、风湿性关节炎、强直性脊柱炎、痛风、骨质增生及坐骨神经痛等顽疾。痹证有三大主症，除疼痛外还有肿胀和僵直拘挛。肿胀是湿、痰、瘀交阻不消，化瘀祛湿并用能提高疗效。肿胀早期除常用苍术、黄柏药对外，尤喜用防己、土茯苓为对。对肿、胀、痛因关节积液久不除者，每用泽兰、泽泻为对，一以活血祛瘀见长，一以利水渗湿功胜，活血利水，相得相助，屡收佳效。肿胀中后期除上述之南星、白芥子配对和虫类药对之外，常选用刘寄奴、苏木为对以助肿胀速消。僵直拘挛乃痹证晚期之见症，不仅痛胀加剧，而且功能严重障碍，患者生活不能自理。朱老在细辨阴阳、气血、虚实、寒热之偏颇后，常用山羊角、露蜂房为对，蜣螂虫、水蛭为对，以清热止痛，缓解僵直拘挛。肢节拘挛较甚者选蕲蛇、穿山甲为对，疗效确切。此外，他还喜用青风藤、海风藤为对，将其和鸡血藤、忍冬藤药对同用，以助养血通络，舒挛缓痛。对伴见肌肉萎缩者，均重用生黄芪、生白术为对，熟地黄、露蜂房为对，并用蕲蛇粉（每日 6g，分两次吞服），收效屡佳。

　　当然，以上药对均应辨证配用上述之益肾壮督养血之培本药对，始可标本同治。长期使用激素且用量较大的患者，常呈阴虚火旺征象，如面部烘热，烦躁易怒，夜寐不安，易汗出，口干舌绛红等，常重用生地黄、知母药对和玄参、甘草药对相助而收佳效。激素减量后，出现精神不振，纳呆，呕恶或怯冷，便溏，阳痿，溲频等脾肾阳虚之症状时，常用熟地黄、附子为对，合用淫羊藿、仙茅，并选补骨脂、露蜂房为对，以提高免疫功能，减少对激素的依赖性，使长服激素患者得以逐步撤除药物。

朱老治疗急性类风湿关节炎高热稽留，心烦不眠，用大剂清营汤，拟生地（90g）、水牛角（60g）为对，加虎杖、桑枝为对，以清营解毒，泄热养阴通络，每收速效。更难能可贵的是，朱老结合现代药理学选用药对，亦效如桴鼓。如个别患者服以虫类药为主的益肾蠲痹丸后，有皮肤痒或皮疹出现，按动物异体蛋白质过敏论治，选用徐长卿、地肤子为对，投剂即愈。受华东医学院采用硒酵母胶囊治老年病，发现其对类风湿患者有显效报道的启发，朱老选用含硒较丰富的黄芪（大剂量）和当归为对，加于辨证方中，颇能提高疗效。

治痛风，朱老把西医学之痛风，即嘌呤代谢紊乱引起的高尿酸血症所导致的痛风性关节炎及其继发症状等，命名为"浊瘀痹"。痛风初中期按湿浊瘀滞内阻论治，治以泄化瘀浊，蠲痹通络。常用大剂土茯苓、萆薢为对，葎草、虎杖为对，泽兰、泽泻为对，薏苡仁、玉米须为对，以泄化浊瘀；选秦艽、威灵仙为对，桃仁、赤芍为对，地龙、僵蚕为对，露蜂房、䗪虫为对，以蠲痹通络；又拟徐长卿、片姜黄为对，宣痹定痛，屡收速效。痛风中晚期症见漫肿较甚者，拟加白芥子、胆南星为对，以化痰消肿，缓痛。痛甚者拟延胡索、五灵脂为对，合蝎、蜈开瘀定痛。关节僵肿，结节坚硬者，用炮山甲、蜣螂虫为对破结开瘀，既可软坚消肿，亦利于降低血尿酸指标。痛风后期，损及脾肾，症见腰痛、血尿时，拟用金钱草、海金沙为对，小蓟、白茅根为对，以通淋化石、止血，屡收佳效。

顽痹虽有风寒湿痹型，郁久化热型，痰瘀阻络型，瘀热浊毒型，肾督亏虚型之分，但治疗要有灵活性，要因人因证，或一法独用，或两法兼施，才能得到理想的治疗效果。因此，药对的运用既要分型据证选用，更要灵活多变，随症加减。临证处方，用药均在 10 味左右（益肾蠲痹丸除外），更不因病重而药杂，病愈重而药愈精，也不因病情复杂而面面俱到，病愈杂而主治愈明确。

4.辨病论治用药对

朱良春先生指出，在痹证这个比较笼统的概念下，辨证论治也存在一些不足之处，即对疾病产生的具体机制和诊断缺乏客观指标和依据，用药也缺乏很强的针对性。因此，辨证与辨病相结合，研究疾病的证候关系，探索临床诊治的规律，才能相得益彰，从而扩大思路，触类旁通，引申发展。在辨病角度上加用一些针对性的药对，如类风湿关节炎属自身免疫性疾病，拟加淫羊藿、露蜂房等药对调节机体免疫功能，用补肾温阳药对调节机体的调节机制，增强抗病能力，颇能提高疗效。又如，纠正血沉、抗链"O"、黏蛋白这三项指标，若为寒湿型加川乌、桂枝为对，湿热型加寒水石、虎杖为对，忍冬藤、蒲公英为对，屡收速效。治痛风尿酸性关节炎（属代谢障碍性关节病），从辨病角度加用土茯苓、粉草薢为对，对降低血尿酸有特效。治增生性关节炎，关节软骨退行性病变，抑制骨质增生，延缓关节软骨退行性改变，加用骨碎补、鹿衔草药对有显效，又拟附子、白芍为对，现代药理研究表明，其能迅速消除退行性、炎症性病变。治疗强直性脊柱炎，亦每以辨病的角度使用鹿角片、杜仲为温通督脉的主药，收到较好疗效。此外，治颈椎病加用南星、半夏为对，葛根、片姜黄为对，全蝎、蜈蚣为对，均为辨病使用药对的经验。治肩周炎，宣痹定痛用川乌、延胡索为对，蜈蚣、全蝎为对，徐长卿、片姜黄为对，亦为辨病为用的药对。

综上所述，辨证和辨病相结合使用药对经验是朱先生的临床经验精华，有些已被现代科学实验所证实。如益肾蠲痹丸就是药对经验的升华成果，除治疗顽痹广为应用外，在治疗内外科的多种疑难杂病中亦有颇多应用。

第四章　治法传薪

一、通利疗法在温热病中的应用

温热病是多种热性病的总称，许多急性传染性热性病都概括在内，也包括了具有卫、气、营、血证，而又不属于急性传染病的感染性疾病，如脓毒症等。早在《内经》中，对热性病的治疗总则即已提得很明白。迨至汉代张仲景，对传染性热性病，不仅用六经来归纳分析证候，辨识其性质与转归，而且具体提出汗、清、吐、下四种排泄毒素的疗法，从理论和实践上发展了热病治则，对后世的启迪很大。金元四大家中，刘河间对温热病初起打破了"先表后里"的治疗常规，主张采用辛凉法以表里双解，这是温病学发展过程中的一个重大转折点。张子和继承了张仲景的大法，特别强调下法的作用，亦有新的发展。张子和认为，下药用之得当，可以起到补药的作用，"大积大聚，大病大秘，大涸大坚，下药乃补药也"。明代吴又可认为，温病与温疫相同，是感受天地之疠气，邪自口鼻而入。他在《温疫论》中提出了一整套治疗温疫的理、法、方、药，指出"温疫以祛邪为急,逐邪不拘结粪"。戴北山说:"时疫不论表邪罢与不罢,但见里证即下。"所谓"温病下不嫌早"之说,即由此而来,对后世医家治疗温疫具有重要的指导意义。

温热病之应用下法,主要目的是逐邪热,下燥屎、除积滞还在其次。吴又可又说:"应下之证,见下无结粪,以为下之早,或以为不应下而误投下药,殊不知承气本为逐邪,而非为结粪设也。如必俟其粪结,血液为热所搏,变证迭起,是犹养虎遗患,医之过也。况多有结粪设也,但蒸作极臭如败酱,或如藕泥,临死不结者,但得秽恶一去,邪毒从此而消,证脉从此而退,岂徒孜孜粪结而后行哉?要知因邪热致燥结,非燥结而致邪热也。总之,邪为本,热为标,结粪为标中之标。能早去其邪,何患燥结乎?"此阐述了温热病用下法的重要性和必要性。但是,也不能妄用、滥用下法,不仅要下得其时,还要下得其法,根据缓急、虚实斟酌适度,才能发挥下法特有的作用。

朱师通过临床实践,并结合前人经验,使用通利疗法(下法)治疗急性传染性热性病取得良效。朱师认为,吴又可所说的"大凡客邪贵乎早逐,乘人气血未乱,凡肉未消,津液未耗,病人不致危殆,投剂不致掣肘,愈后亦易平复,欲为万全之策者,不过知邪之所在,早拔病根为要,但要量人虚实,度邪轻重,察病情缓急,揣邪气多寡,然后药不空投,投药无太过不及之弊,勿拘于下不嫌迟之说",确是可贵的经验之谈。因为温邪在气分不从外解,必致里结阳明,邪热蕴结,最易化燥伤阴,所以及早应用下法,最为合拍。通下岂止夺实，更重在存阴保津。柳宝诒对此作了中肯的评述，他说："胃为五脏六腑之海，位居中土，最善容纳，邪热入胃，则不复他传，故温热病热结胃腑，得攻下而解者，十居六七。"这充分说明通利疗法在温热病治疗上占有重要的位置。

通利疗法能迅速排泄邪热毒素，促使机体早日康复，可缩短疗程，提高疗效。这是清热祛邪的一个重要途径，无论邪之在气、在营，或表里之间，只要体气壮实，或无脾虚溏泄之象，或有可下之症，或热极生风，躁狂痉厥者，均可通下逐秽，泄热解毒，选用承气、升降散之类，或于辨证论治方中加用硝黄，这就不是扬汤止沸，而是釜底抽薪。这样既能泄无形之邪热，又能除有形之秽滞，一举数得，诚治本之道。但纯属卫分表证，恶寒较著而热势不甚，或年老体弱者、孕妇及经期妇女，则宜慎用。兹举数例，藉为印证。

1. 乙脑

乙脑与暑温、暑痉、暑厥类似，起病急骤，传变迅速，卫分症状殊难觉察，就诊时多呈气营相兼，或气血两燔之候。只要没有明显的表证，而温邪已渐入里，出现高热神昏、躁狂风动，或有腹满便结者，均宜通利，"急下存阴"，使邪有出路，秽滞既去，邪热可以迅速挫降，这是直接关系到预后好坏的关键问题。原上海市传染病院中医科报道治疗 70 例乙脑，44 例用过下法，未见不良后果，认为不仅预后较佳，后遗症亦少。湖北中医药大学附属医院也认为，使用下法的目的在于驱逐热邪，保存阴液，故并非必

用于便秘者，但有热极似火，或热盛动风证候，即可应用
下法。下后往往体温渐退，抽搐减轻，神志转清。这进一
步明确了通利疗法的使用范围，颇堪参证。朱师在治疗乙
脑过程中，也屡以通利疗法而获效。这种防微杜渐，先发
制病的治法，可以缩短疗程，防止脑水肿、脑疝的形成。

　　温病治疗学的治未病思想，除了防患于未然外，尤重
视已病防变，即掌握疾病的传变规律，采取积极措施，以
防止其发展和深入。例如，脑水肿未形成前，早期即可见
到球结膜轻度水肿，舌有时胀大，立即服用降利汤，就可
防止其出现。这种已病防变并预为之图的观点与做法，是
富有积极性，且有指导意义的。姜春华教授提出"截断、
扭转"的论点，已故名医严苍山认为，"善治温病者，必须
见微防渐，护于未然"，从而提出治温三护法（护脑、护
津、护肠），并主张"在卫兼清气，在气须顾凉血，以杜传
变为上工"。这是他们治疗温病的高见。这种截断、扭转和
防护于未然的观点，无疑是颇有积极意义的。张仲景从六
经辨治，叶天士从卫气营血辨治，吴鞠通从三焦辨治，其
目的都是为了使病变得到截断或扭转。证之于临床实践，
大部分温病是可以杜绝其传变，终止发展而转向痊愈的。

　　2. 正、副伤寒

　　正、副伤寒隶属于湿温范畴，由于吴鞠通有"湿温，
下之则洞泄"之说，后亦有人认为用下剂有促使肠出血之
弊，因此，伤寒能否运用下法，引起了争议。通过复习文
献和临床实践，朱师完全同意"正、副伤寒不仅能下，而
且应以下法为主"的见解。《温疫论》曰："凡表里分传之

证，务宜承气，先通其里，里气通，不待发散，多有自能汗解者。"叶天士曰："三焦不得从外解，必致成里结，里结于何？在阳明胃与肠也，亦须用下法。"《温证指归》曰："温邪如火，人身如釜，津液如油，煎熬脏腑，势不焦枯不已，若不急抽其薪，徒事扬汤止沸，实与养痈无异。"吴又可还明确指出，"得大黄促之而下，实为开门祛邪之法"，"承气本为逐邪而设"。事实证明，伤寒的发病，虽然主要是感受温邪而起，但大多夹食、夹湿，所以在伤寒早期，及时予以疏通积滞，清泄解毒，温邪就不致内传阳明，蕴蒸化火，下逼肠络，就可能防止或减少肠出血，缩短疗程。因此，下法是直达邪热巢穴，追逐邪热外泄的积极疗法，而且要"急早凉下"，不要等待舌苔转黄，才敢议下。"若泥伤寒之说，必俟邪入腑、苔转黄者方可攻下，恐病温者，肠胃腐烂，早赴九泉矣"（《温证指归》）。这说得如何恳切明确。当然，伤寒之用下法，要"轻法频下"（章虚谷语），不可过于猛峻，汤剂用大黄一般在 6～15g，芒硝在 6～12g，用凉膈散在 30～45g。一般连用 3 天，以后视体质强弱，邪热盛衰，连日或间日应用下法。

朱师以杨栗山《寒温条辨》之"升降散"（生大黄、僵蚕、蝉衣、姜黄）为主而制订的表里和解丹和葛苦三黄丹治疗伤寒、流感等温热病，收效较著，疗程多在 3～10 天，剂量小，服用便，无任何副作用。

表里和解丹：适用于流感、伤寒等温热病初起而见有表里证者，或病起已三五日，尚有表证存在者，服后常一泻而脉静身凉，续服 2～4 次可愈。其功能宣表泄热，清肠解毒，达到表里双解，缩短疗程的目的，不论成人、小儿，除正气亏虚，或脾虚便溏，或发热极轻，恶寒较甚者外，均可服之。处方：生大黄135g，炙僵蚕45g，蝉衣、甘草各30g，皂角、广姜黄、乌梅炭各15g，滑石180g。上药研极细末，以鲜藿香汁、鲜薄荷汁各30g，鲜萝卜汁240g，泛丸如绿豆大。成人每服4～6g，妇女或体弱者酌减，小儿10岁左右服2.0～2.3g，6～8岁者服1.2～1.5g，2～5岁者服0.5～0.75g，每日1次，未更衣者可续服1次，连服1～3日，热退即勿再服。

　　葛苦三黄丹：湿温等温热病，服上方3日，热势未挫者，可续服本丸。这是通利泄邪与清热解毒、燥湿化浊并用之剂，一般连服5～10日多能奏效。处方：飞滑石600g，生大黄90g，蝉衣15g，以上3味研末。另用苦参150g，葛根、黄芩各90g，天花粉、茵陈、青蒿各60g，黄连、甘草、白蔻仁各30g，蝉衣、姜黄、川郁金、苍术各15g，煎取浓汁。再以鲜荷叶、鲜藿香各150g，鲜苏叶180g，鲜茅根240g，生萝卜子60g，此5味研磨，加上述药汤绞汁2次，并加鲜萝卜汁90g，将药汤汁拌入3味药末泛丸，湿重6g（无鲜药时用干药半量，研细，将药汤放凉，泡透榨汁，榨后须加凉开水再榨一次，以免药汤损失）。每服2粒，每日1次，体弱者或儿童酌减，虽有溏泄，尽可服之。服后一般每日微泻一两次，热势逐步递减而愈，即予葛苦三黄丹，每日2粒，开水化服。

　　3. 肺炎

　　肺炎之运用下法，主要是在辨证论治的方药中加用大黄，古人有"病在脏，治其腑"之说，肠腑疏通，上焦壅遏之邪热、痰浊自有出路，且大黄本身有良好的抗菌作用。

南京中医药大学第一附属医院与江苏省中医研究所对麻疹肺炎患儿进行了用大剂量清热解毒药和重用大黄的疗效比较，共 125 例，发现重用大黄组的疗效较好，其大黄用量突破常规，并未发现任何副作用，这个经验，值得学习。

大黄具有清热化湿及泄血分实热功用。现代药理学实验研究证明，大黄不但用以缓下、健胃、利胆，而且具有较强的抗菌作用，如对甲乙型链球菌、肺炎球菌、金黄色葡萄球菌，以及伤寒、副伤寒、痢疾、白喉、炭疽杆菌等有较强的抑制作用，对流感病毒亦有抑制作用。故以大黄治疗麻疹肺炎是值得重视和研究的。其对病毒性肺炎亦有一定的疗效。这都充分证明了通利疗法的卓越效能。通过实践体会到，大黄的清热泻火、解毒抗菌作用，殊为显著，只要用之得当，没有任何副作用。如此大剂量的使用，是突破老框框的创新，值得学习。

4. 菌痢

中医之"赤白痢"类似于"急性菌痢""疫痢""疫毒痢"，似属"暴发型痢疾"。本病致病因素，一为外感暑湿疫毒之气，蓄积肠胃；一为饮食不洁，或过食生冷停积于中官，使脾胃运化之功能受阻，大肠传导失常，气血凝滞，湿热郁蒸，损伤肠道血络，而痢下脓血。凡痢疾初起，因素有积滞，里热较甚，前人早有"痢无止法""痢疾当头泻"之说，通利疗法对痢疾初起最为适用，可缩短疗程，提高疗效。

临床中常以生、熟大黄为主药的痢泻散治疗痢疾及泄泻，服用方便，价格低廉，奏效显著，可以推广应用。

痢泻散（《镜花缘》验方）：生大黄、熟大黄各30g，苍术90g（米泔水浸），杏仁（去皮尖与油）、羌活（炒）各60g，川乌（去皮，面包煨透）、甘草（炒）各45g。上药共研极细末，瓶贮备用。成人，赤白痢疾每服3～4g，但赤痢宜用灯心草1尺煎汤调服，白痢宜用生姜3片煎汤调服，赤白兼见者，并用灯心草、生姜煎汤调服，泄泻每服2g，以米汤调服。小儿剂量减半，4岁以下者用1/4量，幼儿再减，每日2次。

本方有泄热通滞、健脾燥湿、温里散寒、止泻安中之功，对菌痢及急、慢性泄泻，均有显效。痢疾与泄泻，新起多属热、属实，久病则为寒、为虚。热实者宜清泄导滞，虚寒者则应温中培调。本方主要用于热实型泻痢，但虚寒型而体质不太虚弱者，亦可应用。大黄生用苦寒，专于下行，能入血分，泄热通肠，荡涤积垢，熟则性缓，能导湿热从前阴而出，并有收敛止涩的功用。川乌辛温，温养脏腑，破除积滞，散寒止痛，与大黄配合，一温一寒，相须相使，不但可治热实之证，并可用于寒实之证，是本方中的主药。此外，杏仁降气润燥，有利消积。羌活搜风祛湿解表，协同川乌，增强止痛作用。至于甘草，则功在协调诸药，解毒缓急。所以各型痢、泻均可使用。唯疫毒痢必须配合清肠解毒之品，或中西医结合始妥，久痢稀淡血水者忌用。

以上略举 4 个温热病应用通利疗法治疗的例子，以此说明通利疗法在温热病的治疗中占有重要的位置，具有卓越的作用。当然，通利疗法也不是万灵丹，还要掌握辨证论治的原则，不能认为通利疗法就是万能疗法，而否定其他治疗方法。

朱师认为，温热病若是急性热性传染病，其来势既猛，传变也速，必须根据疾病的发展规律，有预见性地防微杜渐。应采取果断的、有力的、相应的措施，先发制病，不可因循等待，只要不是表寒、表虚之证，或年老体衰之躯，均可早用通利疗法。这是清热祛邪的一个重要途径，是保存阴津、防止恶化的具体措施，从而达到缩短疗程、提高疗效的目的，发挥中医中药治疗急性热性病应有的作用。

二、培补肾阳法在疑难杂症治疗中的应用

中医所称的慢性久病是指多种病程较长、体气偏虚的疾患。朱老认为，这类疾病在辨证论治上虽涉及的脏腑较多，但在久治不愈、缠绵难复的情况下，患者多出现肾阳虚衰的征象，经采用培补肾阳法后，往往取得较为显著的效果，通过长期临床观察，进一步证实了此法在慢性久病、疑难杂症的治疗中有着广泛的应用价值。

1. "肾中真阳"是人体生命活动的原动力

"肾中真阳"就是先天真火，亦即命门之火，它是人身生化之源，是人体生命活动的基本动力。根据"阳生阴长"的规律，命门真火的盛衰对机体发病、疗愈及生殖、发育、成长、老衰等，都有重要的作用。

因此，命门学说在中医理论体系中成为一个重要的组成部分。命门之名，始见于《内经》："命门者，目也。"其与后世所说之命门，不是同一个概念。命门学说始于《难经》，而完善于明代。《难经·三十六难》谓："命门者，谓精水之所舍，元气之所系也；男子以藏精，女子以系胞。"其基本上指出命门的作用及其重要性。迨至明代，名医辈出，对命门学说大加阐发。如赵养葵认为命门是"人身真宰"，张景岳以斯"为元阳、元阴所自出"，孙一奎认为其为"造化之枢纽"，都以命门作为十二经之经主，其作用是十分重要的。清代陈士铎《石室秘录》更具体指出："命门者，先天之火也。心得命门而神有主，始可应物；肝得命门而谋虑；胆得命门而决断；胃得命门而能受纳；脾得命门而能转输；肺得命门而治节；大肠得命门而传导；小肠得命门而布化；肾得命门而作强；三焦得命门而决渎；膀胱得命门而收藏。无不借命门之火以温养之。"由此可以看出，命门的真阳是人体一切机能活动的动力，五脏六腑的功能得以正常运转，都有赖于命门真阳的温养煦绲。倘若命门火衰，真阳不振，不仅将出现一系列阳虚征象，而且还会影响整体病变。因此，"肾中真阳"是人身生化之源，机体生命的根本动力，对生命和健康的维护是非常重要的。现代研究初步表明，它与现代医学的肾上腺、性腺、肾脏和其他一些分泌器官的功能有关。对于肾阳虚的患者，用培补肾阳的药物，不仅有调整肾上腺皮质代谢的作用，同时也有调整能量代谢的作用，从而说明它是有一定的物质基础的，不是抽象的假设，中西医学理论是有其内在联系的。特别是近几年来用分子生物学来研究中医的阴阳，对它又有了进一步的阐明。通过大量实验证明，阳虚者 cGMP 多显著升高，而阴虚者则 cAMP 普遍升高，从而使肾阴虚、肾阳虚有了客观指标。

但同时应该强调，人之所以生，生命之所以能持续，健康之所以得维护，实源于水火之相济，阴阳之合和。倘若真阳没有真阴，就失去了物质基础，真阴没有真阳，就消亡了一切动力。所谓"孤阴不生，独阳不长"，"阴阳互根"乃是生命发展变化的客观规律。脏腑百骸的生化之源，正是由于肾脏中真阴（水）、真阳（火）的矛盾运动而产生的。这两种力量，相互制约、相互依存，既对立又统一，保持着相对的平衡状态，健康才能维护。倘若某一方面出现了偏盛、偏衰的现象，疾病就会立即发生，甚至某一方面遭到完全破坏，生命也就随之终结。

因此，在重视"肾中真阳"的同时，也不能忽视"肾生真阴"的另一方面，这是辩证统一的，也符合辨证论治、整体观念的原则精神。

2. "培补肾阳"在慢性疑难杂症治疗上的作用

肾为先天之本，受五脏六腑之精而藏之，所以它是调节各个脏器功能的中心，平衡维系机体矛盾统一的主宰。肾中真阳更是生命活动的生化之源，它能温养脏腑，煦绚百骸，肾阳振，肾气足，则精力充沛，百病不生。倘肾阳衰，肾气虚，就必然神气衰惫，倦怠无力，百病丛生。同时，慢性久病，体气亏虚，传变及肾，也必然耗损肾之阴阳，所谓"穷必及肾""久必及肾"。因此，许多慢性久病在治疗上，都与肾阴阳的亏损有关，而培补肾之阴阳，往往能起到比较显著的作用，这是事实。但后人片面地理解了朱丹溪"阳常有余，阴常不足"的学说，以致顾阴者多，补阳者少。其实，丹溪所说的"阳常有余"，是妄动之相火，实际上是病理的火，即邪火，并不是指人体的阳气。张景岳在《景岳全书·传忠录·阳不足再辨》已言之甚明。他还更进一步强调说："夫胃为五脏六腑之海，而关则在肾，关之为义，操北门锁钥之柄，凡一身元气消长约束攸赖。"故许知可云："补脾不如补肾，谓救本之义莫先乎此也，诚万古不易之良法。"

综上所述，结合临床体会，在许多慢性久病的处理上，如果"从肾论治"，特别是肾阳不振时，使用"培补肾阳"这一法则，往往可以收到满意的效果。在临床上有不少劳倦内伤之证者，从辨证上来说有阴虚的一面，如专事滋阴补肾，则恢复甚慢，倘以培补肾阳为主，佐以滋肾，则阳生阴长，奏效殊速。所以"培补肾阳"法在某些疾病的治疗上，有比较显著的作用。

3. "肾阳不振"的辨证论治

肾中真阳，命门之火，是机体一切功能活动的动力。火能生土，脾土赖火以温煦而运化转输，命门火衰，则食后腹胀，甚则大便溏泄，完谷不化，肾主纳气，肾阳虚则不能纳气归原，而发为喘逆气促。肾主水，肾阳虚则水气泛滥而为肿为胀，水湿上泛、水气凌心则心悸怔忡，水气凌肺则喘咳。肾司二便，肾阳虚则小便频数、清长、遗溺、失禁，大便溏泄。肾阳虚，肾气失于固摄，而为滑精、早泄，甚则精清、阳痿，或为带下绵注，或为经行量多，淋漓不净，或为滑胎不孕。肾主骨，腰为肾之府，肾阳衰惫，精气不充，故腰背酸冷而痛，两腿痿软无力。肾者作强之官，伎巧出焉，肾阳虚，则思考力、活动力即显著减退，稍劳即疲不能兴，同时性欲减退，性情淡漠。命火衰微，则真阳不能温煦周身，则怯寒、肢冷，其畏冷倍于常人，冬季尤感不支。肾主骨，骨生髓，脑为髓海，肾阳虚，脑海亏损，则头眩欲仆，耳鸣耳聋。命火衰微，脏寒之极，则发展为寒证，进一步则转为厥逆。

从以上所述，可以清楚地看到，肾阳不振，命火式微，表现的症状是多种多样的，当然是以"肾阳不振"的本脏病变为主，但也可以有脾肾阳虚或肺肾阳虚的证型出现。此外，由于肾是水火之脏，既抱肾阳，又涵真阴，而阴阳互根，阳损往往及阴，所以肾阳虚的患者不少是兼见肾阴虚及肝肾俱虚的综合征象的。因此，在"肾阳不振"辨证的同时，也相应地要照顾到肝肾阴亏的方向。

在具体辨证上，朱老认为，脉象、舌苔、冷热感和精神情绪等几点最是辨证上的关键。关于论治问题，由于人是一个矛盾统一的有机整体，各个器官、各个组织之间相互制约、相互联系而构成一个整体，特别是由于"阴阳互根"，阳损可以及阴，阴损亦可及阳的相互关系，所以在治疗上必须强调兼顾阴阳，水火并济，始可收到事半功倍之效。张景岳说："善补阳者，必于阴中求阳，则阳得阴助，而生化无穷；善补阴者，必于阳中求阴，则阴得阳升，而泉源不竭。"朱老说，"善治精者，能使精中生气；善治气者，能使气中生精"，讲得十分精辟。朱老甚赞左归、右归二方之设，正如王旭高评注此二方时所说，"左归是育阴以涵阳，不是壮水以制火；右归是扶阳以配阴，不是益火以消水。与古方知柏八味、附桂八味，盖有间矣。虽壮水益火所用相同，而绾照阴阳，尤为熨帖"（《王旭高医书六种》）。因此，朱老拟订一张基本处方，定名为培补肾阳汤。药用：淫羊藿15g，仙茅10g，怀山药15g，枸杞子10g，紫河车6g，甘草5g。

随症加味：

（1）肾阴不足较严重者，加生熟地黄各15g，女贞子10g，川百合12g。

（2）肝肾阴虚者，加生白芍、生熟地黄各12g，女贞子、潼沙苑各10g。

（3）脾肾阳虚而大便溏泄或久利不止者，加破故纸、益智仁、鹿角霜、炒白术各10g。

（4）肝脾肾俱虚而见慢性泄泻者，加炒白术15g，乌梅炭3g。

（5）肾阴阳俱虚而带下绵注或经行量多者，加乌贼骨15g，茜草炭8g，炙龟甲24g。

（6）腰痛剧者，加炙蜂房、炙土鳖虫、炙乌梢蛇各10g。

（7）浮肿者，加熟附片、炒白术、茯苓各10g。

（8）哮喘者，加核桃肉4枚，补骨脂10g，黄荆子15g，五味子5g，严重者加人参3g，蛤蚧15g，两味共研，分两次冲服。

（9）遗精或小便频数者，加山萸肉、菟丝子各10g。

（10）阳痿早泄者，加巴戟天、露蜂房、淡苁蓉各10g。

（11）心脾两虚，心悸怔忡，失眠者，加潞党参、炒白术各10g，炒枣仁20g，龙眼肉、当归身各10g。

（12）虚阳上扰，血压升高者，加生牡蛎30g，紫贝齿15g，龟甲20g。

（13）更年期综合征者，加知母、黄柏、当归、巴戟天各10g。

以上是辨证用药的一般常法，在具体处理时，仍应细加审察，辨证定方，始能收到预期的效果。

淫羊藿：味辛，性温，入肝、肾及命门，含淫羊藿苷，尚有挥发油、甾醇等。《本经》言其"主阴痿绝伤，茎中痛，利小便，益气力，强志"，说明它补肾壮阳、祛风除湿之功甚著。近来证实它有改善肾功能，促进肾上腺皮质激素的分泌和促性腺功能作用，可增加精液的生成和分泌，能强壮性机能，还能增加胸腺依赖细胞（T细胞）的数值，能使抗体形成提前，可以纠正因虚证所造成的免疫功能缺陷。它对脊髓灰质炎病毒及肠道病毒，尚有抑制作用，对白色葡萄球菌、金黄色葡萄球菌亦有显著抑制作用，还有镇咳、祛痰、平喘和降压的作用。

仙茅：味辛性温，有小毒，入肝、肾及命门，含鞣质、脂肪及树脂、淀粉等。其"主风，补暖腰脚，清安五脏，强壮筋骨，消食"。本品温肾阳、壮筋骨之效甚佳，善治阳痿精冷，小便失禁，崩漏，心腹冷痛，腰脚冷痹，并能开胃消食。

通过临床实践观察，淫羊藿、仙茅并无任何副作用，凡属肾阳不振者，服后精神振爽，食欲增加，与附子、肉桂等温热药易引起燥亢现象截然不同。有人认为，仙茅辛温有毒，久服殊非所宜。事实上，仙茅虽温，而无发扬之气，长于闭精，而短于动火，用中小量对机体毫无影响，一般用 20g 以内，从未见任何毒性反应。

山药：甘平，入肺、脾、肾三经，含皂苷、黏液质、淀粉、糖蛋白、自由氨基酸、多酚氧化酶、维生素 C 等。《本草纲目》称其"益肾气，健脾胃，止泻痢，化痰涎，润皮毛"。所以，山药补肺、健脾、固肾、益精之功是很全面的，为理虚要药，治慢性杂病历代医家多用之。诚如王履濂所说："山药虽入手太阴，然肺为肾之上源，源既能滋，流岂无益。"

枸杞子：甘平，入肝、肾二经，兼入肺经。其含胡萝卜素、硫胺素、核黄素、烟酸、抗坏血酸、β-谷甾醇、亚油酸等。有抑制脂肪在肝细胞内沉积，促进肝细胞新生的作用。《本草经疏》云："枸杞子润而滋补，兼能退热，而专于补肾、润肺、生津、益气，为肝肾真阴不足，劳乏内热的补益之要药。"所以肺、脾、肾阴虚者均适用之。

山药、枸杞子二者同用，有育阴以涵阳之妙，故无须虑二仙温壮助阳之力峻。原首都医院内科气管炎组对老慢支肾虚型患者用补肾药（枸杞子、淫羊藿、知母各 9g，为一日量，制成片剂服用），观察疗效，测定患者血浆内 cAMP 含量变化，根据统计，服药后患者血浆内 cAMP 含量均有增长趋势，咳喘症状缓解。上海中医药大学赵伟康报道，用温补肾阳药（仙茅、淫羊藿、肉苁蓉）治疗甲状腺机能减退的动物，能提高甲减大鼠降低的肝组织耗氧量，使之恢复到正常水平。这一作用与其增强交感肾上腺髓质活动，提高体内 CA 及 cAMP 的水平有关，而非通过提高垂体–肾上腺皮质活动来补偿甲状腺激素的不足。温肾药加强 CA 对能量代谢的促进作用，可能是临床上改善甲减患者畏寒肢冷等阳虚症状及提高基础代谢率的主要原因之一。上述这些对培补肾阳汤组合的科学性和药理机制是一个旁证，有一定参考价值。

紫河车：甘咸温，入心、脾、肾三经，其成分较复杂。它含有干扰素，可抑制多种病毒对人体细胞的作用，还含有多种有应用价值的酶。所以《本草经疏》称其"乃补阴阳两虚之药，有返本还原之功"。其性虽温而不燥，对虚损羸瘦，劳热骨蒸，咯血盗汗，遗精，阳痿，妇女血气不足等，均有显效。

甘草：不仅有补益调味之功，且善解毒。

综观全方，以温肾壮阳，培补命门为主，助以滋养真阴之品，使阳强阴充，合和缩照，则诸虚百损，自可康复。

4.体会

命门学说是中医学理论体系中的一个重要组成部分，而培补肾阳在许多慢性久病的治疗上，是具有一定意义和作用的。经对多年来诊治的肾阳不振患者的临床观察，发现不少慢性疾病，在病情发展到某个阶段的时候，往往出现肾阳不振的证候，经辨证采用培补肾阳汤随症加味治疗，取得了比较满意的效果。

　　应当指出，阴阳互根、水火并济的相互关系是非常密切的，因为阴阳的偏盛偏衰在疾病的发展变化过程中是会相互转化的，阳损固能及阴，而阴损也可及阳。是以在临证之际，必须详审辨证，药随证变，才能收到预期的疗效。

第五章　验案精选

一、外感热病

案1：陈某，男，8岁

患乙脑入院已旬日，高热昏迷，项强惊厥，谵妄搐搦，近4日来加剧，腑垢1周未行，腹硬满，蒸蒸但头汗出，苔微黄而厚腻，脉沉实而数。暑邪夹湿与食滞互结，蕴蒸阳明胃腑，熏灼心包而神昏窍闭。亟当通泄邪热积滞，佐以化湿辟秽，平肝息风，以冀腑通滞泄，热挫窍开。

处方：生大黄9g（后下），芒硝6g（另冲），炙全蝎1.5g（研吞），钩藤（后下）、青蒿各15g，葛根、僵蚕、佩兰、石菖蒲各9g，甘草3g。2剂，每日1剂，分4次鼻饲或口服。

翌晨腑通，排臭秽焦黄宿垢4次，神志渐清，诸症悉减。原方减硝、黄续进，以靖余氛。3日后病情稳定，自动出院。

按：此为外地会诊病例。原已服大剂白虎汤及注射抗惊厥、解热等药，病情日剧，嗣后予以通下为主之剂。一剂而腑通神清，三日渐复，此通下排毒，使邪有出路之捷效也。此例神昏系阳明热盛所致，盖胃络通心故也。病在气而不在营，应予鉴别。

在乙脑极期，往往出现痰浊阻塞气机，蒙蔽心窍，高热稽缠，神昏惊厥，痰鸣如嘶，舌苔厚腻，便秘或便通而不泄泻者，均可使用夺痰定惊散，药后往往一泻而解，痰消神清，热亦下挫。

案 2：王某，女，6 岁

乙脑第 5 日，高热神糊，抽搐痰壅，吸痰时易引起气管痉挛而窒息，颇感棘手。嗣后予夺痰定惊散 0.7g，鼻饲后约 4 小时许，排出黑色粪便，杂有黄白色黏液甚多，痰消神苏，热挫痉解，调理而愈。

按：此散化痰、泄热、定痉之功甚著，4 岁以上者用 0.7g，1～3 岁者，只用 0.3g 即可，得效即勿再服。其还可用于肺炎、流脑、中毒性菌痢、百日咳脑病等疾患之痰热交阻，痰涎壅盛如拽锯者，收效亦佳。

案 3：李某，女，5 岁

1973 年 7 月中旬，高热惊厥，神志昏迷，经当地医院西医抢救十余天，体温下降，神志渐清，但不能言语，口角流涎，四肢瘫痪，时有抽搐，四十余天尚未恢复。8 月 29 来诊，确属"乙脑后遗症"。苔薄腻，质衬紫，脉细涩。证属痰瘀交阻，筋脉失养，络脉痹阻，治宜化痰瘀、通痹闭、畅络脉，徐图效机。

（1）煎剂：蕲蛇、丹参、红花、广地龙、赤芍、僵蚕、川芎各 6g，生自然铜、豨莶草、鸡血藤、伸筋草各 9g，制乳没、甘草各 2g。连服 5 剂后，接服散剂。

（2）散剂：蕲蛇 30g，炙僵蚕 24g，炙蜈蚣、炙全蝎、当归、化橘红、天竺黄、广地龙、红花各 18g。共研细末，每服 2g，每日 3 次，开水送服。

（3）吹药：蕲蛇 2.5g，制白附子、炮附子、陈胆星、石菖蒲、白芷各 2g，麝香 0.6g。上药研细末，加入麝香再研匀，装瓶密贮。每取少许吹两侧扁桃体部，每日 3 ~ 4 次。

经上药治疗 4 日后，开始发音，1 周后能爽利讲话，1 个月后能行走，唯左侧手足尚感欠利，嘱继服散剂，并活动锻炼，配合针灸，随访已完全恢复。

案 4：倪某，女，59 岁，退休人员

1977 年 1 月 27 日来诊，违和三日，头痛肢楚，形寒发热，微汗不畅，鼻塞咳呛，口干欲饮，呼吸较促，便难，苔薄黄，脉浮数。体温 39.6℃。听诊右上肺有少许细啰音。白细胞 11.2×10^9/L，中性粒细胞 95%，淋巴细胞 5%。胸透：右上肺野中外带见絮状阴影，边缘欠清，两肺纹理增多。诊为右上肺肺炎。此风寒外束、痰热内蕴之风温重证。治宜宣肺通泄，清热解毒，予麻杏石甘汤加味。

处方：生麻黄 6g，生石膏（先煎）、白花蛇舌草各 30g，鱼腥草 24g，生锦纹、生黄芩、杏仁泥各 10g，天花粉 12g，甘草 5g。2 剂，水煎服。

二诊（1 月 29 日）：药后汗出较畅，大便已爽，热退咳减，体温 37℃，苔薄微黄，脉平。表里两解，邪热趋戢，再为善后。处方：

生石膏 15g（先煎），杏仁、桔梗、前胡各 10g，鱼腥草、忍冬藤各 30g，陈皮、甘草各 5g。2 剂，水煎服。

三诊（1 月 31 日）：病情平稳，胸透炎症已吸收，可以停药。

案 5：胡某，男，74 岁，退休职工

2001 年 6 月 5 日因外感风寒，咳嗽、高热 4 天，以急性肺炎入住杭州某省级医院，经西医抗炎等对症治疗 29 天，体温仍持续在 38.5～40℃，体质十分虚弱，已十余天未更衣。应邀索方求治。拟方：鱼腥草 30g，半枝莲 30g，百部 12g，开金锁 30g，虎杖 15g，葶苈子 15g，败酱草 30g，生大黄 15g，犀角屑 2g（布包），3 剂。第 2 天药方送达杭州时，子女述病者昨夜已昏迷，气管切开，已第 3 次发出病危通知。但家属认为患者虽年老但平时体健，电询该方还可用否。答曰，虽危在旦夕，只要一气尚存，仍可一试。征得医院医生同意，急煎上药分数次从食管注入，约 4 小时后患者解稀溏奇臭粪便约 0.5kg，后逐渐苏醒。服药 3 剂后体温降至 38°C 左右，病情明显好转。家属中询是否改方，嘱去大黄，继服上药 5 剂，后体温降到正常。因暑热，以百合、莲子心、西洋参代茶调养半月余，康复出院。

按：该方为上海颜德馨教授治肺炎验方，朱老拟订药量，加犀角屑，重用生大黄、鱼腥草清肺泄毒。该翁已逾古稀，高热持续近 1 个月，且十余天未大便，瘀毒内积，而致昏迷、呼吸困难等衰竭危象。肺与大肠相表里，重用大黄、葶苈子急下存阴，使积于大肠内的毒素排泄，毒泄神清。这正应验了朱良春先生"不急下不能存阴，不急下无以疏气机，不急下其瘀热难获出路"的论述。

案6：赵某，男，36岁，瓦工，住院号：1121

1977年12月22日入院，恶寒发热，头痛无汗，眼眶痛，腰痛，肢困乏力，在当地以感冒治疗，恶寒虽除，唯发热未挫，"三痛"明显，已历五日。体温39.8℃，白细胞$9.0×10^9$/L，中性粒细胞65%，淋巴细胞35%。NPN 77.8mmol/L，CO_2CP 18.66mmol/L。尿常规：蛋白（+++），白细胞（+），红细胞少许，颗粒管型（++）。肥达反应（−）。肝功能：ALT 56U/L。经对症治疗，热势有下挫之势，但纳呆泛呕，怯冷，尿量逐渐减少，肾区有叩击痛，左侧尤甚，右腋下及胸前有少数出血点。苔薄腻，舌光红，脉细数。诊为流行性出血热少尿期，急性肾衰竭，乃温热疫毒之邪传入下焦，结于膀胱，州都气化失司，水道不利，浊邪上逆，胃失和降。治宜养阴解毒，攻下分利。

处方：鲜生地120g，鲜茅根60g，玄参、丹皮、赤芍各15g，生大黄18g（后下），玄明粉12g（冲），丹参、车前子（包）、泽泻、麦冬各30g。每日1剂，并配合西药利尿脱水之品。

病情稍有稳定，尿量显增，腰痛也有轻减，乃守前法继进，尿量续增。5日后度过少尿期，进入多尿期，舌光少津，脉细濡。证属阴损阳衰，续当养阴温肾。

处方：生地黄15g，北沙参、麦冬各12g，怀山药15g，太子参18g，菟丝子12g，肉桂3g。3剂，每日1剂。

3日后肾功能有所好转，1周后NPN 30.3mmol/L，尿常规基本正常，转入恢复期，调理善后而愈。

案 7：朱某，男，2 岁。

患者患肺炎已 3 日，高热不退（体温 40℃），神昏谵语、面赤，手足时见抽搐，喘促痰鸣，小便少，大便干结。此痰热壅盛之候，亟拟泄热逐痰，上病下取之法。

处方：牵牛子、生大黄、僵蚕、桔梗、法半夏各 6g，全瓜蒌 12g，黄连 4g，钩藤 15g（后下），生石膏 25g（先煎），桑白皮、鱼腥草各 10g（后下）。2 剂，每日 1 剂，水煎 4 次分服。

药后，大便溏泄，每日 4 次，喘促痰鸣即止，体温下降到 37.8℃。原方去牵牛子、大黄，加石菖蒲、远志各 3g，黄芩 6g，连翘 10g，又服 2 剂，体温恢复正常，神清。易方以二陈汤加山楂、神曲、通草等调肺胃、化痰湿，以善其后。

附 应用六神丸治疗内科急症经验

六神丸是一种著名的解毒消炎成药，擅治咽肿、喉痛、白喉、痈疽、疔疮等。其实，它的适应证绝不仅止于此。通过临床实践证实，它对热病引起之休克及心衰、早期呼吸衰竭等危重症有独到之功，对于哮喘、冠心病、癌肿、钩端螺旋体病、白血病等，亦有一定疗效。它确是仓促救急的妙方，扶危拯脱的良药。在深入探讨运用中医中药治疗内科急症的今天，此丸有认真研究、推广应用的必要。

1. 方义探析

组成：犀牛黄 4.5g，麝香 3g，雄黄 3g，珍珠 5g，蟾酥 3g，冰片 3g。上药分别研成细末，以烧酒化蟾酥，和匀为丸，如芥子大，百草霜为薄衣（100粒约重0.3g）。

用量：成人每次10～15粒，不可超过20粒。一日3～4次。不可过量，以防中毒。但原天津市中医院用此治白血病，每日用量达90～120粒，分4次服。每日服90粒以下，效果不明显，但每日如超过150粒，会出现腹痛、腹泻、恶心、呕吐等副作用，可供参考。

方义：牛黄一味，《神农本草经》早有记载，一直作为名贵的芳香开窍、清热解毒、利痰镇惊药。它含有胆固醇、麦角固醇，并含丙氨酸等7种氨基酸，不仅有镇静、抗惊和强心之功，且有促使红细胞新生的作用，所以日本医学家用作强壮药。蟾酥有很强的攻毒消肿、辟恶通窍、强心定痛之功。《本草纲目》称其治"一切恶肿"。近年来发现它对组织培养的癌细胞、动物肿瘤模型以及在临床应用中，均有不同程度的抗癌作用，值得重视。它的辟恶通窍作用，可用于和其他药物相伍，治疗痧疫昏厥、霍乱吐泻等。据药理分析，它含有蟾酥苷和蟾酥灵等，能强心升压及兴奋呼吸，其兴奋呼吸之作用比尼可刹米、戊四氮、洛贝林还强。十分有意义的是，蟾酥的强心作用与它能显著增加心肌蛋白激酶活性有关，而它对其他内脏蛋白激酶活性几乎没有影响，它没有类似普萘洛尔一类药物的副作用。最近由有关单位研制成功的"蟾力苏注射液"，是用从蟾酥中进一步提取出来的有效成分脂蟾毒配基制成的新型急救药，兼有兴奋呼吸、强心、升压的效应。由于其升压作用迅速，持续时间较长，并无血压过度升高的现象，对于新生儿窒息、麻醉、镇痛、镇静等药物引起的中枢性呼吸抑制，都有较好的治疗效果，对于肺心病、肺炎等引起的呼吸、循环衰竭，也有治疗效果。麝香有香窜透络、开窍化瘀之功，它的香味成分麝香酮是一种挥发油，能使呼吸和心跳增快。本品少量使用可增进大脑机能，多量反而有麻痹作用。本品又能促进各腺体的分泌，有发汗和利尿作用。世人皆知麝香为散气通窍之药，而忽略其强心健脑作用，诚为憾事。陶节庵以参、附、桂等品与麝香组成"回阳救急汤"，实有卓见。冰片一味，《本草纲目》称其"通诸窍，散郁火"，并能消肿止痛，其开窍回苏功类麝香，但作用稍逊，主要用于温热病的神昏痉厥，以及中风痰厥、中恶、猝然昏倒等内闭证候。珍珠能镇惊坠痰，含有大量钙素及多种氨基酸，与牛黄合用具抗霉菌之效。雄黄能解毒辟秽，含有三硫化二砷，可以抑制巯基酶系统以影响细胞代谢。诸药配合，共奏清热解毒、消肿止痛、强心安神、镇痉回阳之功。还应当提及的是，六神丸的药物配伍是很精当的，药物之间相辅相成的协同作用，使它能以很小的剂量获得很高的疗效。例如，麝香配冰片，其开窍回苏作用增强；牛黄配麝香，其强心作用增强；牛黄配蟾酥，抑制作用不仅不相互抵消，反而大大增强；麝香、牛黄合用，或麝香、牛黄、蟾酥合用，在抑制大鼠肉芽肿形成的作用上，均呈相乘效果，三者合用，以原方比例（2∶3∶2）作用最好，足见此方是经过千锤百炼而确定的。古人的实践经验与今之科学实验遥相符合，真令人惊叹不已。

2.临床应用

（1）热病引起之休克及心衰：热性病由于邪毒高热消

耗体液，损伤正气，以致周围循环衰竭，出现休克，这是临床上常见的一类危急重症。如热病并发心肌炎，或素有心脏疾患，则易引起心衰，病情更为严重。从中医学的角度来说，热病引起之休克或心衰是病情迅速加剧的征兆，证候由实转虚，最后演变成"亡阴""亡阳""阴阳离决"的危局。因此，在肺炎、乙脑、伤寒等温热病邪毒炽盛、高热鸱张时，必须注意休克及心衰这一潜伏的危机，偶一疏忽，便足成憾。当高热患者出现乍清乍昧、谵语等神志症状时，须提高警惕。亦有热病汗后、下后、清后，体倦不支，神由倦而渐昏，或郑声错语，面色苍白，四肢厥冷，均为休克或心衰之候。这里要特别提及的是诊脉对休克及心衰的发现有特殊意义，因为心主血脉，脉者，血之波澜也。若热虽壮，而脉见软弱，示心气不足；脉见虚数，示心之气阴两虚；脉涩或结，示心气不足，血瘀脉痹；脉代或散，示心气大伤，病已危急。总之，只要有休克或心衰之端倪，即当及早防范。前辈医家，对风温一类重症，因其来势汹汹，传变迅速，极易伤阴劫津，喘闭厥变，有开始即用牛黄、珍珠、三鲜（鲜生地、鲜石斛、鲜沙参）者，大多能截夺邪热，阻遏病势，防止内陷。这些经验，殊堪重视。须知热病休克或心衰乃因高热邪毒所引起，故强心必兼解毒，六神丸有防、治休克或心衰的两重意义，值得参用。

（2）早期之呼吸衰竭：呼吸衰竭是患者病至极期所呈现的十分危重的证候，属于"喘""脱"范畴。《仁斋直指方》说，"汗出发润而喘者为肺绝"，"汗出如油而喘者为命绝"。这些论述与此证极为相似。病变至此，往往既可见气营俱损、肺肾气绝的正虚恶候，又可见邪热弥漫、痰涎壅盛、气机壅塞的邪实征象。此时正不胜邪，患者缺氧严重，形成恶性循环，促使呼吸衰竭加重。现代医学应用脱水剂、呼吸中枢兴奋剂、吸氧、插管等抢救措施，有较好的作用。关于中药的应用，扶正则碍邪，同时缓不济急，若予清热涤痰之剂，又恐邪未去而正先脱。斯时唯有通神明，开机窍，兴奋中枢，强心升压，始克有济。六神丸对早期之呼吸衰竭有一定的效果。

（3）冠心病：六神丸具有较好的强心止痛之功，所以亦可用于冠心病之心绞痛较剧者。日本有"救心丹"用治冠心病，即以六神丸加减而成，被誉为"心脏灵药"。其方为：麝香、牛黄、蟾酥、熊胆、犀角（此药现已禁用）、珍珠、人参、龙脑。他们认为，该药作用于心室，使心脏活动更加旺盛，一方面扩张冠状动脉而使心脏之营养状态转佳，同时更进一步促进新陈代谢而活化细胞组织，增强各器官之机能，强心，而使身体在不知不觉中健康起来。其用于"心脏不适（心跳、气结、眩晕、呼吸困难、心绞痛、心肌梗死）、盗汗、关节疼痛、胃肠不安，以及偶因过于剧烈之运动、突然之惊愕、食物中毒、中暑、眩晕、脑贫血等不测之事而至人事不省时"。救心丹系六神丸去雄黄，加人参、熊胆、犀角而成。人参补益心气，熊胆清热镇痉，犀角凉血解毒，诸药相伍，扶正、强心、解毒、化瘀，面面俱到。近年来对冠心病的治疗，有的侧重活血化瘀，有的侧重益气通脉，有的侧重通阳宣痹，但冠心病如病程较长，往往虚实互见，疏养结合为妥。在这方面，救心丹还是值得借鉴的。

此外，六神丸对白血病、肿瘤的治疗也有一定作用，据天津市中医院报道，用六神丸治疗白血病患者 10 例，获得一定的近期疗效，其中完全缓解者 2 例，部分缓解者 1 例，进步者 5 例。在治疗过程中，虽然也有一些副作用，但无一例发生骨髓抑制，这似与一般抗癌药有所不同，值得深入研究。

二、心肺疾病

案 1：范某，女，68 岁，城镇居民

胸膺作痛，板滞不舒，气短如窒，夜寐欠安，苔薄腻，脉弦代。心电图示：房性期前收缩，部分未下传，左室肥厚，心肌损害。此气机失畅、心脉痹阻之候，治宜益心气，通心脉，宣痹散结，调气宽胸。

处方：太子参 20g，合欢皮、全瓜蒌、紫丹参各 15g，薤白、郁金、降香、娑罗子、火麻仁各 10g，炙甘草 12g。

服药 5 剂，心气复展，胸痹渐开，胸痛气窒减轻。再服 5 剂，胸痛消失。

按：胸痹须注重心肝同治，特别是气机郁结、气阴两耗的冠心病、心肌炎、心律失常等病证，心肝同治尤多。用药首选太子参、合欢皮，随证施方，每每应手取效。用此二味，意在益气和阴，舒畅心脉，令心气旷达，木气疏和，则胸痹心痛即可蠲除。

案2：吴某，女，50岁，干部

夙有冠心病、乙型肝炎病史。近日胸闷殊甚，神疲乏力，纳谷欠香，舌质衬紫，苔薄腻，脉细。证系久病痰瘀，互阻心脉，心气失展，治予调畅心脉，豁痰化痹。

处方：太子参、合欢皮各15g，全瓜蒌20g，三七末2g（分2次冲服），薤白、法半夏、川芎各10g，生山楂12g，甘草5g。

加减共服15剂，胸膺宽舒，纳谷知香，体力渐复。

按：以上两例医案，均有心气不足、胸阳失旷之见症，故均用太子参配合欢皮，以益心气，畅心脉。范某案兼见气机失畅，故选娑罗子、降香、郁金调气通络；吴某案瘀滞之症状明显，故用三七、山楂活血化痹。此同中之异也。

案3：陈某，男，23岁，工人

心悸怔忡，不能自持，伴有头晕胸闷，舌红苔少。心率每分钟106次，期前收缩每分钟4次。此证为肝失调畅，气阴两亏。法当调畅肝脉，益气养阴。

处方：生地黄、生白芍、合欢皮、太子参、麦冬、玉竹各15g，生牡蛎20g（先煎），功劳叶12g，炙甘草10g。

服药5剂，心悸、头晕、胸闷悉减，心率降至每分钟92次，期前收缩偶见。原方去功劳叶，加珍珠母20g（先煎），继续服用。

按：此证心阴不足，阴不敛阳，故心率增加。方中太子参合炙甘草、麦冬、生地黄、玉竹，益气养阴，牡蛎潜阳，合欢皮宽胸畅脉，故获效机。

案 4：郭某，男，45 岁，农民

5 年前患风湿热，经治稳定，但后因受寒、劳累而数度复作，以致二尖瓣狭窄，诊为"风心病"。面色少华，两颧紫暗，稍事活动即感心悸、气短，甚则唇绀、咳呛，入暮两足浮肿加甚。苔薄腻，边有瘀斑，脉细涩而结代。病久致虚，心气不足，肺气失宣，致血瘀郁滞，脉气失利。心痹已成，不易根治。治宜益气养营，活血化瘀，以调心气而利脉道。

处方：潞党参、生黄芪、炒白术、茯苓各 15g，当归、丹参、桃仁、红花各 9g，水蛭粉 1.5g（分吞），虻虫 1.5g，炙甘草 5g。每日 1 剂。

予上方 5 剂，药后自觉胸次畅适，心悸、气短亦较缓。后继守原方损益，病情逐步稳定，舌边瘀斑日见消失，遂以膏剂调治巩固之。

按：本病相似于"心痹"之候，多因风、寒、湿之邪侵入经络，搏于血脉，以致心体残损，气血亏虚，血流失畅，瘀而郁滞，久则脾肾亦虚，症见心悸气短，唇绀足肿，舌有瘀斑，脉细结代。朱老指出：凡瘀血征象明显而体气不太亏虚者，应侧重活血化瘀，佐以温阳利水、益气宁心之品。

本案如体气亏虚较甚，则又当先予温阳益气以扶正，而后再用活血化瘀的水蛭、虻虫，必须斟酌虚实施用，方不致误。

案 5：范某，男，40 岁

1985 年春节就诊。自述因咳嗽，痰带血丝，疲劳短气，动则自汗，夜间盗汗，连续发热数月，中西药屡屡未效，住入某医院。经 X 线摄片证实右上肺有大空洞两处，2.0cm×5.0cm，并见散在絮状阴影多处，痰液化验有抗酸杆菌，诊为空洞型肺结核。6 年来选用各种抗结核西药，未见显著效果。此次住院治疗又用最新抗结核药和西药激素月余未效，故来诊治。症状简述：咳嗽胸痛，食欲缺乏，恶寒便秘，上午体温 37.8℃，日晡时体温 38.5～39℃，形瘦神疲，舌嫩红，苔薄白无津，脉弦细数。证属气阴两虚，痰热壅肺，投保肺丸一料，嘱日服 2 次，每服 10g。另予外敷肺痨膏 30 张，嘱轮敷肺俞穴和膻中穴，配合地榆萆草汤。共服汤丸 20 天，体温正常，诸症状好转。转投芪术黄精六味汤。

处方：生黄芪 30g，生白术 15g，炙黄精 30g，生地黄 20g，怀山药 35g，山茱萸、牡丹皮各 20g，茯苓 30g，土鳖虫 10g，川黄连 2g。每日 1 剂。水煎服。

上方配合保肺丸、外敷肺痨膏，3 个月后复查，肺空洞基本闭合，絮状阴影消失。停用汤剂、外敷膏药，单投保肺丸一料以善其后，再嘱愈后守服参苓白术丸 1 年以巩固和康复，追访至今无复发。

按：朱老之保肺丸中胎盘和黄精同用，融甘温、甘凉于一体，相互监制。妙在温凉并用，兼培阳土、阴土，平调培土以生金。现代临床家邓铁涛教授用六味地黄汤加高丽参治肺结核长期失眠者，3 剂治愈，乃典型的气阴两虚型肺结核的治法和用药。患者失眠乃阳气浮越，夜不交于阴所致。此法和朱老拟紫河车和黄精同用理出一辙。邱志济大夫所拟之芪术黄精六味汤即仿朱老和邓老之意。

案 6：马某，女，30 岁，工人

1989 年 11 月 15 日来诊，诉经常咯血，其量或多或少，已历多年。1977 年秋因高热引起咳呛痰多，经治热退，而咳呛未已，痰多而稠，并带有血液，甚至咯血十余口，时作时辍。迭经治疗，未好转，乃于 1985 年 1 月 9 日在南通医学院附院行支气管碘油造影，确诊为左肺下叶及右肺中下叶支气管扩张（柱状扩张），因两肺均有病变，不宜手术，缠延至今未见好转。平时胸闷，咳呛痰多，常伴血液，其量或多或少，约三四日而趋缓，恒 1 ~ 2 周即作一次，颇以为苦。经病友介绍，前来求治。患者形瘦神疲，胸闷不畅，咳甚则气促，口唇干燥，苔薄质红，脉细弦。此为痰瘀壅肺，肺阴耗伤，阳络受损之咯血（支气管扩张）。治宜泄化痰瘀，润肺固络。

处方：川百合 20g，白及 15g，甜葶苈 12g，鱼腥草30g，蒸百部 12g，海浮石 15g，黛蛤散 15g，花蕊石 20g，三七末 3g(分吞)，炙紫菀、北沙参各 10g，甘草 4g。10 剂。

二诊（12 月 6 日）：药后胸闷较舒，痰量减少，痰红亦少，口唇已不干燥，此佳象也。苔薄，舌质微红，脉细弦。前法继进之，上方再服 10 剂。

三诊（12 月 18 日）：痰量已少，咯血已止，苔薄脉细，再予散剂巩固之。

处方：川百合、白及、蒸百部各 90g，北沙参 60g，川贝母 30g，海浮石、钟乳石各 90g，化橘红 30g，花蕊石90g，参三七 20g，炙紫菀 90g，怀山药 120g，甜杏仁 60g，制黄精 90g，甘草 20g。上药研极细末，每服 5g，每日 3次，开水送服。

1990 年 4 月 15 日随访，服药粉以来，咯血未作，精神振爽，已恢复工作，临床基本治愈。

按：本病属于中医学之咳嗽、痰饮、肺痿、肺痛等范畴，多由感受风热之邪，蕴遏肺络，加之体质偏虚，痰热浊瘀互结，上壅于肺，缠绵不已，久则益致耗伤肺之气阴，损伤肺络，则咳痰频仍，时时咯血矣。此病反复发作，时轻时剧，一般疗法，恒不易奏效。必须全面考虑，标本并顾，始克臻功。此病阴虚偏热者为多，故药宜养阴清肺，选百合、北沙参、麦冬、生地黄等，以滋耗损之肺阴；痰热蕴遏者，宜选用川贝母、海浮石、紫菀、杏仁、金荞麦、鱼腥草、甜葶苈等，以清肺热，肃肺气，定咳逆；瘀血停滞肺络而致胸痛者，宜伍三七、蕊石，以化血中之瘀，通络中之滞，始可血止而不留瘀；白及不仅善补肺络之损伤，而且长于消肿、生肌、治疮，以其苦能泄热，辛可散结，涩中有散，补中有破，故能祛腐、逐瘀、生新，是针对病灶推陈致新之佳品；口干而苦，苔黄脉数者，宜用百部、桑皮、黄芩，清泄肺经之郁热；木火刑金者，宜用黛蛤散、焦栀子等以泄热平肝；久咳阴损及阳，肺气耗损，又宜佐钟乳石，以温肺纳气；久病体虚，反复发作者，更加山药、黄精等以扶正培本。集诸药于一炉，冀其效著也。此方历年来使用，均甚应手，可进一步验证总结，予以推广。

案 7：张某，男，81 岁，干部

患者素有慢性支气管炎病史，西医诊断为"慢性阻塞性肺疾病急性加重期"，经常咳喘，痰多气促，行走或活动后更甚，今日又发作较剧，面目浮肿，痰多如涌，气逆咳喘，难于平卧，苔微黄腻，脉弦滑。此痰浊阻肺，气失肃降之候，治宜泄化痰浊，降逆定喘。

处方：葶苈子、杏仁泥、黄荆子各15g，竹沥、半夏、白苏子、黛蛤散（包）各10g，化橘红、甘草各6g。4剂。

复诊：药后痰量大减，咳喘渐平，苔腻亦渐化，效不更方。原方葶苈子减少为10g。续服3剂。药后即趋平复，以黛蛤散加味（自拟方：红参须20g，蛤蚧1对，麦冬、五味子、紫河车各30g，化橘红20g。研末，每服3g，每日2次。对慢性支气管炎、哮喘、肺气肿、肺心病均有佳效）善后巩固之。

案8：周某，男，54岁，工人

患风心病心力衰竭已七载，迭治未瘥。近旬来，咳喘气促，伴见咯血，面浮足肿，数用抗感染、强心、止血等西药，咯血仍未止，胸痛气急，心悸怔忡。舌边瘀斑甚多，苔薄。治以消瘀宁络。

处方：太子参30g，葶苈子15g，苏木、煅花蕊石（研粉，吞）麦冬、炙甘草各10g，参三七末2g（分吞），大枣10枚。

服药两剂，咯血减少，咳喘趋缓，续服3剂，血止喘定，调理而安。

案9：徐某，男，32岁，工人

发热，胸痛，咳逆气促，已历2周，经X线透视确诊为左侧渗出性胸膜炎，经用抗生素尚未控制。体温38.5℃，脉弦数（102次/分）。听诊，左肺中野以下呼吸音减弱，叩诊呈浊音。此悬饮也，当肃肺蠲饮，以平咳逆。

处方：（1）控涎丹3g×3包，每日服1包。

（2）桑白皮、炙僵蚕、车前子（包）各10g，甜葶苈12g，杏仁、薏苡仁各15g，鱼腥草、金荞麦各30g，甘草4g。3剂，每日1剂。

二诊：药后每日泄泻两三次，气逆显减，胸痛亦缓，热势顿挫，此佳象也。予控涎丹2g，每间日服1包，汤方续服3剂。

三诊：病情平稳，B超检查已无胸水。调理而安。

案10：罗某，女，55岁，营业员

患者有高血压病史，服用波依定后咳嗽不止，停药半年多，咳嗽依然。曾使用多种抗生素、镇咳、抗过敏药物及中成药，未效。阵咳痰少，咽干而痒，昼轻夜重，舌质红，苔薄微黄，脉小弦。此为肺阴耗损，肃降失司。

处方：百合15g，北沙参10g，蒸百部15g，天冬10g，天竺子15g，桑白皮10g，佛耳草12g，广地龙10g，甘草5g，炙枇杷叶10g。

进药5剂，咽干减轻，咳嗽依旧，将上方加白及15g，服5剂，咳嗽大减，夜寐安然。

案11：朱某，女，23岁，学生

患支气管哮喘10年，发作时经常服用特布他林、酮替芬及抗生素。现胸闷、气短5天，每夜半喘鸣，喉间痰多，不能平卧。常规用药仅能缓解临床症状。症见眼睑虚浮，胸膺不畅，稍咳痰白。肺部听诊：两肺闻及哮鸣音。此为痰浊壅肺，肺气失降。治宜化痰浊，肃肺气。

处方：射干 10g，广地龙 12g，炙蜂房 10g，蒸百部 5g，甜葶苈子 15g，桃仁、槟榔、苏子叶各 10g，淡干姜 5g，五味子 8g，甘草 5g。5 剂。

3 剂服完，大便增多，半夜喘鸣渐平。肺与大肠相表里，邪从下泄也。5 剂后诸症状已瘥。

案 12：卢某，29 岁

患者风心病已起年余，南京某医院诊为"风心病，二尖瓣狭窄"，心电图提示心房颤动，伴室内差异性传导。近觉心悸怔忡，稍劳即气促，两颧紫红。苔薄，舌尖红，脉细数而促。此心痹之候，心体残损，气阴亏损，心气逆乱。治予益气阴，补心体，畅心脉。

处方：太子参 30g，麦冬、丹参、合欢皮、生黄芪、茯苓各 15g，玉竹、炙甘草各 20g。

进 10 剂后，心悸气短减轻。又予原方续进 6 剂，两颧紫红已消，活动后亦无所觉，脉数显缓，仍予原方间日一剂，以巩固之。

案 13：张某，女，35 岁，农民

患心痹已八载，近年来，咳喘屡发而不愈，迭进中西镇咳平喘药无效。刻诊：咳喘，动则尤甚，咳痰不多，心慌气短，下肢轻度浮肿，口唇发绀，脉细弦而结代，舌上有紫气，苔薄。良由元气亏虚，痰瘀阻于肺络，是以金令不降，气不归原，而成此咳喘之疾。当益心肾以纳气，化痰瘀而肃肺。

处方：人参 6g（另煎，对服），杏仁泥、桃仁泥、炙紫菀各 10g，桑白皮、山萸肉各 12g，紫石英 15g，五味子 5g，甘草 6g。

连进 5 剂，咳喘已减，原方稍事出入，共进 30 余剂，咳喘即平，下肢浮肿趋消，心慌气短显见减轻，病情逐步稳定。

案 14：魏某，女，49 岁，农民

患慢性纤维空洞型肺结核已八载，迭经中西药物治疗，迄今未效。面色晦滞，形体羸瘦，咳呛气促，痰多而浊，偶或带血，胸痛隐隐，盗汗失眠，纳呆不馨，苔腻质紫，脉弦细而数。证属肺痨重候，乃肺体久损，痰瘀凝滞，邪稽不去，正虚难复之征。治宜开瘀解凝、培正补肺并进。予抗结核保肺丸一料，冀能应手。

药后患者精神较振，咳呛、咳痰均减，活动已不气促，盗汗、失眠亦见好转，纳谷渐香。胸透复查：病灶明显吸收，空洞略见缩小。上方续服两料，诸象悉除，体重增加。X 线摄片：空洞闭合，炎症吸收。已能从事一般较为轻松工作。

案 15：王某，男，18 岁，学生

1978 年 5 月前来就诊。其病起于 1976 年 3 月，始则恶寒发热，咳嗽胸痛，左侧尤甚，饮食不振。经某医院胸透检查，诊断为左下侧胸膜炎，有少量积液。经使用青霉素、链霉素注射，配合服用异烟肼、维生素 B_6 等，治疗 1 个月余，症状有所改善，但胸透检查，结果仍为"左下侧胸膜炎"。继用前法间断治疗 2 年余，数次胸透结论同前。患者形体日渐羸瘦，手心如烙，胸胁作痛，纳谷不馨。朱老嘱其用鲜葎草 120g 煎汤代茶饮，连服 1 个月，诸症状次第减轻。胸透复查示：左下胸膜肥厚。遂告基本治愈。

案 16：程某，男，28 岁，职员

患者素日工作劳累，兼之睡眠不足，经常头眩，耳鸣，心悸怔忡，近日心悸加剧，心率达 150 次 / 分，口干，心烦，掌炕，夜眠不宁。心电图：室上性心动过速。苔薄，舌质红，脉细疾数。此肝肾阴虚，水不济火，君火妄动，上扰心神。治宜滋阴降火，宁心安神。

处方：苦参、生地黄各 20g，黄连 5g，丹参、功劳叶各 15g，玉竹 12g，生牡蛎（先煎）、炒枣仁各 30g，麦冬 10g，炙甘草 8g。5 剂。

药后，诸象均见好转，心悸显缓，自觉安适。苔薄，舌质略淡，脉细数（94 次 / 分）。此佳象也，效不更方，继进 5 剂，心率已降至 80 次 / 分。嘱注意劳逸结合，继以杞菊地黄丸善后之。

案 17：王某，女，55 岁

近 1 周来咳嗽，干咳少痰，咽干咽痒，咳甚胸痛，不发热，舌质偏红，苔薄白，脉细弦。此为燥邪伤肺，肺失清润。治宜养阴清肺，润燥止咳。

处方：知母、川贝母、北沙参、百部、麦冬、桑白皮各 10g，玉蝴蝶 8g，杏仁 10g，甘草 6g。5 剂，水煎服。

药后，咳嗽基本告愈。

三、肝系疾病

案 1：俞某，女，61 岁，教师

2002 年 7 月 8 日就诊。患者乏力，腹胀，牙龈出血，大便时溏时干，纳呆，口干口苦，面色晦滞，苔薄腻，舌偏红，脉细弦。既往有乙肝病史十余年。肝功能：ALT 191U/L，ALP 100U/L，GGT 120U/L，AST 202U/L，白蛋白 39g/L，球蛋白 50g/L，A/G 0.8，比例倒置。B 超提示慢性肝病。患者眼血管扩张弯曲，说明肝病仍活动进展，预后堪虞。拟清肝解毒，佐以软坚。

处方：赤白芍各 12g，丹参 15g，甘杞子 15g，楮实子 20g，茵陈 30g，土茯苓 30g，土鳖虫 10g，广郁金 20g，贯众 15g，生牡蛎 30g（先煎），制鳖甲 12g（打）。

服药 21 剂，患者仍腹胀、便溏，余症状明显好转。上方加广郁金、炒白术、枳壳、柴胡等疏肝理气健脾之药，又进 10 剂后，病情平稳，上述症状基本消失。肝功能复查，除血清白蛋白、球蛋白比轻度倒置外，各项指标均在正常范围内。继进原方巩固治疗。

按：慢性活动性肝炎以肝脾虚损为本，疫毒瘀血为标，朱老常以土茯苓、茵陈、半枝莲、贯众清肝解毒，用白术、山药、熟薏苡仁健脾扶正，柴胡、金铃子、郁金疏利肝胆，赤芍、丹参、土鳖虫化瘀和络。配合复肝胶囊，疗效满意。

案 2：顾某，男，67 岁，退休职工

患者于 1972 年患急性黄疸型肝炎后，肝功能长期损害，血清白蛋白、球蛋白比例倒置，检查确诊为早期肝硬化，迭经中西药物治疗，效不显著。1974 年 3 月来我院门诊。诉胁痛纳差，脘腹胀满，肢乏便溏。视其面色晦滞，苔腻，舌质衬紫，颈左侧有蜘蛛痣 1 枚，肝掌明显，脉细弦。触诊：肝肋下 1.5cm，剑突下 4cm，脾大，肋下 1cm，质软，表面润滑。肝功检查：麝浊度 10U，锌浊度 14U，谷丙转氨酶正常，胆红素 12mg/L，碱性磷酸酶 18U/L，白蛋白 28g/L，球蛋白 30g/L。证属邪毒久稽，肝郁脾虚，气血痹阻，瘀结为癥癖。拟用复肝丸，每服 3g，每日 2 次。

处方：生黄芪 30g，当归 10g，潞党参 12g，炒白术 10g，软柴胡 6g，炒白芍 10g，炙甘草 6g，生鸡内金 10g，麸炒枳壳 6g，生麦芽 30g，石见穿 15g，糯稻根 30g。每日 1 剂。

服药半月，诸恙减轻，精神较振，仍予原法出入为方。调治 3 个月，复查肝功能已在正常范围，血清蛋白 72g/L，白蛋白 42g/L，球蛋白 30g/L。停煎剂，继服复肝丸半年，自觉症状消失，面色转荣。随访 4 年，未见复发。

按：肝藏血，主疏泄，脾统血，主健运。血之运行上下，有赖于脾气之升降，脾之生化气血，又依靠于肝气之疏泄。一旦肝脾两病，疏泄运化失司，则肝气郁而血滞成瘀，脾气虚而生化乏源。本例先病在肝，后病及脾，血滞为实，气怯为虚。故以疏肝益脾、补气和血之剂，配合复肝丸标本兼施，以达扶正消癥之目的。

案 3：张某，男，46 岁，干部

患者于 1971 年春季罹患黄疸型肝炎，肝功能长期不正常，纳减，倦怠无力，持续 3 年，病情不见好转，形体日趋消瘦。曾在南京、上海等地医院检查，确诊为早期肝硬化。1973 年 11 月来我院诊治。胁痛纳差，口苦溲黄，齿龈渗血，夜寐梦多。诊脉弦大，苔黄腻，舌质殷红，巩膜微黄，面色晦滞。触诊：肝大，肋下 15cm，剑突下 5cm，脾可触及，压痛（＋）。责之湿热蕴结，肝胆疏泄失司，迁延日久，进而气滞血瘀，络脉痹阻。先宜清泄肝胆湿热，以治其标。药用龙胆草、茵陈、苦参、柴胡、生大黄、山栀、黄芩、当归、生地、地骨皮、甘草、虎杖、金钱草、白茅根等出入为方。服药 2 周，诸症状减轻，巩膜黄染亦退，苔腻已化，脉象弦细，复查肝功能基本正常。改投复肝丸，每服 3g，每日 3 次，间或伍以疏肝养肝、化湿和脾方药。治疗半年，面色红润，诸恙蠲除。检查肝大，肋下 1cm，剑下 3cm，肝功能亦在正常范围。于 1975 年 3 月恢复工作，迄今一切良好。

按：肝郁脾湿，久结不解，正气尚实，邪从火化，出现胁痛、口苦、尿黄、目黄为主的肝胆湿热证。其病理机制是肝胆湿热而致脾胃壅滞。吴氏《医方考》云："肝为至阴，胆无别窍，怒之则气无所泄，郁之则火无所越……故病则气血俱病。"治宜苦寒直折肝胆之火，通利脾胃壅滞之邪。本案病程虽长，癥积已成，但体气未虚，祛邪为急，故以龙胆泻肝汤加减。两周而湿火之邪得泄，继用复肝丸以治其本，获得肝脏缩小之良效。

案 4：刘某，女，54 岁，职工

患者于 1974 年 6 月患病毒性肝炎，迁延 2 年不愈。1976 年在某医院确诊为早期肝硬化，迭经中西药物治疗，效不显著。至 1977 年秋后，病情日趋严重，11 月 20 日来我院门诊。诉胁痛纳减，腹胀溲涩，便溏不实，精神委顿。诊脉沉弦而细，苔白腻，舌质衬紫。触诊：腹膨而软，肝脾扪诊不满意，两下肢轻度凹陷性水肿。肝功检查：麝浊度 11U，锌浊度 18U，谷丙转氨酶 56U/L，白蛋白 23g/L，球蛋白 28g/L，黄疸指数 9。超声检查：密集微小波，并见分隔波，有可疑腹水平段。证属湿毒久稽，气血瘀滞，肝脾损伤，肾阳虚衰。治宜温补脾肾，益气化瘀。

处方：生黄芪 30g，当归 10g，熟附片 6g，茯苓 12g，淡干姜 2g，生白术 10g，熟地黄 15g，菴茼子 15g。另用益母草 100g，泽兰叶 30g，煎汤代水煎上药。

连服 5 剂，小溲畅行，腹胀已松，足肿消退，眠食俱安。继用原方去益母草、泽兰叶，加炙鳖甲、怀山药等，配合复肝丸，治疗 2 个月，患者食欲增加，自觉症状不著，复查肝功能正常，白蛋白 80g/L，球蛋白 30g/L。停服煎剂，续予复肝丸巩固疗效。半年后恢复工作，随访至今，一切正常。

按：肝病日久，疏泄不及，出现食少腹胀、倦怠便溏等症状。虽是脾虚表现，实系命火不足。盖肾为先天之本，藏真阴而寓元阳，脾胃之健运、肝胆之疏泄均有赖于肾气之鼓动、肾阳之温煦。肝病损及脾肾，三脏阳气偏衰，互相影响，互为因果。本案病由肝起，累及脾肾，气血瘀滞，鼓证已成。故重用黄芪升补肝脾之气，附片、干姜等温煦脾肾之阳，又以大量益母草、泽兰叶活血化瘀而利水通淋，更加白术健脾，熟地黄益肾。药后，小便畅行，胀消肿退，终以复肝丸扶正消癖而获根治。

案 5：李某，女，39 岁，工人

患慢性迁延性肝炎已经 3 年，病情时轻时剧，肝功能检查反复波动。于 1976 年发现脾脏肿大。肝扫描：肝显影尚规则，左叶稍大，放射性分布尚均匀，未见稀疏及缺损区，脾脏显影符合早期肝硬化图像。于 1977 年来我院诊治。诉肝区刺痛，腰膝酸软，口燥咽干，夜寐梦多，齿龈渗血，偶见鼻衄。脉弦细，舌红绛。责之肝肾阴虚，郁热瘀阻。拟方清滋肝肾，柔阴宁络。

处方：北沙参 15g，生白芍 10g，大生地 15g，甘杞子 12g，地骨皮 12g，京玄参 15g，生鳖甲 30g，天麦冬各 10g，清阿胶 10g（烊化），参三七 2g（研，冲），白茅根 30g。

服药 10 剂，齿龈出血已止，胁痛腰酸亦减，仍感倦乏少力，口干少寐。原方去阿胶、地骨皮，加黄芪、当归等治疗 2 个月，诸恙轻减，精神亦振，苔腻白，舌红转淡，脉数已平。仍予原法加减，配合复肝丸，每服 3g，每日 2 次。调治半年，3 次检查肝功能均在正常范围。触诊：肝大，肋下 15cm，脾肿大，肋下 3cm，于 1978 午 4 月恢复工作，至今病情稳定。

按：肝肾精血，相互资生，所谓"乙癸同源"，故肝血不足或肾阴亏耗，均可出现肝肾两虚之证。肝郁化火，肝火亢盛，耗伤肝阴，日久必损及肾阴。但肝硬化的形成，基于肝郁血滞，所以肝肾阴虚，尤多夹瘀而络损血溢。本案即是肝肾阴虚、郁热瘀阻之典型。初投清滋宁络，继用扶正化瘀，得获佳效。

案 6：谭某，男，55 岁，工人

该患者自 1997 年 10 月发现肝癌以来，曾先后两次手术治疗，一次介入治疗，一次伽马刀治疗，并结合化疗，病情反复并进展。2001年1月，因肝内肿块逐渐增大，腹部膨隆，肝区胀痛，遂以"肝癌"收入广东省中医院肿瘤科。入院后经检查诊断为"肝癌晚期，恶性腹水"。住院期间曾反复接受介入和腹水穿刺放液治疗。先后3次住院，癌灶稳定，恶性腹水有一定减少，但难以巩固。于2001年7月初出院后腹水再次增多，并伴皮肤、巩膜轻度黄染，腹胀满，少尿，双下肢水肿，舌淡胖，有瘀斑，苔白微腻，脉弦滑。辨为肝脾两伤，血瘀水停之证。

处方：北沙参、丹参、泽兰、泽泻各15g，制黄精、石见穿各20g，生牡蛎30g（先煎），路路通、土鳖虫各10g。每日1剂，煎服。

另选鲤鱼1尾，重约0.5kg，去鳞及内脏，不加盐，加赤小豆60g，煮服。用以调养肝脾、化瘤消瘀、疏络行水。

12剂后上症减轻，再服7剂，水肿、巩膜黄染、腹胀等症消失，经B超检查腹水基本消失，水退后再给予复肝散（红参、紫河车、鸡内金、参三七、郁金、姜黄、土鳖虫）以扶正巩固疗效。此后腹水持续约1个月未见增长。

按：恶性腹水类似于中医学的"鼓胀"，是继发于各类不同恶性肿瘤的腹水，标志着肿瘤已进入晚期。当腹水增加到一定程度时，会出现腹胀、腹痛等一些临床表现，严重者会出现水肿、呼吸困难、少尿、恶病质及血压下降等，甚至危及生命。

恶性腹水的疗效极差，易反复增多，消耗机体气血津液。无论是中医或西医的治疗方法，均是以减轻症状为主。临床实践中此病证所遇颇多，采取中西医结合的治法，偶有效验，但对多数较重患者，每每束手无策。朱老用调养肝脾、化癥消积、疏络行水的方法治疗肝硬化腹水多有良效。

案7：邓某，男，58岁，教师

该患者因直肠下段印戒细胞癌，于2000年6月11日在广州中山肿瘤医院行手术治疗，术中见腹膜后淋巴结广泛转移，网膜和肝表面亦见数处转移灶，局部病灶已难以切除，遂行乙状结肠造口术。2000年7月至2001年3月先后接受化疗8个周期，2001年3月患者出现大量腹水，腹水脱落细胞检查发现癌细胞，经腹腔内灌注化疗和生物治疗各2次，无效。同年6月以"直肠癌晚期造口术后、恶性腹水"住进广东省中医院肿瘤科。住院期间给予中医药治疗和肠系膜上动脉灌注化疗交替治疗2次，疗效不显，遂在介入治疗后服用调养肝脾、化瘤消瘀、疏络行水之剂。

处方：北沙参、丹参、泽兰、泽泻各15g，制黄精、石见穿各20g，路路通、土鳖虫各10g，壁虎2个，生白术20g，柴胡10g，白商陆、地肤子各15g，急性子10g。水煎服。

另选鲤鱼1尾，重约0.5kg，去鳞及内脏，不加盐，加赤小豆60g、红茶叶15g，煮服。

连服6剂，第二次介入治疗后1周患者即出院休养，并坚持服用上方15剂，2周后患者再次入院时腹水已完全消失，经观察2个月腹水未见增长，期间继续介入治疗2次，并且坚持服用上方二十余剂及复肝散2剂。患者出院后去澳洲旅游，遂停药。

按：朱老对肝硬化和肝硬化腹水的治疗颇有独到之处。朱老认为，早期肝硬化属癥积、痞块范畴，肝硬化腹水则应在鼓胀门中辨证施治。如喻嘉言在《医门法律》中说："凡有癥瘕、积聚、痞块，即是胀病之根，日积月累，腹大如箕，腹大如瓮，是名单腹胀。"王肯堂曰："气血不通，则水亦不通而尿少，尿少则腹中积水而为胀。"因此，肝硬化腹水和由肝癌引起的癌性腹水，是气血瘀滞凝滞脉络，瘀结日久，肝脾损伤，水湿稽留所致，属本虚标实之证。标实是因气滞、血瘀、水停等，本虚是因肝郁脾虚、肝脾阳虚、肝肾阴虚等。因此，腹水初起，正气未大伤之时，应以治标为主，兼以扶正；当正气渐虚，脏腑功能不足之时，则以治本为主，兼以治标；水退后则应治以复正，以助气血和脏腑功能恢复。

朱老所拟的消除水肿的汤剂，功能扶正祛邪，可调养肝脾，化癥消瘀，疏络行水，因此对肝脾两伤，腹中有癥块癖积，水邪停聚之病证有殊效。水消后再给予复肝散以复肝护肝，巩固疗效。我们在临床治疗肝硬化腹水或癌性腹水时，遵老师的学术思想、理法方药，或原方不变，或随症加减，细细研究，获益颇多。朱老治疗肝病腹水常使用的药物，扶正类有北沙参、制黄精、生白术、红参、紫河车、参三七、鲤鱼等；攻邪类有石见穿、生牡蛎、路路通、土鳖虫、壁虎、柴胡、丹参、泽兰、泽泻、白商陆、地肤子、急性子、鸡内金等。细观老师所选用的药物，多具有抗癌的药理作用。尤其在辨证使用化癥消瘀、疏络行水之法时，配合使用鲤鱼汤以补土、消水治疗腹水，并用复肝之法以巩固疗效，其构思之缜密，方法之精巧，对后学有很大启迪作用。

但应注意，临床使用上方治疗肝硬化腹水或癌性腹水时，对以肝肾阴虚、热毒内盛等证型为主的应避免使用，或辨证损益，以求允当。

案8：陈某，女，34岁，农民

素患血吸虫病，近年来，形体消瘦，食欲不振，腹部逐渐胀大，某医院确诊为肝硬化腹水，经中西药物治疗效果不显。刻诊：肝区刺痛，亢热体倦，腹大如鼓，小溲不多，大便尚调，月经虽行而量少，其色紫黑，舌质偏红，苔薄黄，脉弦数。肝功能检查：ALT 60U/L，TTT 13U，白蛋白、球蛋白之比倒置。证属鼓胀，因肝脾两伤，疏泄失职，血瘀水停所致。当予调养肝脾、化癥消瘀、疏络行水为治。

处方：北沙参、丹参、泽兰、泽泻各15g，制黄精、石见穿各20g，生牡蛎30g（先煎），路路通、炙土鳖虫各10g。

连进5剂，未见显效。仍予原方，每日1剂，另嘱每日用鲤鱼一尾，去鳞甲、内脏，加赤小豆60g，不放盐，煮服。服药后第二日尿量显增，半月后腹水退净。续予原方去泽泻，加生黄芪30g，嘱隔日服1剂，共进二十余剂，此间未饮鲤鱼汤，但小便一直正常，后予复肝丸善后巩固，半年后复查，肝功能正常，基本治愈。

案9：唐某，女，40岁，会计

患者1年前患肝炎，肝功能一直不正常，肝肿大，肋下3.5cm，脾肿大，肋下1.5cm，头眩欲仆，神疲困乏，情绪沉郁，胁痛不瘥，心悸怔忡。近数月来体重减轻，纳呆腹胀，大便溏泄，日两三行，镜检脂肪球甚多。苔薄白，舌质淡，脉沉细无力，右关尺尤弱。此脾肾阳虚之候，法当温培脾肾，俾火旺生土，脾能健运，饮食能为肌肤，则恙自复矣。

基本方加炒白术 12g，益智仁 9g，太子参 12g。8 剂。

二诊：药后精神较振，便溏已除，唯仍头眩，纳谷欠香，食后腹胀，有时泛泛欲呕，苔白微腻，脉如前，仍系脾肾阳衰未复之咎，进治之。

上方加姜半夏 9g，砂仁 5g。6 剂。

三诊：泛呕已平，复查肝功能已正常，唯胁痛尚未已，间或腹胀，夜寐多梦，苔薄白，脉细弱较振，继进之。上方去半夏，加炒枣仁 15g（打）。6 剂。

四诊：服温补脾肾之品以来，精神较前振爽，自觉颇舒，唯停药旬余，又觉睡眠不实，偶有胁痛，余象尚平，苔薄白，脉细软。原方继服，已期巩固。上方继服 6 剂。

按：患者因染肝炎，肝功能不正常，头眩欲仆，腹胀便溏，疲惫不支而全休疗养，但经半载针药并施，仍未痊愈，颇为焦虑。嗣经诊视为脾肾阳虚，乃投予温补脾肾之品，病情显著好转，肝功能已趋正常，出院恢复工作。这说明，培补肾阳在慢性疾患治疗过程中是具有重要作用的，只要辨证准确，往往效如桴鼓。

案 10：李某，男，46 岁，工人

患者 3 年前罹黄疸之疾，经治已愈。近半年来因将息失宜，遂觉神疲异常，周身乏力，食欲不振，大便时溏，经医院确诊为早期肝硬化，肝功能不正常，肝大，肋下 3cm，予活血化瘀之剂，药用归尾、赤芍、三棱、莪术、丹参、生山楂等，连服三十余剂，更觉神疲不支。目前诸恙如前，面黄少华，舌质淡，衬紫，苔薄白，脉弦细尺弱。此肝肾阳虚，精血亏损之证。宜益肾温阳，以治其本。

处方：淫羊藿、仙茅、炙黄芪各 15g，熟地黄 20g，山萸肉、云茯苓、紫河车各 10g，怀山药 30g，炙甘草 6g，鹿角霜 12g。10 剂。

药后诸恙均减，精神渐渐振，仍予上方续进三十余剂，嗣经复查肝功能已经恢复，肝在肋下 1cm，续予复肝丸，调治而愈。

按：对早期肝硬化的治疗，当区别虚实，不可妄行攻逐。若有"瘀"之表现，用近世流行活血化瘀之法，但若不审瘀之由来，拘守化瘀一法，未有不偾事者。盖乙癸同源，肾精亏虚，肾阳不足，必然导致肝之气阳亦虚；肝气不足，则疏泄无力，气虚则血涩不利，因而瘀阻；肝木不能疏土，势必影响中焦运化。这一恶性循环，均基于下焦之虚乏。朱老治疗慢性肝炎、早期肝硬化等，凡证属肾阳不足者，均以温肾培本为主，选用淫羊藿配合仙茅、熟地黄、山药、鹿角霜、紫河车等，其温润不燥，以填下焦，疗效历历可稽。

案 11：周某，女，38 岁，教师

患者有肝炎、眩晕宿病，近因操持烦劳，旧恙复作，面时烘热，肢麻口干，心下漾漾欲吐，带下频仍。舌质红，苔薄黄，脉弦劲。证属肝阴不足，风阳上扰，治拟养阴清肝，以定风眩。

处方：生槐角、川石斛各 15g，决明子、生白芍、夏枯草各 12g，杭菊花、稆豆衣、车前子（包）各 10g，生牡蛎 30g（先煎）。

连进 5 剂，眩晕已除，肝功能正常，诸恙均减。嘱常服杞菊地黄丸善后。

案 12：张某，男，48 岁，农民

患者素患肝硬化，近 2 个月来腹部逐渐膨大，下肢浮肿，形瘦神疲，纳谷不馨，溲短色黄，确诊为肝硬化腹水。肝功能：麝浊 10U，麝絮（+），锌浊 18U，丙氨酸氨基转移酶 80U/L。舌质红，苔薄白，边有瘀斑，脉弦细微数。此鼓胀重症也，缘肝脾久损，气阴两伤，血瘀癖积，水湿停聚所致。拟扶正达邪，消瘀行水为治。

处方：葫芦子、泽兰、泽泻各 15g，楮实子、赤小豆、白花蛇舌草、生黄芪各 30g，莪术 10g，木防己 12g。

连进 5 剂，尿量渐增，腹水渐消，纳谷较馨。原方续进 15 剂，腹膨足肿全消，唯肝功能尚未完全正常，续予复肝散，以巩固善后。

案 13：李某，男，52 岁，工人

患者肝炎病史十余年，病程迁延，肤目黄染，面颈部见赤缕、蜘蛛痣，有朱砂掌，苔薄，舌红，脉细弦。B 超提示肝硬化、门脉高压（门静脉直径 14mm）、门脉血流速度减慢（14mm/s）。肝功能检查 ALT、AST 轻度异常，总胆红素波动于 35~60μmol/L。曾使用茵栀黄注射液、苦黄注射液、亮菌甲素等药物治疗，效均不佳。嘱其用藏红花每日 1g，泡茶徐饮，佐以养阴清热之剂，坚持 1 个月。复查肝功能，诸项皆有改善，因藏红花价格昂贵，改为每日 0.5g 继服。总胆红素下降至 30μmol/L，B 超示门脉血流速度 16.5mm/s。

案 14：潘某，男，42 岁，工人

患者慢性肝炎已延三载，肝功能不正常，经常通宵难以交睫，眠亦多梦，周身乏力，焦躁不安，右胁隐痛，口苦而干，小溲色黄，舌尖红，苔薄黄，脉弦微数，迭进养血安神之品。此厥阴郁热深藏，肝阴受损，魂不守舍使然也。亟宜清肝宁神，交通阴阳。

处方：法半夏、夏枯草、柏子仁、丹参各 12g，珍珠母 30g（先煎），琥珀末 2.5g（吞），川百合 20g。

连进 5 剂，夜能入寐，口苦、胁痛诸恙均减。仍予原方出入，共服二十余剂，夜能酣寐，诸恙均释，复查肝功能已正常。

案 15：孙某，男，36 岁，工人

患者患慢性迁延性肝炎已 4 年，迭治未愈，经常头眩，神疲，牙龈渗血，时多时少，心悸胁痛，夜寐不实，多梦，苔薄，舌质红，脉弦细。此肝阴亏损、虚火上炎、疫毒未清之证。治宜养肝阴，戢浮火，解疫毒。

处方：川石斛、金铃子各 10g，旱莲草、制黄精、川百合各 15g，枸杞子、白花蛇舌草各 20g，夜交藤 30g，甘草 6g。10 剂，每日 1 剂。

二诊：药后诸象均见好转，牙龈渗血亦止。苔薄，脉小弦。再予原方 5 剂，以善后之。

四、肾系疾病

案 1：冯某，女，55 岁，工人

2001 年 12 月 24 日来诊。患者近 1 周来尿频、尿急、尿痛反复发作，腰骶部疼痛，大便正常，舌红，苔薄腻，脉细弦。尿检：RBC（+），WBC（+++），OB（++），中段尿培养大肠埃希菌大于 10^5/mL。此属湿热下注膀胱，治拟清利湿热剂。

处方：生地榆、生槐角各 20g，白槿花 10g，土茯苓 30g，知柏各 6g，石韦 20g，徐长卿 15g，甘草梢 6g，小蓟 15g，白茅根 30g。7 剂。

二诊（12 月 31 日）：药后尿频、尿痛好转，近感心慌易怒，夜寐不实，似睡非睡，口干便调，苔薄腻，脉小数。上方加珠儿参 12g，炒枣仁 30g，琥珀末 3g（分吞）。14 剂。

三诊（2002 年 1 月 21 日）：尿频、尿急、尿痛已瘥，诸症渐平，尿常规（－），予知柏地黄丸以善后。

按：急性肾盂肾炎属于热淋范畴，多由湿热下注而发病，朱老常用土茯苓配半枝莲、败酱草、白槿花清利下焦湿热，地榆、槐角凉血止血，清热解毒，临床验证屡屡收效。

案 2：章某，女，52 岁，农民

2002 年 5 月 6 日就诊。患者近 3 个月来倦怠、乏力、恶心，伴小腹不适、恶心、怕冷，大便正常，近 10 天来以上症状加重。血压 150/100mmHg，消瘦，患者既往有多囊肾、多囊肝病史。肾功能：尿素氮 21.27mmol/L，肌酐 2.1µmol/L，尿酸 433µmol/L。尿常规：WBC（＋），PRO（＋＋）。血常规：WBC $5.6×10^9$/L，RBC $3.9×10^{12}$/L，PGT $197×10^9$/L。舌苔白腻，脉细弦。此属肾虚浊毒上干，治拟益肾泄降浊毒。

处方：太子参 15g，姜半夏 10g，煅赭石 20g（先煎），旋覆花 10g（包），扦扦活 30g，制附片 8g，生锦纹 10g，土茯苓 30g，谷麦芽 10g，六月雪 30g，全当归 10g，姜竹茹 10g，石韦 10g。

灌肠：生锦纹 15g，生牡蛎、蒲公英、六月雪各 30g，煎汁 150～200mL，待温后灌肠，每日 1 次，2 小时后排出，同时加降压药洛丁新 1 片，每日 2 剂。

服药后以上症状完全消失，肾功能、尿常规各项检查指标均接近正常，仍在治疗中。

按：慢性肾炎是一种免疫性肾小球疾病，临床表现为病程长，有蛋白尿、镜下血尿、水肿、高血压等征象。其致病因素比较复杂，脾肾两虚为病的内在因素，而脏腑、气血、三焦气化功能的失调乃是构成本病发生的病理基础，在治疗上，朱老认为应标本兼顾，补攻并施，益气化瘀，通腑泄浊，庶可奏功。在温肾运脾的同时，必须配合清湿热、利水毒、泄浊瘀之品，才能有利于病情的逆转。方中重用土茯苓、六月雪、扦扦活，正合此意。

案 3：汪某，女，25 岁，工人

患者湿热下注膀胱，4 日来小便频数，灼热刺痛，颇为痛苦，口苦纳呆，腰酸痛，苔黄腻，舌质红，脉数。尿检：红细胞（+++），脓细胞（++）。治宜清泄渗化，以利下焦。

处方：粉草薢、生地榆30g，白槿花10g，萆草20g，石韦、滑石各15g，通草8g，甘草梢6g。4剂。

二诊：药后小频数刺痛大减，口苦、腰痛也见好转。苔黄腻渐化，脉数已缓。尿检正常。乃湿热渐化之征，前方可继进之。上方去生地榆，续服4剂。

药尽即瘥，继以六味地黄丸善后之。

案4：顾某，男，22岁，工人

患者8年前患肾炎，经治而愈。近2个月来又感不适，头眩腰酸，面浮足肿，尿少色黄，舌尖红，苔薄腻，脉细弦。尿检：红细胞（+），白细胞（+），透明管型少许。血压136/104mmHg。此属肾气亏虚，瘀浊留滞，拟益肾泄浊为治疗。

处方：生黄芪30g，广地龙、泽泻各12g，生山药20g，漏芦、菝葜、石韦各15g，净蝉衣6g，淫羊藿、川续断各10g。

连进5剂，浮肿渐消，精神颇爽。仍以上方出入加减，共进药24剂，面浮足肿消退，血压及尿检正常，嘱常服六味地黄丸善后。

案5：张某，男，68岁

患者患前列腺肥大已五载余，曾使用有关西药治疗，收效不著，病情时轻时剧。半月前突然尿闭不通，当即住院治疗，经导尿并注射雌二醇等，病情有所缓解。刻诊：面黄少华，腰酸肢体楚，小溲频数而不畅，夜间尿次尤频，一般每夜 10 ~ 15 次，唯量少而涓滴不尽，小腹坠胀，舌上有紫气，苔薄，脉弦细尺弱。此属肾气亏虚，失于固摄，故小便频数，瘀滞留阻，水道不畅，故小便量少而涓滴。治以益肾化瘀，以展气化。

处方：生黄芪 30g，刘寄奴、怀山药各 20g，熟地黄 15g，山萸肉、丹参、丹皮、泽兰叶、王不留行各 10g，肉桂 5g（后下），沉香片 3g（后下），琥珀末 2.5g（分吞），甘草 6g。

连进 5 剂，小溲渐爽，尿次减少，诸症大减，续予原方出入，共服 30 余剂，排尿接近正常，精神转振。嗣后间断服药，一切正常，并以六味地黄丸长期服用以巩固之。

案 6：张某，女，53 岁，工人

患者腰痛如折，带下颇多，质如稀水，面黄形瘦，体倦乏力，脉细尺弱，苔薄白，舌质淡。曾服补脾化湿及固涩束带之品，多剂罔效。此肾阳不足，累及奇经之候也。治予通补奇经，固任束带。

处方：露蜂房、全当归、云茯苓、巴戟天各 10g，鹿角霜、棉杜仲、菟丝子各 12g，小茴香 6g，怀山药 15g。

连进 5 剂，带下即止。嘱再服 5 剂，以巩固疗效。

案 7：武某，女，46 岁，教师。

患者子宫全切术后半年，怯冷烘热阵作，四肢及眼睑肿胀，入暮尤甚，夜间躁扰不宁，难以入睡，全身乏力，二便尚调。舌质淡，衬紫，苔薄白，脉细。揣度脉症，乃手术后损伤冲任，阴阳失燮之候也。治宜补益气血，燮理阴阳。

处方：淫羊藿、潞党参、紫丹参各 15g，仙茅、茯苓、炒白术各 10g，炙黄芪、淮小麦各 30g，生地黄 12g，生牡蛎 20g（先煎），甘草 5g，大枣 6 枚。10 剂。

二诊：夜寐较实，怯冷已除，唯烘热、肢肿未已，苔薄白，脉弦细。上方加泽兰、泽泻各 10g，10 剂。

药后神疲好转，烘热退，肿胀消，能操持家务。原方间服十余剂后患者已能上班。

按：冲任二脉起于胞中，根于先天。冲为精血汇聚之所，任为阴经之承任。奇脉之精血，阴中涵阳，浑然一体，一有亏损，则阴阳失去动态平衡，是以怯冷、烘热诸症蜂起。患者因行子宫全切术，损伤冲任，故见症如斯。朱老取淫羊藿、仙茅温润和阳，生地养阴，牡蛎潜降，庶几阴平阳秘，余药为补气养血之品。此方先后天同调，意在互相资生，阴阳相燮，气血并补，诸恙悉退矣。

案 8：潘某，女，40 岁，会计。

1982 年 7 月 21 日就诊。患者经血淋沥，将及半载，迭进清营摄血之剂未效。诊得形体丰腴，头眩神疲，怯冷倍于常人，稍事活动，即感疲乏，腰酸气坠，漏下色红，时多时少，苔薄，舌质胖，脉细，重按无力。此形盛气衰，气不摄血之候。治宜益气温阳，以固冲任。

处方：淫羊藿、炙蜂房、潞党参、补骨脂各 12g，炙黄芪、煅乌贼骨各 15g，仙鹤草、怀山药各 20g，茜草炭 10g，甘草 5g。

二诊（8 月 6 日）：服上方 13 剂后，神疲较振，腰酸腹坠亦释，经事淋沥之量显著减少，每次数滴，日行数阵。

苔薄腻，舌质淡胖衬紫，脉细。前法即合，毋庸更张。上方加炮姜炭 3g，10 剂，漏下遂断。

按：一般而论，崩证势急，漏下则连绵不断而势缓。但崩证不愈，可致漏下，漏下不愈，亦可致崩。凡暴崩宜补宜固，漏下宜清宜通，此为常法。此患者因漏下半载，阴伤及阳，医者囿于常法，见血投凉，故而无效。朱老见其形体丰腴，但怯冷乏力，断为形盛气衰之候，遂予益气温阳，固摄冲任，确是治本之图。其中淫羊藿配合炙蜂房益肾调冲，是朱老独到之经验。茜草根配合乌贼骨，能行能止，无兜涩敛邪之弊。阴阳得以燮理，残瘀得以潜消，漏下自已。

案 9：沈某，女，39 岁，工人

患者旬前突发小溲频数刺痛，口干腰酸。尿检：红细胞（+++），白细胞（++），蛋白（+），脓细胞（+）。尿培养：大肠埃希菌大于 10^5/mL。苔中黄，舌边尖红，脉滑数。此湿热蕴注下焦，而肾阴有耗损之征，径予清淋汤治之。

处方：生地榆、生地黄、生槐角、白花蛇舌草各 30g，白槿花 12g，甘草 5g。4 剂。

二诊：药后尿频、尿急、刺痛已缓，尿检亦好转，药即奏效，守方不变，原方 6 剂。

三诊：病情稳定，上方地榆、白花蛇舌草、生槐角、生地黄用量减为 15g，继进 8 剂以巩固之。

四诊：尿培养已转阴，以知柏地黄丸善后。

案 10：曹某，女，45 岁，技术员

患者患慢性肾炎已 2 年余，面浮足肿，时轻时剧，尿蛋白长期+~++，红、白细胞少许，腰酸肢楚，烘热头眩，舌质红，苔薄黄，脉细微数。迭进补肾摄精之品乏效。此为肾阴亏虚，湿热久踞，治宜养阴化邪。

处方：生地黄、石韦、龙葵、菝葜、熟女贞各15g，萆草、马料豆、怀山药各30g。

连进10剂，浮肿逐渐消退，仍以上方出入化裁，共进40余剂，浮肿未再作，尿检正常，病情稳定。

案11：谢某，男，38岁，工人

患者患慢性肾炎已年余，迭治未愈，近2个月来，头昏困惫，纳呆，泛泛欲呕，晨起面浮，入暮足肿，溲少。经某院检查：尿素氮61.4mmol/L，肌酐814.2μmol/L。肾图提示：两肾无功能。诊为慢性肾炎、尿毒症。患者苔白腻，舌质淡，脉虚弦。此属肾气衰竭，浊阴内凝，颇虑逆而上，昏厥萌生。故予益肾气，降浊阴。

（1）汤方：熟附片、姜半夏、泽兰、泽泻各15g，生黄芪、丹参、炒白术、六月雪、扦扦活各30g。另用益母草90g煎汤代水熬药。每日1剂，连服3剂。

（2）灌肠方：生大黄15g，制附片10g，白花蛇舌草30g，丹参20g，加水煎至150mL，待温灌肠，每日1次，连用5日。如尿素氮、肌酐下降，可休息一两日再用5日。

二诊：药后得畅便，自觉较适，尿量小增，此佳象也，原法继进之，再服5剂。

三诊：病情平稳，停用灌肠，继用汤方，去半夏，续服8剂。

复查尿素氮降为20.0mmol/L，肌酐降为366.8μmol/L，

改予金匮肾气丸，每晨晚各服 6g，冬虫夏草研细末，每服
1.5g，每日 2 次，以巩固之。

案 12：徐某，男，38 岁，干部

患者 1 年前突发肾绞痛，经检查为右侧输尿管结石引
起，对症治疗而缓解。因工作较忙，未作根治，目前又发
作，右侧腰腹部绞痛甚剧，汗出肢冷，尿赤不爽，苔白腻，
脉细弦。此输尿管结石引发之肾绞痛也。急予乌药 30g、
金钱草 90g 煎服，药后半小时腰腹部绞痛即渐缓，4 小时
后又续服二煎，绞痛即定。次日排出如绿豆大的结石 2 枚。
继以金钱草 60g，海金沙 20g，芒硝 4g（分冲），鸡内金
9g，甘草梢 5g，水煎服，服 20 剂，又排出结石 3 枚。经
B 超复查，已无结石。

按：如患者湿热偏盛，则应加用生地榆、生槐角、小
蓟、萆薢等品始妥。

案 13：王某，男，44 岁

患者 2001 年 12 月 30 日就诊。刻见尿频，尿痛，小便
时小腹不适，舌偏红，苔薄，脉弦。B 超检查提示前列腺
增生。证属湿热夹瘀，阻于下焦，治拟清利湿热，软坚散
结，活血化瘀。

处方：土茯苓、白花蛇舌草各 30g，赤芍 15g，炮山甲
10g，刘寄奴、皂角刺各 15g，王不留行 12g，萆薢、车前
草、荔枝核各 15g，生牡蛎 30g（先煎），怀牛膝 15g。

患者先后服用 30 余剂，尿频、尿痛、小腹不适明显好
转。B 超检查提示前列腺增生程度减轻。

按：方中土茯苓、白花蛇舌草、车前草、萆薢，清热

利湿解毒，用炮山甲、生牡蛎、荔枝核、皂角刺软坚，王不留行、刘寄奴、怀牛膝活血化瘀，引药下行，诸药配伍，共奏清热解毒、活血化瘀、软坚消积之功。

五、结节病

案 1：李某，女，46 岁，友谊服装厂工人

1978 年 2 月 25 日就诊。患者近年来周身出现皮下结节，有时呈对称性串珠状，逐步增多，已达一百多枚，推之可移，按之坚硬，皮色不变，无特殊疼痛。病理切片证实病变属于肉芽肿性质的病损，诊断为"结节病"。已服中药一百余剂，罔效。苔薄，脉缓。综合病情，属痰注无疑，予化痰软坚之品。

处方：炒白芥子 10g，生半夏 6g，炙僵蚕 12g，制海藻、昆布各 12g，生姜 3 片，紫背天葵 12g，生牡蛎 30g（先煎），夏枯草 12g，红枣 5 枚。6 剂。

二诊（3 月 6 日）：药后自觉乏力，有时口干，苔薄白少津，脉象细软，有气阴两伤之征。上方加入益气养阴之品。上方加炙黄芪 15g，潞党参、麦冬各 10g。10 剂。

三诊（3 月 16 日）：痰核稍有缩小，仍感神疲乏力，口微干，苔薄，舌质微红，脉象细软。效不更方，继进之。上方加炙蜂房、炙土鳖虫、川石斛各 10g，5 剂。

四诊（3 月 24 日）：腿上结节缩小，其质已软，节结未见增多。右肩关节酸痛，活动欠利，曾诊为"冻结肩"。舌质衬紫，脉细弦带滑。此乃痰瘀凝聚，而成结节，导致经脉痹阻，关节不利。仍宗前法，以丸剂继进之。

（1）汤方：上方加赤芍、片姜黄、黄精各 10g，10 剂。

（2）丸方：生半夏 60g，炒白芥子、紫背天葵、炙僵蚕、炙蜂房、炙土鳖虫各 120g，京三棱 60g，仙灵脾、全当归、川石斛各 100g，陈皮 60g，炮山甲 100g，鹿角霜 80g，生黄芪 120g，甘草 30g。上药共研极细末，另用制海藻、昆布各 240g，煎取浓汁，加蜂蜜泛为丸，如梧桐子大。每日早晚各服 8g，餐后服。

五诊（5 月 3 日）：服药未停。两腿结节消失，腰部结节逐步缩小。苔薄，舌微红，脉象细弦。因丸药配制尚需时日，继予汤剂（同 3 月 16 日方，10 剂），俟丸剂制成，即连续服用。

8 月 12 日随访，全身结节消失，病已获愈。

案 2：周某，女，34 岁，市图书馆干部

1962 年 5 月 25 日就诊。患者周身关节疼痛，肢困乏力，继而发现自髂嵴连线向下沿大腿后侧散在分布皮下结节 60 余枚，手背部亦见 3 枚，每枚约弹子大小，推之可移，质地较硬，但无触痛。其病已起半年，曾用肾上腺皮质激素治疗无效。类风湿因子试验（+），血沉 30mm/h，胸部 X 线检查见肺门淋巴结肿大。苔薄腻，舌质衬紫，脉小弦。辨为痰瘀交凝，脉络痹阻，治宜化痰软坚，散瘀消结。

处方：生半夏（先煎）、白芥子各 10g，青陈皮各 6g，生牡蛎 30g（先煎），生薏苡仁 15g，制海藻、昆布各 10g，紫背天葵 12g，炙僵蚕 10g，生姜 3 片，炙土鳖虫 10g，炮山甲 8g。7 剂。

二诊（6 月 2 日）：药后痰核已消其半，所余结节亦趋

缩小。舌脉同前。药既奏效，毋庸更张。原方7剂。

三诊（6月8日）：结节已基本消失，唯手背部尚留有半粒弹子大小结节1枚，质软。原方续服4剂，以巩固之。

1980年6月10日随访，一直未复发。

案3：余某，女，46岁，市公安局干部

1973年2月5日就诊。患者因工作繁忙，自觉疲惫乏力，体重下降，时有低热盗汗，胸痛干咳，周身淋巴结肿大，且出现皮下结节达70多枚，边缘清楚，并无触痛。结核菌素试验（－），血沉25mm/h，胸部X线检查提示两侧肺门淋巴结肿大，诊断为"结节病"。苔薄腻，脉细滑。此乃痰核之证，治宜化痰消核，兼益气阴。

处方：太子参、川百合、功劳叶各12g，葎草20g，生半夏（先煎）、炒白芥子各10g，生牡蛎20g（先煎），紫背天葵12g，炙僵蚕10g，甘草5g。10剂。

二诊（2月15日）：痰核绝大部分已消弭于无形，仅余数枚尚可触及，唯气阴两虚，尚未悉复，舌脉如前。前法既效，率由旧章。上方加制黄精15g，20剂。

1980年6月9日随访，向其爱人了解，自1973年至今无任何不适，仅在劳累后尚可扪及结节数枚，因此未再服药。

案4：黄某，女，42岁，干部

患者周身出现皮下结节，逐渐增多至80余枚，已达年余，不痛不痒，推之能移，经某医院确诊为"结节病"。平日经汛尚调，常觉胁痛脘痞，苔薄，脉细缓。羌由气结痰凝所致，治宜活血散瘀，软坚消核。

处方：生半夏 7g，白芥子 10g，制海藻、制昆布、夏枯草、茺蔚子、紫背天葵、僵蚕各 12g，生牡蛎 30g（先煎），川芎 5g，红枣 5 枚。

连进 5 剂，未见明显效果。将上方生半夏改为 10g，又进 10 剂，痰核逐步减少。服至 30 余剂，痰核基本消失，转予益气养阴，软坚消核之品善后。

按：以上 4 例均确诊为"结节病"。根据其临床表现，虽有夹瘀或气阴两亏之兼证，但其共同点都有"痰"证，而见周身皮下结节数十枚，乃至百余枚，故应属于中医学中"痰注""痰核"之范畴。《丹溪心法》："百病多有夹痰者，世所不知。人身中有结核，不痛不红，不作脓，痰注也。"此与临床所见符合。前人认为百病多由痰作祟，患者皮下坚核，推之可移，按之质硬，皮色不变，又无疼痛，故可确诊为"痰注"或"痰核"，而以化痰软坚为主。在使用药物方面，除选用海藻、昆布、夏枯草、生牡蛎取其消核软坚之功外，临床屡用白芥子、生半夏、紫背天葵、炙僵蚕而获效。白芥子、生半夏祛有形之痰核效果最佳。《本草正》曾曰："白芥子，消痰癖疟痞，除胀满极速，因其味厚气轻，故开导虽速，而不甚耗气，既能除胁肋皮膜之痰，则其近处者不言可知。"半夏长于燥湿化痰，降逆散结，其生者，用治痰核，其效甚著。《药性论》谓其"消痰涎"，"能除瘿瘤"。《主治秘要》亦赞其"消肿散结"之功。半夏配合白芥子擅治痰核，朱老临床用量最大曾达 18g，未见任何毒性反应，常加生姜 3 片以解其毒。僵蚕善于化痰散结，《本草纲目》谓其"散风痰结核"。紫背天葵系毛茛科植物天葵的全草，块根名"天葵子"，种子名"千年耗子屎种子"，与紫背天葵草（为菊科植物紫背千里光的全草，有祛瘀、活血、调经作用）是两种药，不能混同。紫背天葵功能消肿、解毒、利水，对瘰疬结核有显效。方中生姜、大枣以调和诸药，缓和某些药物的毒性。

六、风湿性疾病

案1：患者，女，50岁，教师

患者素有关节疾病，1个月来因丈夫住院，日夜陪伴，睡卧医院过道而不慎受寒，两腕、肘、膝关节肿胀，疼痛难忍，肤色正常，手腕活动受限，两膝行走困难，怯冷倍于常人。血沉7.0mm/h，类风湿因子（−），黏蛋白3.2mg/L，抗链"O"＜1：500，白细胞$4.2×10^9$/L。两手腕、两膝关节摄片未见异常。舌苔薄白，舌根腻，脉细濡。辨证为风寒湿痹痛。既有病根，更为顽缠。治当温经散寒，逐湿通络。

处方：当归10g，制川草乌各10g，六轴子2g，鹿衔草30g，土鳖虫10g，炙蜂房10g，乌梢蛇10g，炙蜈蚣3g（研末，分吞），炙僵蚕10g。5剂，口服。

二诊：关节疼痛减轻，关节肿胀如前，舌脉如前。药既合拍，上方加白芥子10g。5剂，口服。

三诊：药后已能行走，关节肿胀渐退，但疼痛尚未悉止，入暮为甚。舌苔薄白，质淡，脉细。此寒湿痹痛之重候，病邪深入，肾阳亏虚，续当补肾助阳，温经散寒，蠲痹通络。

处方：熟地黄 15g，淫羊藿 20g，鹿衔草 30g，乌梢蛇 12g，土鳖虫 10g，蜣螂虫 10g，炮山甲（用代用品）10g，炒元胡 10g，甘草 5g。继服 5 剂。

四诊：腕关节疼痛明显减轻，自觉关节松适，肿胀亦退，唯膝关节肿痛未已，苔薄白，脉细小弦。原方改为离子导入，以加强药物吸收。上方 2 剂，浓煎成 500mL，加入 1% 尼泊金防腐。膝关节处离子导入，每日 2 次。益肾蠲痹丸 250g，每次 9g，每日 2 次，食后服。

五诊：经用丸药及中药离子导入后，膝关节肿痛大减，舌、脉象正常。实验室检查：血沉正常，白细胞 6.3×10^9/L。续配益肾蠲痹丸巩固之。

随诊：病愈后恢复工作，一直坚持上班，关节肿痛未作。

案 2：徐某，男，53 岁，龙游人

患类风湿关节炎十余年，诸指变形，僵硬疼痛，曾口服抗类风湿药多年，不能根治，生活难自理。1999 年 11 月突感胸闷，心悸，双下肢浮肿，入镇医院摄片示心包积液，该院用强心利尿剂临时处理，嘱急送县医院救治。家属前来索方，处以党参 30g，麦冬 10g，五味子 6g，玉竹 30g，丹参 15g，鱼腥草 30g，葶苈子 15g，3 剂。

服药后浮肿消退，但仍感胸闷、乏力，上方加生黄芪 15g，葶苈子减量至 15g，5 剂。用药后病情稳定，但关节仍僵硬，嘱口服益肾蠲痹丸 3g，每天 3 次，用药棉蘸祛风活络酒（生马钱子 30g，蜈蚣 3 条，全蝎 10g，没药 50g，浸入白酒 500mL 内约半个月）外擦患处，停服所有西药，坚持服益肾蠲痹丸 5 个月余，关节疼痛消失，诸指能屈伸，可打麻将娱乐，至今情况良好。

按：类风湿关节炎为慢性病，坚持服药才能益肾蠲痹，解除顽症。该案为多年顽痹，且致心痹，危象四起，经用中药起死回生。

案 3：杨某，女，28 岁，纺织工人

1984 年 10 月 28 日就诊。患者 4 年前产后因过早用冷水洗衣，随后两腕、肘、膝关节疼痛增剧，难以忍受，而来院诊治。刻诊：面色少华，神疲乏力，两腕、肘、膝关节无红肿，遇寒疼痛加剧，得温则舒，气交之变疼痛更甚。血沉 14mm/h，抗链"O"1：500，黏蛋白 49mg/L。苔白腻，脉细濡。此乃气血两亏，寒湿入络，治宜益气补血，温经通络。

处方：制川乌 10g，川桂枝 8g（后下），生黄芪 30g，当归 12g，淫羊藿 15g，生薏苡仁 20g，苍术 12g，徐长卿 15g，炙蜂房 10g，炙全蝎 3g（研，分吞），甘草 5g。5 剂。

二诊（11 月 3 日）：服上药后疼痛增剧，此非药证不符，乃痹闭欲通之佳象，苔薄白腻，脉细。前法继进之，上方 5 剂。另取上方 1 剂，浓煎成 250mL，加 1% 尼泊金防腐，离子导入，每日 1 次。

三诊（11 月 8 日）：服上药加离子导入后，关节疼痛白昼已明显减轻，唯入暮后关节仍痛，但能耐受，苔腻已化，脉细。此气血渐通，阴阳未和之象。继当原法进之，上方 5 剂。

四诊（11 月 22 日）：经治关节疼痛渐平，下冷水已不感疼痛。外周血白细胞 $5.6×10^9/L$，中性粒细胞 71%，淋巴细胞 29%。患者甚为欣喜。予益肾蠲痹丸 250g，每服 6g，每日 2 次，食后服，巩固之。

按：张景岳曰："痹证，大抵因虚者多，因寒者多，唯气不足，故风寒得以入之，唯阴邪留滞，故经脉为之不利，此痹之大端也。"痹证日久，气血不足，病邪遂乘虚袭踞经隧，气血为邪所阻，壅滞经脉，留滞于内，肿痛以作。本案选用黄芪、当归益气补血；淫羊藿、炙蜂房培补肾阳，使阳得以运，血得以行，具扶正祛邪之功；炙全蝎、土鳖虫搜风通络，活血定痛；川乌、桂枝、苍术、薏苡仁、徐长卿温经散寒，除湿通络。再配合中药离子导入，内外合治，使药直达病所，取得较为显著之疗效。

案 4：周某，男，68 岁，退休工人

1999 年 11 月 26 日就诊。患者双侧腰腿痛、酸、胀、麻，不能行走两个月，曾经前医牵引、推拿、针灸、理疗、药物封闭注射无效。CT 示：① $L_{4/5}$ 椎间盘退变膨隆。② $L_{3/4}$、L_5 S_1 椎间盘突出。③ $L_2 \sim S_1$ 椎管轻度狭窄。④椎体及小关节增生退变。刻诊：口干便秘，舌质红，苔薄黄，脉弦。此肾督亏虚之骨痹，法拟益肾壮督通络。

处方：生熟地黄各 15g，全当归 10g，鸡血藤、豨莶草、炒元胡、全瓜蒌各 30g，补骨脂、骨碎补、乌梢蛇、露蜂房、土鳖虫、赤白芍各 10g，甘草 6g。10 剂。

另：浓缩益肾蠲痹丸 4g×30 包，每次 1 包，每日 3 次，餐后服。嘱卧硬板床休息。

二诊（12 月 9 日）：药后疼痛大减，能自行上楼梯，口干、便秘均除。舌红，苔薄黄，脉细小弦。上方加桑寄生、续断各15g。14剂。丸药继服。

三诊（2000年1月25日）：服药后疼痛已除，活动自如，唯足趾麻木，夜间挛急，有时便秘。舌红，苔黄腻，脉细弦。气血不畅，络脉欠利，营阴亏耗，续当调络脉、养阴液。改拟下方续治：

生白芍、豨莶草、伸筋草、全瓜蒌、鸡血藤各30g，生地黄20g，生熟薏苡仁各20g，宣木瓜、葛根各15g，乌梢蛇、土鳖虫、炙蜂房、川石斛、全当归、红花各10g，甘草5g。14剂。

四诊：诸症均除，黄腻苔亦退，予浓缩益肾蠲痹丸每次4g，每日3次，餐后服，用药3～6个月以资巩固。

随访未见复发。

按：对本病一般按寒湿痹或腰腿痛治疗，疗效有时不够满意。朱老于此，首先注重肾虚。因肾虚局部气血不畅而致椎体及纤维环退变，椎管内骨质增生导致椎管狭窄，加之久坐，更增加其病变程度。其次，本病的外因多为感受寒湿之邪使周身气血不得流通，络脉痹阻，骨质增生，对周围组织的压迫又加重了络脉痹阻这一病理改变。此两者相互作用，使纤维环的代谢更加减慢，退化加速，弹性日渐减退。故一旦遇负重、弯腰、蹦跳或轻微的扭身等，可使纤维环破裂，髓核突出，压迫神经根或脊髓而诸症蜂起。根据其病因病机、临床表现，无疑属痹之顽痹范畴，治以补肾壮督为主，药用熟地黄、补骨脂、骨碎补、桑寄生、炙蜂房、川续断。祛痰通络而除痹着，药用益肾蠲痹丸及乌梢蛇、土鳖虫、桃仁、红花、豨莶草等。临床选用延胡索、当归、赤白芍活血定痛。偏寒者加制川草乌。偏气血虚者加黄芪、党参以补气养血。辨证、辨病结合，方能达到满意的疗效。当然，有些重症患者，必须综合治疗，如配合针灸、牵引等始能获得显效。至于活血化瘀之品，即使脉、舌并无瘀证可辨，但按照本病病理改变，虫蚁之通瘀搜剔药物也必不可少。

案5：杨某，女，33岁，工人

1986年4月5日就诊。患者去年10月开始周身关节疼痛，怯冷恶热，血沉147mm/h，经常发热（体温37.5～38.2℃），一度怀疑为红斑狼疮，但未找到狼疮细胞，嗣后查类风湿因子（＋），乃确诊为类风湿关节炎。用抗风湿类药物无效，长期服用地塞米松（每日3片）以缓其苦。目前关节肿痛、强硬，晨僵明显，活动困难，生活不能自理，面部潮红虚浮，足肿，腰痛，尿蛋白（＋＋～＋＋＋），苔薄黄，舌质紫，脉细弦。此为郁热内蕴，经脉痹阻，肾气亏虚，精微失固。治宜清化郁热，疏通经脉，益肾固下。

处方：生地黄45g，赤芍、当归、土鳖虫、炙蜂房、制川乌、乌梢蛇各10g，鸡血藤、白花蛇舌草各30g，淫羊藿、苍耳子各15g，甘草3g。10剂。

二诊（4月27日）：药后热未再作，关节肿痛显著减轻，乃又自行继服10剂。目前，患者已能行走，自觉为半年来所未有之佳象。复查血沉已降为60mm/h，尿蛋白（＋）。效不更方，激素递减。原方生地黄改为熟地黄30g，10剂。益肾蠲痹丸每次6g，每日3次，餐后服。

三诊（5月10日）：病情稳定，血沉已降为28mm/h，类风湿因子也已转阴。激素已撤，汤药可暂停，以丸剂持续服用巩固之。

随访（9月2日）：关节肿痛已消失，活动自如，体重增加，已恢复轻体力工作。

按：中晚期痹证，既见正虚，又见邪实，既有寒象，又见热象，即所谓虚实寒热错杂。尤其可虑的是，正因为正虚，所以诸邪才得以深入，留伏于关节，隐匿于经隧，以致关节僵肿变形，疼痛剧烈难已。朱老临床常用桃仁、红花、白芥子等祛痰化瘀，再用巴戟天、骨碎补、蜂房、淫羊藿、补骨脂、紫河车、当归补肾壮督，其间用虫蚁搜剔窜透之品，尤为开闭解结之良药，盖湿痰瘀浊胶固，非寻常草木药可为功也。至其使用，一方面根据各药的性味功能特点，充分发挥其特长；另一方面根据辨证论治的原则，与其他药物密切配合，协同增效。例如，寒湿盛用乌梢蛇、晚蚕砂祛风渗湿，并配以制川乌、薏苡仁；化热者用地龙泄热通络，并配以寒水石、萆草；夹痰者用僵蚕除风化痰，并配以胆星或白芥子；夹瘀者用水蛭、土鳖虫破瘀开结，并配以桃仁、红花；四肢关节痛甚者用全蝎或蜈蚣研末冲服，搜风定痛，并配以延胡索或六轴子（剧毒药，入煎剂用2g）；背部痹痛剧烈而他处不痛者，用九香虫温阳理气，并配以葛根、秦艽；关节僵肿变形者，合用蜂房、僵蚕、蜣螂虫透节散肿，并配以泽兰、白芥子；病变在腰脊者，合用蜂房、乌梢蛇、土鳖虫行瘀通督，并配以续断、狗脊等。

案6：马某，女，49岁，工人

1999年10月5日就诊。患者双手指关节梭形肿痛已4年，右手为甚，晨僵1.5小时，口苦咽燥，余皆正常，苔薄黄腻，脉细弦。实验室检查：类风湿因子1∶50，CRP 12.7mg/L，IgG 18.8g/L，CIC阳性，血沉48mm/h。此类风湿性关节炎之顽痹也，予蠲痹通络，散肿止痛。

处方：穿山龙50g，生黄芪、炒延胡索、青风藤、泽兰、泽泻、鸡血藤、威灵仙各30g，炒白芥子20g，乌梢蛇、炙蜂房、炙土鳖虫、炙僵蚕、广地龙、全当归各10g，甘草6g。4剂。

另：浓缩益肾蠲痹丸4g×42包，每服4g，每日3次，餐后服用。

二诊（10月24日）：手指肿痛稍减轻，但服丸药后胃脘胀痛难忍，不能续服。既往有慢性胃炎史，与之有关，加用护胃之品。上方加生赭石、蒲公英各30g，莪术、凤凰衣各6g。14剂。

三诊（11月19日）：药后手指肿痛已消，脘胀痛亦除，晨僵约半小时，唯大便日2～3次，苔薄黄腻，原法继进。上方加淫羊藿、炒白术各15g，去生赭石。14剂。

四诊（2000年4月27日）：述前药服后诸症全部消失，一如常人，自以为已愈，故自行停药不再服，近1周手指肿痛复见，晨僵2小时，两膝疼痛，苔薄，脉细弦。嘱患者坚持药，以期根治。

处方：穿山龙50g，土茯苓、青风藤、鸡血藤、威灵仙各30g，淫羊藿、徐长卿各15g，乌梢蛇、炙蜂房、炙土蟅虫、炙僵蚕、广地龙、全当归各 10g，甘草 6g。30 剂。

按：此为类风湿性关节炎（顽痹），病已 4 年，双手指关节变形肿痛，初诊用芪、归以补气血，复以五种虫药配合流通气血、泄化痰浊之品，通闭解结。三诊后肿痛即不再作，晨僵时间也缩短。四诊时症状已完全消失，但停药 4 个月后肿痛复见，说明对顽痹这样的病证，即使在临床症状消失后，也还须坚持服药，以图根治。

案 7：包某，女，40 岁，美籍华人，教授

2000 年 7 月 15 日就诊。患者 1998 年因腰部僵硬疼痛，翻身困难，经当地医院检查 HLA-B27 阳性，CT 示骶髂关节炎三级，血沉 74mm/h，服激素及抗风湿药乏效，体重渐减轻，神疲，弯腰受限。于 3 个月前回沪治疗，经针灸、服药治疗，进展较慢，由岳阳医院胡院长介绍，前来求医。患者面色欠华，神疲，腰部疼痛，活动欠利，苔白，脉细涩。此肾督亏虚之肾痹也，不易速效，应耐心服药，始克奏功。

（1）熟地黄 20g，全当归 10g，淫羊藿 15g，补骨脂、鹿角胶（烊化）各 10g，桃红各 10g，炙蜂房、土蟅虫、淡苁蓉各 10g，炒延胡索 30g，穿山龙 50g，徐长卿 15g，甘草 6g。30 剂，每日煎服 1 剂。

（2）浓缩益肾蠲痹丸 4g×90 包，每次 1 包，每日口服 3 次。

（3）蕲蛇粉 150g，每服 2g，每日 2 次。

（4）蝎蜈胶囊 450 粒，每次 5 粒，每日 3 次。

二诊（8 月 20 日）：药后局部疼痛有所减轻，活动轻

爽，舌脉无著变，拟回美国继服药。成药给半年量，汤药在美国中药房配，带穿山龙 6kg，每日 50g，同煎服。

三诊（2001 年 7 月 1 日）：上药继续服用后，症状日渐好转，乃继续邮购成药服用至今，体重由 58kg 增至 64kg，面色红润，血沉降为 29mm/h，利用暑假回国复诊。目前，病情稳定，嘱继续服药以期巩固。

2002 年 9 月夫妇二人专程回国拜访，深表感谢。一直服用浓缩益肾蠲痹丸。复检 HLA–B27（–），血沉 4mm/h，体重增加至 68kg，面色红润。

2004 年春节，患者在上海打电话告知，病情稳定，身体健康。

按：强直性脊柱炎乃《素问·痹论》"尻以代踵，脊以代头"之肾痹也，一般多好发于青少年，初诊多误诊为骨质增生、坐骨神经痛，贻误正规治疗。HLA–B27 及 X 线骶髂关节摄片可以确诊。患者多有肾督亏虚之内因，以受寒或劳累之外因而诱发，故治疗应以益肾壮督治本，蠲痹通络治标，汤、丸及针灸、推拿综合治疗，收效较佳。该患者的治疗中穿山龙很重要，如不加用穿山龙则药效似较逊，说明穿山龙在痹证治疗中的重要作用。

案 8：黄某，女，45 岁，工人

2002 年 7 月 29 日就诊。患者双踝关节肿痛，局部肿胀，晨僵存在，入夜明显，两膝部稍痛，右足趾关节变形，舌苔薄，脉细弦。拟从湿热入络、络脉瘀阻论治。

处方：赤白芍各 15g，泽兰、泽泻、土茯苓各 30g，地龙 15g，苏木 30g，皂角刺 12g，土鳖虫 10g，炒延胡索

30g，甘草 6g。7 剂。

二诊（8 月 5 日）：药后肿胀明显好转，唯有踝关节疼痛，夜间局部有烘热，上方加蜂房 10g，忍冬藤 30g，治疗半月，病情稳定，改用益肾蠲痹丸治之。

按："湿胜则肿"，此为关节肿胀形成之主因，早期可祛湿消肿，但日久湿聚为痰，痰瘀交阻，肿胀僵持不消，须在祛湿之时参用涤痰化瘀之品始可奏效，故治疗痹证重在早期。朱老习用土茯苓配伍二妙、防己、泽泻、泽兰等，对肿胀常有著效。

案 9：夏某，男，55 岁，干部

1988 年 3 月 14 日就诊。患者诉手指、足趾小关节经常肿痛，以夜间为剧，病已 5 年，右手食指中节僵肿破溃，也已 2 年余。5 年前因经常出差，频频饮酒，屡进膏粱厚味，兼之旅途劳顿，饱受风寒，时感手指、足趾肿痛，因工作较忙，未曾介意。以后每于饮酒、劳累、受寒之后，即疼痛增剧，右手食指中节及左足拇趾内侧肿痛尤甚，以夜间为剧。去医院就诊，认为系风湿性关节炎，行一般对症处理。曾服吡罗昔康、布洛芬等药，疼痛有所缓解，时轻时剧，终未根治。两年前右手食指中节僵肿处破溃，流出白色脂膏，血尿酸高达 918μmol/L，确诊为"痛风"，即服用别嘌呤醇、丙磺酸等药，病情有所好转。后因胃痛不适而停服，因之肿痛又增剧，乃断续服用，病情缠绵，迄今未愈。患者形体丰腴，右手食指中节肿痛破溃，左足大趾内侧也肿痛较甚，入暮为剧，血尿酸 714μmol/L，口苦，苔黄腻，舌质衬紫，脉弦数，右耳郭摸到 2 枚痛风石结节，左侧有 1 枚。诊断为浊瘀痹（痛风），治宜泄化浊瘀，蠲痹通络。

处方：土茯苓 60g，生薏苡仁、威灵仙、萆草、虎杖各 30g，萆薢 20g，秦艽、泽兰、泽泻、桃仁、地龙、赤芍各 15g，土鳖虫 12g，三妙丸 10g（包煎）。10 剂。

二诊（3 月 25 日）：药后浊瘀泄化，疼痛显减，破溃处之分泌物有所减少，足趾痛也缓，苔薄，舌质衬紫稍化，脉细弦。此佳象也，药既奏效，毋庸更张，继进之。上方去三妙丸，加炙僵蚕 12g，炙蜂房 10g。15 剂。

三诊（4 月 10 日）：破溃处分泌物已少，僵肿渐消，有敛愈之征。苔薄，紫气已化，脉小弦。血尿酸已接近正常，前法续进，并复入补肾之品以善其后。

上方土茯苓减为 30g，去赤芍、萆草，加熟地黄 15g，补骨脂、骨碎补各 10g。嘱服 15 剂。

10 月 5 日随访，手指、足趾之肿痛未再作，已获治愈。

按：痛风之名，始于李东垣、朱丹溪，但中医之痛风是广义的历节病，而西医学之痛风，则系嘌呤代谢紊乱引起的高尿酸血症所致的痛风性关节炎及其继发症状，所以病名虽同，概念则异。从临床观察，该病有其特征，如发于中老年，形体丰腴，有饮酒史，喜进膏粱肥甘，关节疼痛以夜半为甚，且有结节，或溃流脂液。从病因来看，受寒受湿是诱因之一，不是主因。湿浊瘀滞内阻，才是其主要病机，且此湿浊之邪，不受之于外，而生之于内。因为患者多形体丰腴，为痰湿之体，并有嗜酒、啖食肥甘之好，导致脏腑功能失调，升清降浊无权，因之痰湿滞阻血脉之中，难以泄化，与血相结而为浊瘀，闭留于经脉，则骨节肿痛，关节畸形，甚则溃破，渗溢脂膏，或郁闭化热，聚而成毒，损及脾肾，初则腰痛、尿血，久则壅塞三焦，而呈关格危候，即痛风性肾炎而致肾衰竭。凡此皆浊瘀内阻使然，实非风邪作祟，故朱老称之为"浊瘀痹"，似较契合病机。中医病名之如何统一，也是我们应该探索的一个问题，从病因病机而定为"浊瘀痹"是否恰当，希同道商榷之。

案 10：夏某，女，43 岁，工人

患者四肢关节肿痛，时轻时剧，已半年余，曾服雷公藤片、蚂蚁粉等乏效，近月加剧，晨僵明显，不能握拳，手指关节畸形，腕、踝肿胀疼痛，午夜后剧，自汗淋漓，纳谷不香，神疲乏力。血沉 64mm/h，类风湿因子 1：80，免疫球蛋白均增高，血红蛋白 80g/L。苔薄腻，舌边有瘀斑，脉细涩。此顽痹之候，病情正处于活动期，应积极治疗，始可控制其进展。予益肾蠲痹法。

处方：生黄芪、油松节、鸡血藤、泽兰、泽泻各 30g，当归、蜂房、土鳖虫、乌梢蛇各 10g，淫羊藿 15g，甘草 4g。7 剂。

另服益肾蠲痹丸（浓缩型），每次 4g，每日 3 次，餐后吞服。

二诊：药后诸症如放，此非矢不中的，乃力不及鹄，重其制而进之。上方加制川乌 12g，制马前子 2g，7 剂。益肾蠲痹丸继服。

三诊：服上药后，肿痛显减，此温经宣痹之功也，效不更方，续进之。7剂。

四诊：病情有缓解之势，上方加熟地黄15g，继服10剂，益肾蠲痹丸继服3～6个月，始可巩固其疗效，而免复发。

案11：赵某，男，40岁，供销员

患者左足踝及跖趾侧经常灼热、肿痛，以夜间为剧，已起病3年，近年来发作较频，痛势亦剧。曾服秋水仙碱、别嘌呤醇等药，能顿挫病势，但肠道反应较剧，不能坚持服用，又因工作关系频频饮酒，常食膏粱厚味，而致经常发作，颇以为苦，乃来求治。血尿酸高达942μmol/L，确系痛风无疑。苔白腻，脉弦滑。此病多由脏腑功能失调，升降清浊无权，痰湿阻滞于血脉之中，难以泄化，与血相结合而为浊瘀，闭留于经隧，则关节肿痛作矣。治宜泄化浊瘀，蠲痹通络，并须戒酒，慎食，庶可根治。

处方：土茯苓60g，威灵仙、虎杖、生薏苡仁各30g，萆薢、泽兰、泽泻各20g，桃仁、山慈菇、苍术各12g，甘草4g。5剂。

二诊：药后肿痛显减，已能行走，效不更方，继进5剂。

后以"痛风冲剂"（南通市良春中医药临床研究所制剂）每次1包，每日3次善后。数周后复查血尿酸已正常，基本痊愈。

案12：周某，男，28岁，工人

1979年8月9日就诊。诉10年前因跖趾不慎扭伤，两足跖趾关节呈对称性肿痛，后约5年，两手指及膝关节呈对称性游走性肿痛，诊为类风湿关节炎。是年 7 月下旬发现右手拇、示指有多个结节，且液化溃出白色凝块及淡黄色液体，查血尿酸 952μmol/L，病理活检确诊为痛风石。X 线片提示双足跖趾关节第 5 跖骨头外缘有半圆形掌齿状小透亮区。诊断为痛风。嗣后两上肢、指关节、髋及踝关节疼痛，每气交而变剧，平素怯冷，面色㿠白无华，形瘦神疲。曾服西药别嘌呤醇片，因胃肠道反应停药。苔薄舌淡，脉象细数。体温 37.5℃，血沉 32mm/h，尿检蛋白（+）。此乃湿浊留滞筋脉，痹闭不利之咎，治宜化湿浊，通筋络，蠲痹着。

处方：土茯苓 60g，全当归、萆薢、汉防己、桃仁泥、炙僵蚕各 10g，玉米须 20g，甘草 5g。20 剂。

1979 年 10 月 25 日，服药 60 剂后，复查血尿酸 714μmol/L，血沉 12mm/h，尿检正常。患者手足之结节、肿痛渐消退。药既获效，嘱继服。至 1979 年 11 月 25 日，又服药 30 剂，唯感关节微痛，肿胀已除，复查血尿酸 357μmol/L，嘱再服 10～20 剂，以善其后。

案 13：宣某，男，56 岁，工人

患者近数月来左侧肩臂酸楚，其势逐步加剧，不能高举、后伸，夜卧时难于左侧睡，否则即疼痛加剧，苔薄，脉细。此肝肾、气血亏虚，经脉痹闭不利之证，治宜养肝肾，益气血，通络脉。

处方：熟地黄、炙黄芪、海桐皮各 15g，片姜黄、当归各 12g，桂枝、甘草各 6g，红花、赤芍各 10g。5 剂。

药后左侧肩臂酸楚疼痛显减，已能高举后伸，嘱其以原方继服 5 剂巩固之，并适当锻炼，慎避风寒。

案 14：何某，男，58 岁，教师

患者素有颈椎骨质增生病史，颈臂掣痛，左臂、手指酸麻不适，口渴欲饮，舌红，苔薄少津，脉细弦。此乃骨痹之阴虚者，治宜养阴和络，益肾蠲痹。

处方：葛根 30g，炙僵蚕 12g，鸡血藤 20g，炙甘草 6g。10 剂。

药后颈臂麻痛显释，自觉较舒，舌质红已不甚，脉细，前方续服 10 剂，间日 1 剂，药未尽而瘥。

案 15：陈某，男，56 岁，工人

1974 年 9 月 4 日就诊。患者周身关节疼痛已历 4 年余，在他院诊为风湿性关节炎，平素怯冷，疼痛游走不定，每遇寒冷则疼痛加剧，两腿可见红斑结节，血沉 70mm/h，抗链 "O" 正常，舌苔薄腻，舌质偏淡，脉细。证属风寒湿痹，治宜温经通络。

处方：制川乌（先煎）、全当归各 10g，淫羊藿、徐长卿各 15g，桂枝 8g，寻骨风、鹿衔草各 20g，生甘草 5g。8 剂。

二诊：药后关节疼痛较轻，仍觉得疼痛游走不定，红斑结节明显减少，舌苔白腻，脉细。上方加炙蜂房 10g，炙全蝎 2g（研末，分吞）。6 剂。

三诊：血沉已降为 21mm/h，关节疼痛趋定，腿部红斑结节消失，为巩固疗效，嘱原方再服 10 剂。

1976 年 6 月 5 日随访，患者已痊愈，并已正常上班。

案 16：张某，女，36 岁，农民

患者近半月来，四肢关节、肌肉酸痛，以肩关节为甚，疼痛游走不定，周身困重，乏力嗜睡，纳呆，大便调，舌质淡红，苔薄白腻，脉濡。查抗链 "O"、RF、ESR 均正常。此乃风寒湿痹，经络气血不畅，治宜祛风散寒，化湿通络。

处方：羌活 10g，独活 20g，穿山龙 45g，川桂枝 10g，生薏苡仁 30g，徐长卿 15g，片姜黄、蜂房各 10g，豨莶草 30g，炙甘草 6g。7 剂，水煎服。

药后病情显减，关节肌肉疼痛大为好转，继以前法为主调治半月，再以益肾蠲痹丸巩固半月而愈。

案 17：张某，女，48 岁，工人

患者起病 1 周，始则恶寒发热，周身关节走注作痛，继则双下肢出现多个蚕豆大小之结节，色红且痛，经使用西药保泰松等治疗，收效不著。刻诊：身热未清（37.8℃），口苦而干，舌质红，苔薄黄少津，脉浮数。此热痹也，良由风湿热邪搏于血分所致，当予化痰通络，泄热宣痹为治。

处方：葎草、青风藤、忍冬藤、桑枝各 30g，虎杖 20g，寒水石、赤芍各 15g，丹皮、地龙各 10g。

连进 5 剂，体温正常，痹痛大减，结节基本消失。继予上方加桃仁 10g，红花 6g，又服 10 剂，诸羌若失。

案 18：殷某，男，56 岁，农民

1986 年 4 月 15 日就诊。患者左足跖趾关节肿痛已有 3 个月余，经检查血尿酸达 21mg/dL，诊断为痛风。近日右手食指关节红肿疼痛，口苦，溲黄，苔黄腻，舌质衬紫，脉滑数。此湿热夹浊瘀阻于经隧之候，治宜化湿热，泄浊瘀，蠲痹着。

处方：萆薢、生薏苡仁各 30g，土茯苓 45g，黄柏 10g，威灵仙、徐长卿各 15g，广地龙 12g，生甘草 8g。10 剂。

二诊（4 月 26 日）：药后疼痛缓解，口苦已消，溲黄已淡，苔腻稍化，脉数平。此湿热浊瘀有泄化之机，守法继进。上方续服 10 剂。

三诊（5 月 10 日）：病情平顺，血尿酸降至正常值，嘱间日服上方 1 剂，以巩固善后。

案 19：黄某，女，62 岁，职员

患者患类风湿关节炎 1 年多，先后使用泼尼松及中药治疗，均未效。手足小关节肿胀，屈伸不利，周身疼痛，活动困难，身烘掌热，口干咽痛，大便干燥，舌红少苔，脉象细数。类风湿因子 145U/L，血沉 95mm/h。此为郁热伤阴，络脉痹闭，治宜清热养阴，宣痹通络。

处方：女贞子、生地黄、忍冬藤各 30g，秦艽、玄参各 12g，青风藤 30g，穿山龙 40g，赤白芍各 15g，甘草 6g。

连服 14 剂，身烘掌热、口干咽痛明显好转，但关节仍疼痛、僵硬，上方加蜂房、土鳖虫各 10g，女贞子改为 45g，再进 10 剂。后以上方略做调整，连服 2 个月后，关节肿痛消失，舌面生苔，脉亦平和，血沉 28mm/h，继续巩固治疗。

案 20：秦某，女，42 岁，工人

患者 3 年前四肢小关节肿痛，时轻时剧，继则低热缠绵，体温 37.5～38℃，血沉 98mm/h，类风湿因子阳性，确诊为类风湿关节炎。迭进中西药物治疗，尚未控制其活动。目前，低热未已，口干，晨僵明显，小关节对称性肿胀变形，艰于活动，颇以为苦，苔薄腻，舌质红，脉细弦。此寒湿袭踞经脉，痹闭不利，蕴久化热，治宜蠲痹通络，养阴泄热。

处方：生地黄 45g，白薇、川石斛各 15g，秦艽、乌梢蛇、土鳖虫各 10g，炙僵蚕、广地龙各 12g，青风藤 30g，甘草 6g。6 剂。

二诊：药后低热挫降，关节僵肿稍退，此佳象也。苔薄，舌尖红，脉弦细。药即奏效，毋庸更张，进治之，上方继服 6 剂。

三诊：阴损渐复，低热已清，关节肿痛续见减轻，改予益肾蠲痹丸治之，餐后每服 6g，每日 2 次。

2 个月后复查血沉为 16mm/h，类风湿因子已转阴，嘱其继服上丸药 4 个月巩固之。

半年后随访，已临床治愈，恢复工作。

案 21：姚某，女，34 岁，农民

患者有类风湿关节炎病史 4 年，近 1 周来，右膝关节疼痛加重，局部肿胀，皮色微红，皮肤微热，舌红，苔薄黄，脉弦数。此乃寒湿郁久化热，络脉痹阻，治宜清解郁热，蠲痹通络。

处方：川桂枝、生白芍各 10g，知母 20g，怀牛膝 10g，桑寄生 15g，寒水石 30g，萆草 30g，虎杖 15g，生甘草 6g。7 剂，水煎服。另用芙黄膏外敷关节。

药后，关节疼痛减轻，再以前法为主调治半月，右膝关节肿痛逐步缓解。

案 22：吕某，女，30 岁，工人

患者两颧红斑、脱发、乏力2年，周身关节痛。曾在华西医科大学检查，ANA（＋），抗ds-DNA（＋＋＋），抗SSA（＋），抗SBB（＋），抗SM（＋），C_3 0.71g/L，C_4 0.18g/L。血常规：WBC $5.7×10^9$/L，RBC $4.57×10^{12}$/L，Hb 133g/L，血沉30mm/h。拟诊为系统性红斑狼疮。长期用激素治疗，效果不佳，于2001年11月12日来诊。近日来脱发，乏力，腰痛，眼干，二便正常，苔薄，脉细弦。此为毒热内蕴，拟清热解毒，佐以养阴。

处方：生黄芪30g，生地黄20g，水牛角30g，赤芍10g，甘杞子15g，白花蛇舌草、川百合、土茯苓各30g，金银花15g，甘中黄10g，制首乌20g。

同时继服泼尼松20mg，每日1次，硫唑嘌呤1片，每日1次。上方共用64剂后，患者两颧红斑消失，脱发明显好转，周身关节疼痛消失。ANA（－），抗SM（－），抗ds-DNA（±），抗SSA（－），抗SSB（－），C_3 0.61g/L。症状控制后，上方加穿山龙30g，女贞子、淫羊藿各15g，仙鹤草30g，又服40剂，查C_3升高，血沉10mm/h。症平，继进中药，上方服30剂。

按：方中土茯苓、金银花、白花蛇舌草、半枝莲、生地、芍药清热解毒，穿山龙、黄芪、女贞子、淫羊藿、仙鹤草等益气养阴，调节免疫，巩固治疗。系统性红斑狼疮是一种自身免疫性结缔组织病，大量致病性自身抗体和免疫复合物造成组织损伤，出现多个系统和器官损害，如颧部蝶形红斑、口腔溃疡、关节炎、肾脏病（尿蛋白超过＋＋＋）等。朱老认为，本病为毒热内蕴所致，其活动期宜祛邪佐以扶正，恢复期宜扶正佐以祛邪，收效颇佳。

七、脾胃系统疾病

案 1：胡某，男，26 岁

患者患十二指肠球部溃疡，曾经多次便血（柏油样便）。最近因情绪紧张，工作劳累，又见黑便、胃痛，痛处固定拒按，痛时如针刺状。乏力，头昏，面色苍白，舌淡，脉细弱。证属气虚血瘀。处方：

红人参 9g，当归、炒白术、赤白芍各 10g，茯苓 15g，炮姜炭、炙甘草各 6g，生地榆、五灵脂各 12g，伏龙肝 50g（先用水 4 碗，搅和，澄清后去渣及浮沫，代水煎药）。

4 剂后痛止，已无明显黑便，精神转佳。易方以胃安散，加乌贼骨 90g，浙贝 60g，甘松 30g，一日 3 次，每次 5g。调理两月余，诸症悉除，病灶愈合。

案 2：王某，男，44 岁，工人

患者痢下白多赤少，日八九行，腹中切痛，里急后重，已 3 日。胸脘痞闷，不思饮食，舌苔白腻罩黄，脉滑数。此为湿热食滞，交阻阳明，倾刮脂液，化为脓血，病在初期，祛邪为急，拟予宣清导浊，化滞和中。

处方：桔梗、五灵脂、地枯萝各 10g，炒枳壳 6g，生白芍 15g，黑丑 4g，青皮、陈皮、生甘草各 5g。

连进 3 剂，腹痛大减，后重已除，下痢减为日两行，无赤白黏冻。原方去灵、丑，加山药 20g，续服 3 剂，调理而瘥。

案 3：诸某，男，76 岁，干部

患者原有胆汁反流之疾，经常胃脘嘈杂不适，近月来因连续参加宴会，频进膏粱厚味，突然上腹胀痛、呕吐、汗出肢冷，乃去医院检查。B 超检查见胰腺肿大，伴有渗液。血常规：白细胞 15.0×10^9/L，中性粒细胞 86%。血淀粉酶 950U/L，尿淀粉酶 460U/L。热势逐步上升。西医诊断为"急性胰腺炎"，患者上腹胀痛经胃肠减压后已有缓和，但腹肌有明显压痛，因年事已高，又有冠心病史，故外科暂行保守治疗，禁食禁水，静脉滴注头孢他啶 5g。翌日体温上升到 39.9℃，巩膜黄染，白细胞上升至 23.5×10^9/L，中性粒细胞达 95%，血淀粉酶高达 2000U/L。CT 检查示胰头水肿、坏死、出血，腹腔有渗液 2 处，病势仍在进展。继续使用头孢他啶 6 日后，白细胞总数及中性粒细胞百分比丝毫未降，腹部压痛明显，腹腔有渗液 3 处。院方发给病危通知，家属要求朱老会诊。患者湿热壅阻，中焦气滞，毒邪凝结，大便 5 日未行，邪无出路，病即难解。苔黄垢焦腻，少津，唇燥，脉弦数。治宜清泄毒邪，通腑导滞，冀能应手则吉。

处方：生山栀、生大黄、广郁金各 20g，赤芍 15g，蒲公英、败酱草、茵陈各 30g，生薏苡仁 40g，炒枳壳 4g。2 剂，每剂煎取汁 200ml，灌肠，上下午各 1 次。

灌肠后 1.5 小时，患者排出黑色如糊状大便较多，第二次灌肠后亦排出糊状便，患者自觉腹部舒适，次日热势下挫，白细胞总数及中性百分比开始下降，灌肠改为每日 1 次。第二日热即退净，白细胞降为 8.5×10^9/L，中性粒细胞 78%。第四日大黄减为 10g，继续每日灌肠 1 次。第七日生化指标均趋于正常，外科已同意进流质饮食，灌肠改为间日 1 次，腹部积液两处已吸收，但胰头部为包裹性积液，仅稍有缩小，外科认为不可能完全吸收，嘱三个月后手术摘除。患者仍坚持间日灌肠 1 次，40 天后 B 超复查，包裹性积液已吸收，仅见一痕迹而已。患者注意控制饮食，少进肥甘之品，少吃多餐，迄今已 10 年余，未见复发。

案 4：汪某，男，37 岁，商人

患者素日工作较劳累，不能按时进食，又常暴饮暴食，致胃脘经常胀痛，得噫稍舒。偶遇情绪怫郁，则其胀痛更甚，纳谷欠香，苔白腻，脉细弦。此劳倦伤脾，肝胃不和，气机郁滞，治宜疏肝调胃，而和中州。

处方：紫苏梗、甘松各 10g，广郁金 12g，徐长卿、生麦芽各 15g，佛手片、陈皮各 8g，甘草 4g。5 剂。

二诊：药后脘胀显减，知饥思食，苔薄腻，脉细。原方损益，以善其后。

案 5：高某，女，60 岁，退休工人

患者胃疾二十余载，经治而愈。去年因连续食用党参煨桂圆而至口干咽燥，乃致胃疾又作。近 5 个月来，食欲显减，胃脘胀痛不适，形体消瘦，便干如栗，三日一行。1981 年 10 月胃镜检查：浅表萎缩性胃炎、胃溃疡。苔白腻，边有白涎，舌质衬紫，脉细小弦。证属气血亏虚，痰瘀互阻，中运失健。始予宜气血，化痰瘀，运中土，徐图效机。

处方：生黄芪 20g，太子参、全当归、桃仁、杏仁各

10g，制半夏 2g（分 2 次冲），蓬莪术、鸡内金各 6g，生麦芽 15g，绿萼梅 8g。

进药 5 剂，食欲增进，脘痛已缓。仍以上方出入加减，共服药 62 剂，诸恙均除，胃镜复查未见任何异常。

案 6：姚某，女，53 岁，工人

患者右上腹疼痛已数月，全身乏力，口干欲饮，纳可，苔薄白，质淡红，脉细。于某医院检查：巩膜无黄染，心肺正常，腹部稍隆起，肝肋下 8cm，脾未触及。肝功能示 ALT 正常，ZnTT 19U，TTT 6U，γ-GT 47g/L。超声波示肝大，肋下 8cm，肝区波型活跃度差，为较密 - 密集中小波。此肝经疫毒已久，气血凝聚，结而为癥，但恙延既久，正气亏虚，宜软坚扶正并进。

处方：生黄芪、虎杖、生麦芽各 20g，莪术 6g，太子参、紫丹参各 15g，参三七 2g（分吞），鸡内金 8g，川石斛 10g，甘草 5g。

进药 6 剂，腹胀已除，唯夜寐不实。苔薄，脉细弦。今日复查：肝明显缩小，肝下界于右肋下 5cm 处扪及，超声波波型明显改善，此佳象也。效不更方，原方继进之。又服中药 10 剂，肝肋下 3cm 处可扪及，自觉已无所苦，嘱原方服 20 剂。

目前，患者病情稳定，精神颇爽，调理善后之。

案 7：孙某，男，33 岁，干部

1979 年 1 月 25 日来诊。患者素有胃疾，形体瘦长，肢乏神疲，得食脘痛，且感坠胀，辘辘有声，平卧稍舒。消化道钡餐透视：胃下垂，胃小弯在髂嵴连线下 11cm。舌苔薄白，舌质淡，脉细软。证属脾气虚弱，中气下陷，治宜健脾益气，升阳举陷。

处方：（1）苍术 20g×10 包，每日 1 包，泡茶饮用。

（2）炙黄芪 20g，怀山药 30g，炒白术 15g，陈皮 6g，炙升麻、柴胡各 5g，茯苓、炒白芍各 12g，炙甘草 5g。7 剂。

二诊（2 月 1 日）：药后自觉脘部稍舒，精神亦振，纳谷渐馨，余无特殊，苔薄脉细。药既获效，率由旧章。上方继服 10 剂，嗣后即单服苍术 50 剂，诸恙均除。消化道钡餐透视：胃小弯在髂嵴连线下 3cm。

案 8：秦某，女，62 岁，家庭妇女

1980 年 8 月 2 日诊。患者恙延半载，脘腹坠胀，纳减便难。消化道钡餐透视：胃下垂，在髂嵴连线下 7cm。苔薄舌红，脉象细弦。证属中虚气滞，胃阴不足，治宜补中行气，兼宜胃阴。

处方：（1）苍术 20g×10 包，每日 1 包，泡茶饮用。

（2）炙黄芪 15g，怀山药 30g，川石斛、火麻仁各 12g，炙鸡内金、刺猬皮各 10g，甘草 5g。10 剂。

共服药 45 剂，病情平复。消化道钡餐透视：胃小弯在髂嵴连线下 2cm。

案 9：王某，女，37 岁，教师

患者素患胃脘痛，此次发作已 3 日，自觉痛如火灼，嘈杂易饥，口干口苦，大便干结，小溲黄。前医误予辛香止痛之品，药后疼痛有增无减。苔薄黄，脉弦。此火热作痛也，当予清胃定痛之剂。

处方：蒲公英 30g，赤芍 12g，生甘草 5g，清宁丸 4g（吞）。

药后大便畅行，脘痛顿挫，善后调治而愈。

案 10：陈某，男，17 岁，中学生

患者 15 岁时患胃及十二指肠溃疡，近因考试劳碌，而病反胃，经某医院钡餐透视，确诊为幽门梗阻，遂来就诊。症见食后反胃，吐出物为未消化食物残渣及少许水液，舌淡，有齿痕，脉弱。此系痰瘀互阻、胃失和降所致，亟宜和胃降逆、行瘀散结为治。

处方：生半夏（用生姜 10g 同打烂，先煎 30 分钟）、旋覆花（包）、党参、丹参、桃仁泥各 10g，茯苓 15g，干姜、砂仁（后下）各 6g，代赭石 20g（先煎）。

服 3 剂，呕吐即止，改用香砂六君子汤加丹参、煅瓦楞子调理，至今数年未见复发。

案 11：赵某，男，42 岁，干部

患者胃脘痛已 8 年余，经常胃痛吞酸，食后两小时许痛作，冬春较剧，便难不爽。3 年前经钡餐检查确诊为胃小弯溃疡，去年曾吐血。今又发作，量多盈盂，色紫成块，口干欲饮，苔黄，舌质红，脉弦。证属胃有郁热，迫血妄行，予地榆汤以凉血止血。

处方：生地榆 45g，水煎服，2 剂。

二诊：药后胃部颇适，吐血渐止，苔黄稍化，舌质红，略淡，脉小弦。前法既合，继进 2 剂，并用生地榆 60g、延胡索、乌贼骨各 30g，共研细末，每服 3g，每日 3 次，餐前服，以善其后。

4 个月后钡餐检查，壁龛已愈合。

案 12：某女，34 岁

患者素患胃溃疡，胃痛经常发作，作则呕吐酸涎，甚则夹有血液。此番发作一如前状，苔薄黄，脉弦细。此肝邪犯胃，胃气上逆，络脉受损之咎。半夏既能降逆，又能止血，并可制酸，亟宜选用。

处方：法半夏、杏仁泥、生杭芍、赤石脂各12g，代赭石18g（先煎），马勃、木蝴蝶各5g。水煎服。

一服痛定、呕平、血止。续服5剂以巩固之，追访半年，旧恙未作。

八、血证

案1：陆某，男，9岁，学生

1978年2月13日就诊。患儿高热后臀部及两下肢透发紫癜，伴见酱油状血尿，在某医院住院，诊为"过敏性紫癜"，经抗过敏、抗感染及对症治疗，并使用激素、维生素，有所好转，但不稳定，紫癜与血尿仍时轻时剧。患儿家长要求中医会诊。患儿面如满月，时有烘热感，口干欲饮，大便干结，苔少舌红，脉数。臀部与两下肢有散在瘀点，色紫红，按之不退。尿检：蛋白（++），白细胞（+），红细胞（++），透明管型少许。此内热炽盛，迫血妄行，外溢肌肤，内渗肾脏，法当清热解毒，凉血消瘀。

处方：生地黄12g，水牛角15g，粉丹皮、小蓟各10g，生锦纹5g，枸杞子、旱莲草各10g，炙僵蚕5g，甘草3g。4剂。

二诊（2月20日）：药后烘热口干显减，紫癜逐渐消退。尿检：蛋白少量，红、白细胞各（+）。苔薄，舌红稍减，脉小数。内热渐挫，血已循经，原法损益。上方去生锦纹，5剂。

三诊（2月28日）：精神颇好，紫癜已消，未再续透。苔薄，脉较平。瘀热渐清，肾功能损害未复，继当益肾培本。

处方：生黄芪、怀山药各12g，潞党参9g，全当归6g，白花蛇舌草15g，仙鹤草12g，益母草15g，白槿花6g，甘草3g，红枣5枚。7剂。

四诊（3月6日）：尿检基本正常，精神亦好，苔薄，脉细。病情稳定，唯体虚未复。再为培益，以善其后。上方去白槿花，加菟丝子、覆盆子各9g。7剂。

8月3日随访，精神甚好，紫癜、血尿未再作。

案2：顾某，女，9岁，学生

1979年12月15日就诊。患儿上月13日起病，腹痛甚剧，继则四肢、臀部出现淡红色圆形丘疹，其色逐步增深而形成紫癜，呈对称性，即去某医院治疗，诊为"过敏性紫癜"，服用泼尼松、芦丁等药，有所好转，迄未痊愈。紫癜以臀部及下肢为著，呈片状，口干欲饮，舌质红，脉弦带数。此热蕴营分，迫血妄行，溢于肌肤之肌衄也，治宜清热凉血，师犀角地黄汤出入。

处方：生地黄、水牛角各15g，丹皮10g，京玄参12g，生地榆15g，旱莲草12g，炙僵蚕6g，甘草3g。5剂。

二诊（12月21日）：药后肌衄渐止，精神亦振，口干已减，舌微红，脉小弦。营热渐清，血循常道，此佳象也。药既获效，守方继进。上方加枸杞子10g，5剂。

三诊（12月27日）：病情稳定，血热已清，紫癜未再透布，有时头眩神倦，纳谷欠香，苔薄脉平。此邪去正虚，脾虚气弱之证，继予培益之品以调之。

处方：潞党参3g，枸杞子12g，怀山药15g，炙黄芪8g，仙鹤草10g，生白芍8g，甘草3g。6剂。

随访，紫癜未再作，已获痊愈。

按：本病若为内热炽盛，迫血妄行，一般以犀角地黄汤为首选之方。因该方是清热解毒、凉血止血、化斑散瘀的名方，朱老随症加味，屡收佳效。以水牛角代犀角，不仅价格低廉，而且疗效亦好，它既可缩短凝血时间，又能提升血小板，用于本证，殊为切合。生地、丹皮、小蓟凉血止血，小蓟可使出血时间明显缩短；枸杞子、旱莲草益阴止血；大黄泄热毒、行瘀血，长于止血，并有升高血小板之作用；僵蚕，《别录》称其能"灭诸疮瘢痕"，用之可以促使紫癜消退，确有疗效。血热炽甚者，可加地榆以增强凉血止血、清热解毒之功。紫癜肾病患者紫癜控制后，肾功能未复者，仍当以益气养血之品益肾培本。邪去正虚，脾虚气弱者，又宜培益脾肾，以治其本。

案3：周某，女，37岁，工人

患者近年来经常下肢透布紫癜，时多时少，有时牙龈亦渗血，经行量多。血小板50×10^9/L，诊为血小板减少性紫癜。伴见头眩，口干，失眠。舌质红，脉弦微数。此乃阴虚内热，血热妄行，不能制约之候，治予养阴清热，凉血止血，以二至丸加味消息之。

处方：旱莲草、女贞子各20g，生地黄、枸杞子各

15g，生地榆 20g，甘草 3g。7 剂。

二诊：药后诸象均见好转，嘱其继服 10~20 剂。

三诊：复查血小板升至 90×10^9/L，紫癜未再见，乃以归脾丸、二至丸晨晚分服，每次 8g，善后之。

按：此例为阴虚内热，血热妄行，故取二至丸为主，以养阴清热，凉血止血，加生地、枸杞子增益其养阴清热之功，选地榆加强其凉血止血之效。药味虽少，药力精专，奏效显著。随后再以养阴补血之丸剂善其后，而巩固其效。

案 4：沈某，女，23 岁，工人

1977 年 6 月 7 日就诊。患者从去年下半年开始，头眩乏力，经常两下肢透布紫癜，此起彼伏，经行量多如崩，乃去某医院治疗。血常规：白细胞 4.6×10^9/L，红细胞 3.1×10^{12}/L，血小板 54×10^9/L。诊为"血小板减少性紫癜"。连续使用利血生、维生素 B$_4$ 等药，一度好转，终难痊愈，遂来院门诊。

患者肌衄之候，起已经年。体禀素虚，形羸，怯冷倍常，纳少便溏。苔薄舌淡，脉细而软。此脾肾阳虚，气不摄血，血溢肌肤，紫癜以作。治病求本，理当培益脾肾，补气摄血。

处方：炙黄芪 15g，全当归 10g，淫羊藿 15g，枸杞子、骨碎补各 12g，油松节 20g，鸡血藤 15g，炮姜炭 2g，甘草 5g。15 剂。

二诊（7 月 2 日）：药后精神较振，紫癜消退，已不继透。复查血小板为 100×10^9/L。苔薄，脉细。药既奏效，毋庸更张，原方继服 6 剂，然后以丸剂善后巩固。晨服人参养荣丸，晚进归脾丸，每次 6g。

1980 年 4 月 5 日随访，紫癜迄未再作。

案 5：王某，女，27 岁，干部

1977 年 9 月 14 日就诊。患者两下肢透布紫癜，反复出现，已历 8 个月，逐步增多，并见牙龈渗血，当地县人民医院诊为"血小板减少性紫癜"。素日头昏，神疲，夜寐不实。血小板为 $65×10^9/L$。苔薄舌淡，脉细缓。此为气血亏虚，气不摄血，血溢肌肤之肌衄也，治宜补气摄血。

处方：炙黄芪 15g，潞党参、全当归各 10g，仙鹤草 15g，枸杞子 10g，鸡血藤 15g，油松节、牛角鰓各 10g，夜交藤 30g，炙甘草 5g。10 剂。

二诊（10 月 12 日）：药后紫癜逐步消失，血小板复查已 $100×10^9/L$，精神亦振，夜寐趋安，苔薄脉细。前法既合，率由旧章。上方去牛角鰓、油松节，加熟地黄 15g。6 剂。

按：本病脾肾阳虚、气不摄血型用当归补血汤加味以补气摄血。黄芪，《本草求真》称其"为补气诸药之最"，对一切气衰血虚之证有强壮补益之功。当归长于补血，为血中之圣药，因此，取其作为主药，而配以益肾养肝、补气生血、止血和血之品。淫羊藿甘温，补肾壮阳，《本经》称其"益气力，强志"，有类激素之作用。枸杞子不仅能补益精气，滋养肝肾，且有止血作用。骨碎补有补肾、活血、止血、生血之功。油松节能通气和血，并有升高血小板、白细胞之效，但因其性温，阴虚血燥者宜慎用之。鸡血藤为强壮性补血药，朱师常取其与松节同用，认为它有升高白细胞及血小板的作用。炮姜，《本草正》云："阳虚不能摄血，而为吐血、衄血、下血者，但宜炒熟留性用之，最为止血之要药。"《本草经疏》谓其"能引诸补血药入阴分，血得补则阴生而热退，血不妄行矣"，但其性辛热，血热妄行者忌服。甘草能补五劳七伤，一切虚损，有肾上腺皮质激素样作用及抗炎、抗变态反应作用。党参对气血两亏者有益气补血功用。夜交藤有养心、安眠、补血作用。仙鹤草有促进血液凝固的作用，为强壮性收敛止血剂。熟地黄，《珍珠囊》谓其"大补血虚不足，通血脉，益气力"。

案6：陈某，女，34岁，工人

患者患过敏性紫癜2年，反复发作，每次持续2～3周方消退。此次因两下肢又见针尖及火柴头大小皮下紫斑而来就诊，无腰痛，口微干，舌质偏红，苔薄黄，脉弦细。查尿常规，蛋白（±）。此属血热瘀结肌肤，治宜清热凉血退斑。

处方：水牛角30g（先煎），赤芍10g，丹皮、紫草各15g，旱莲草30g，女贞子12g，炙牛角、仙鹤草各30g，小蓟15g，生地黄12g，甘草6g。7剂，水煎服。

药后，下肢紫癜显减，未见新的紫斑，膝关节隐痛，上方加补骨脂、桑寄生各20g，7剂，病情缓解。

案7：李某，女，54岁，工人

1999年12月1日来就诊。患血小板减少性紫癜已5年余，迭经中西药物治疗，终未瘥复。血小板为（25～40）×10^9/L，白细胞2.0×10^9/L，红细胞2.5×10^{12}/L。牙龈渗血，面色苍白，四肢紫癜，此起彼伏，关节酸痛，头昏肢软，纳谷欠香，怯冷便溏，苔薄质淡，脉细软。新病多属实热，久病多属虚寒。朱老辨为脾肾阳虚，气不摄血所致，治当培益脾肾，补气摄血。

处方：炙牛角、油松节、鸡血藤、仙鹤草各30g，党参、黄芪各20g，淫羊藿、炮姜炭、炒白术各10g。

连服10剂，血小板$90×10^9$/L，红细胞$4.2×10^{12}$/L，白细胞$2.65×10^9$/L，精神较振，紫癜逐步减少，已不续透发。嘱续服8剂，病情平稳，紫癜全消。乃以复方扶芳藤口服液善后。随访半年，一切正常。

九、癌症

案1：吴某，男，63岁，龙游退休工人

1998年4月3日初诊。因咳嗽、痰中带血3天求诊。胸片、CT、支气管镜检查，见右肺不张，纵隔多处块状物，县、市、省三家医院均确诊为肺癌，省级医院认为纵隔广泛转移，无手术指征。患者胸闷，咳嗽，痰中带血，舌红绛。拟养阴清肺，消积解毒。

处方：党参30g，沙参20g，麦冬10g，百合12g，鱼腥草30g，生南星6g，生半夏10g，平地木30g，黄芩12g，灵芝12g，犀角屑2g。5剂。

外敷消积化毒膏（由山慈菇、生半夏、生草乌、生南星、藜芦、雄黄、藤黄、轻粉、冰片等组成，先将山慈菇等药用油熬枯滤去渣，入黑膏药烊化后加入雄黄等粉拌匀，起锅将膏药分摊于狗皮上，冷后备用）。

用药后咳嗽、咳痰明显增多，第二天咳出红色肉状物两块，平面大小约1.5cm×2.0cm，质较硬，第四天开始咳嗽、痰中带血减少，仅为少量血丝。停用膏药，继服上方约3个月余，一般情况良好，停服。

1998年11月在家系鞋带时，突感右胁"啦"的一声，即感胸痛，摄片，拟诊为第9、10肋骨病理性骨折，胸片示肺不张，纵隔肿块上抬，与4月份胸片对比变化不大，患者无咳嗽及呼吸困难等症状。给中草药接骨膏（验方）外敷、三七片口服，用药10天后自愈。

2000年1月19日，患者午睡后流涎，口眼㖞斜，舌僵，右侧偏瘫。予自制中风化栓散（由川芎、水蛭等组成）约200g，当晚吞服3g，约1周后，口眼㖞斜明显好转，手能握，能扶行。出院后服药20多天而康复。

值得一提的是，入院后体检，胸片示肺不张，纵隔上抬，多枚肿块，而患者并无明显胸闷、呼吸困难等症状。

按：该案例确诊为晚期肺癌后，无手术指征，既未化疗也未放疗，单用中医药内服外敷而能带瘤生存，至今已近4年，中途分别出现病理性骨折、脑血栓等，经用中草药治疗，均很快康复。

案2：谢某，男，56岁，农民

患者进食时有梗阻感，已3个月有余，近日噎室加甚，乃至某医院诊治。食管钡透示：中下段有2.0cm×3.0cm肿块，食管狭窄，有梗阻之征。嘱其手术切除。患者胆怯不愿接受，遂来我院求治。根据钡透提示，病已至中晚期，当告知其家属，保守治疗，难以有绝对把握，只能尽力而为。患者苔白腻，舌边有瘀斑，脉细弦。此痰瘀夹癌毒阻于食管，噎膈已成，法当涤痰化瘀，解毒消癥，予通膈利噎散一料。

处方：水蛭10g，炙全蝎、蜈蚣各20g，僵蚕、蜂房各30g。

药服3日，即感梗阻缓解，进食较前爽利。继续服用半个月，病情稳定，乃予汤剂调理巩固之。钡透复查，肿块略有缩小，但并未全部消失。嘱其仍宜间断服用散剂，以防反复。

按：水蛭味苦咸，性平，有小毒，入肝、膀胱二经。早在《本经》即谓其"主逐恶血、瘀血、月闭，破血瘀积聚，利水道"，对其功用阐述可谓精辟全面。仲景抵当汤、大黄蟅虫丸等均用之，是一味活血化瘀、消癥破结的佳药。近人张锡纯认为，本品能"破瘀血而不伤新血，专入血分而不损气分"，评价甚高。但毕竟它是一味化瘀的峻品，应予慎用。朱老在临床中观察到，有瘀血癥积而体气偏虚者，连服数日，患者即现面色萎黄，神疲乏力，血常规可见红细胞、血红蛋白及血小板均有下降，呈现气血两伤之证，古人以为其"有毒"，殆即由此而来。因而明确指出："凡证属体气亏虚，而脉又软弱无力者，虽有瘀滞癥瘕，不宜轻率使用，或伍以补益气血之品始妥。"

案3：张某，男，54岁，农民

患者进食时食管有梗阻感已3个月余，近日加甚，进食困难，有时泛呕饮食及痰涎。经当地医院钡检：食管中下段肿瘤，约1.5cm×3.0cm，食管明显狭窄。诊为食管癌。嘱其手术治疗，患者惧而不愿接受，由其子陪同前来诊治。患者面色晦滞，形体消瘦，苔白腻，脉细弦。此痰瘀交阻，噎膈已深，勉方图之。予利膈散一料（守宫、全蝎、蜂房、僵蚕、煅赭石各 30g），嘱其试服之。服药 2 日后，即感泛呕痰涎减少，已能进稀粥，自觉较为爽利。继续服 1 周，又有好转，能进软食，精神较振，其子前来述症索方，嘱其仍将原方配服。患者 1 个月后，精神渐复，饮食基本正常。钡剂复查示癌块缩小，但未完全消失。3 年后因肺部感染而死亡。

按：守宫即壁虎，属壁虎科蹼趾壁虎的干燥体，别名蝎虎、天龙，广东地区称其为盐蛇。味咸性寒，入心、肝二经。朱老认为，它是攻散气血之凝结、祛风定惊以镇肝、通络起废蠲痹瘫、解毒消坚医疮瘤之佳品。本品一般入煎剂，但丸散剂用量既小，又可提高疗效，故以作丸散剂为佳。汤剂每日用 6~12g，散剂用 1~2g。少数病例服后有咽干、便秘之现象，另用麦冬、决明子各 9g 泡茶饮，可以改善。

案 4：张某，男，42 岁

患者上腹部阵发性疼痛 3 年，近月来加剧，伴恶心、呕吐，吐出物为食物残渣及清水，并有便秘、消瘦等，于 1965 年 11 月 16 日入院。营养差，贫血貌，腹软，未触及包块。血常规：RBC $1.68 \times 10^{12}/L$，WBC $4.6 \times 10^{9}/L$，中性粒细胞 63%，淋巴细胞 30%。X 线诊断：胃窦部癌肿并发癌性溃疡或慢性穿透性溃疡，溃疡恶性变。手术所见：胃小弯有一肿块约 4cm×6cm，并侵及幽门窦、胰头及胰体部，肿瘤质硬，转移至网膜及肠系膜淋巴结。因转移范围大，切除困难，仅行胃–空肠吻合术。取淋巴结行病理检查，病理诊断：大网膜淋巴结转移性未分化癌。术后患者坚持服用攻补兼施的中药（隔日服用）。以十全大补汤加减。补药使用赤芍、白芍、熟地黄、白术、茯苓、陈皮、当归、党参、鸡血藤、甘草等。攻药中，草药有石打穿、白花蛇舌草、铁树叶、木鳖子等；虫类药有蜣螂虫、蜂房、天龙、全蝎、水蛭、蜈蚣等。

处方：赤芍、白芍、熟地黄、白术、茯苓、陈皮各9g，当归、党参、鸡血藤各15g，甘草6g，石打穿、白花蛇舌草各30g，铁树叶9g，木鳖子1.5g，蜣螂虫、蜂房各9g，天龙、全蝎各6g，水蛭、蜈蚣各1.5g。

术后生存七年半，能做一般家务劳动，于1973年5月死于局部复发及黄疸。

案5：张某，女，61岁，家庭妇女

患者30年来有发作性上腹疼痛，并伴有泛酸、嗳气史。疼痛发作时，服复方氢氧化铝或进少量饮食可以缓解。近年来，疼痛发作频繁，夜间尤甚，并见呕吐，多在食后3～4小时出现，每次量约大半痰盂，有隔餐食物，饮食减少，日渐消瘦，大便秘结。患者病情日益加剧，以致每日仅进少量流食，有阵发性绞痛（痛时腹部可见隆起的肿块移动），必注射阿法罗定始能稍缓。1963年6月在南通医学院附院住院检查，印象为"溃疡病恶变合并幽门梗阻"，建议转外科手术治疗。因患者不同意，乃回家治疗。出院后，痛呕不能食如故，诸药罔效，羸弱更甚，每日赖注射葡萄糖以维持体力，哌替啶以缓其痛。4个月后，病入险境，乃邀往诊治。因患者膈证已深，非一般药石所能奏效，乃径予虫蚁搜剔之品，破癥化坚，镇逆定痛，冀能小挫其势，以缓痛呕。

处方：炙蜂房、炙全蝎、炙蜣螂虫、代赭石各 8g，陈皮 6g，甘草 4g。上药共研极细末，分作 10 包，每服 1 包，一日 2 次，开水送下。

第一包服后，疼痛即稍缓，呕逆渐减，感舒适，续服数日后，病情益趋稳定，能进稀粥。10 日后，能吃粥及面条，精神逐步好转，并能起床行走。患者数年来，病情稳定，即使偶然微痛，服上药仍可缓解。

十、杂病验案

案 1：吕某，男，11 岁，学生

患儿 2001 年 9 月 1 日来诊，四肢皮肤瘙痒，抓之即出红疹，曾经多法治疗难以奏效，大便干，舌偏红，苔薄，脉细。拟清热凉血，祛风利湿法。

处方：赤芍 10g，地肤子、白鲜皮各 20g，蝉衣 8g，蛇蜕 10g，土茯苓 30g，生地榆 15g，徐长卿 10g，豨莶草 20g，生地黄 15g，甘草 5g。

服上方 5 剂，四肢皮肤瘙痒、皮疹竟完全消失。

按：湿疹为皮肤科常见病，多为湿热毒邪蕴结于肌肤所致。朱老经验，土茯苓有解毒泄浊、除湿通络之功，为治湿诸药所不及，重用土茯苓可获事半功倍之效果。临床验证，我们体会到处方中土茯苓加与不加，疗效不一样。现代药理研究证明，土茯苓具有良好的抗炎作用，选择性抑制 T 淋巴细胞介导的细胞免疫反应，而不抑制 B 淋巴细胞介导的体液免疫反应，这可能是其发挥激素样作用而无激素样副作用的原因之一，值得临床推广应用和深入探讨。

案 2：居某，女，31 岁

患者心悸，烦躁易怒，多汗畏热，多食易饥，手颤，乏力，月经闭止近半年，眼球略有外突，甲状腺中度弥漫性肿大，脉弦滑数，舌红，苔薄黄。实验室检查：碘吸收率升高，高峰提前（3 小时＞30%，24 小时＞50%），T_3 抑制试验阳性，血清 T_3、T_4 超出正常值。证属气阴两虚，虚火内燔，拟滋阴泻火，兼用益气化瘀。

处方：赤芍、白芍、玄参各 12g，麦冬 20g，生地黄、生牡蛎（先煎）、夏枯草各 30g，黄连、香附各 6g，丹皮、桃仁各 10g，黄药子、太子参各 15g，生黄芪、丹参、益母草各 18g。

服 20 剂后，症状减轻，原方加僵蚕、浙贝、连翘、蒺藜、土茯苓，又服 20 剂，月事已通，继续用上方，略事加减，坚持服药至 60 剂，诸恙悉减，体重增加，实验室检查指标均已正常。目前仍在巩固观察中。

案 3：凌某，女，48 岁，清华附中体育教师

患腰椎骨质增生，疼痛不可俯仰转侧，已 3 年余，近数月加重。脉舌无异常。拟补肾壮骨、活血宣痹法。

处方：威灵仙 30g，熟地黄、续断、骨碎补各 12g，淫羊藿、丹参、豨莶草、赤芍、白芍各 15g，土鳖虫（研粉，吞）、制川乌、炙甘草、山萸肉、山甲珠、路路通各 10g，没药、红花、细辛各 6g。7 剂。

患者服药 5 剂后，即觉疼痛明显减轻，遂再取 12 剂，痛竟止，可带领学生打腰鼓。继予壮骨关节丸 10 瓶，以善其后。

案 4：顾某，女，50 岁，工人

患者小腿沉紧，麻木作胀，昼轻夜重，当地医院诊断为不安腿综合征，曾使用维生素 B_1、通塞片，以及中药益气养血、柔肝活络剂等，并使用按摩治疗，经治月余不效。症见面色欠华，月经紊乱，夜间小腿感觉异常，不能入寐，舌苔薄，脉虚弦。证属肝肾不足，血不荣筋。观前医辨证用药并无不当。仍以原方加威灵仙、乌梅调治。

处方：黄芪 30g，熟地黄 20g，当归 10g，生白芍 30g，炙甘草 8g，鸡血藤 30g，淫羊藿 15g，木瓜 12g，威灵仙 20g，乌梅 8g。

服药 5 剂症状大减，再服 5 剂病愈。

案 5：李某，男，42 岁，军人

患者在检查工程中，被从上落下的铁棍击于头部而昏倒，当时颅骨内陷，继则出现血肿，神志不清达 20 小时，经抢救始苏。半年后去北京某医院检查，脑组织萎缩 1/4。患者头昏痛，健忘，欲取某物，转身即忘，记不清老战友的姓名，有时烦躁失眠。苔薄腻，舌边有瘀斑，脉细涩。予健脑散。

处方：红参、制马钱子、川芎各 15g，土鳖虫、当归、杞子各 20g，地龙、制乳没、炙全蝎各 12g，紫河车、鸡内金各 24g，血竭、甘草各 9g。共研极细末，每日早晚各服 4.5g，开水送下。

服后 1 周，头昏痛即觉减轻，夜寐较安，精神略振，自觉爽适。坚持服用两个月已能写信，讲话层次清楚，续予调补肝肾气血之品善后。

第六章　虫类药临床应用经验

一、虫类药应用的发展历程

　　人类对虫类药的认识，经过了漫长的岁月，其应用有着悠久的历史。远在四千多年前，甲骨文中就记载了蛇、麝、犀牛等四十余种药用动物；三千多年前，开始了对蜂蜜和蚕的利用；而珍珠、牡蛎的养殖，最早也见于我国，距今有两千多年的历史。我们的祖先为谋求生存而与自然斗争，曾经"饮血茹毛"，"山居则食鸟兽"，"近水则食鱼鳖螺蛤"（《古史考》），在此过程中，发现了一些有治疗作用的虫类，逐步认识了虫类药物，奠定了虫类药学理论和应用的基础。例如，成书于战国时期的《山海经》，虽是古代地理著作，但其中记载药物达146种，动物药占83种，如"河罗之鱼，食之已痈"，"青耕之鸟，可以御疫"。《诗经》是春秋时期的诗歌总集，也记载了珍贵的古代史料，其中述及动物160种，部分具有医疗作用。此外，《大戴礼记》乃秦汉以前各种礼仪论著的选集，提到"禽为羽虫，兽为毛虫，龟为甲虫，鱼为鳞虫，人为倮虫"，说明古代把"虫"字作为动物的总称，所以虫类药即为动物药的同义词。

1973年底在湖南长沙马王堆三号汉墓出土的一批公元前3世纪（春秋战国时期）著成的简帛医书，其中一部没有书名的方书，整理小组根据原目录共五十二个以病名为中心的小标题，定名为《五十二病方》，这是我国现已发现的最早的医方专著，反映了西汉以前药物学的发展。该书记载的242种药物中有草、谷、菜、木、果等植物药，也有兽、禽、鱼、虫等动物药，还有雄黄、水银等矿物药。其中动物药54种，很多药物的功效和适应证都与后世医药文献和临床实践相吻合，书中还记载了有关药物的采集、收藏方法等。因此，《五十二病方》也可说是最早记载虫类药的著作。

成书于春秋战国时期的《黄帝内经》，是中医最主要的经典著作，阐述阴阳五行、摄生、藏象、经络、病能、诊法、论治、五运六气等理论，为医理之宗，附有十多首方药，其中四乌鲗骨一芦茹丸（药仅4味，虫类药占3味）、鸡矢醴等方，足以说明虫类药我们祖先早已运用，并且迄今仍在为临床家所常用。

成书于秦汉时期（或谓战国时期）的《神农本草经》，是现存最早的药物学专著，为我国早期临床用药经验的第一次系统总结，历代被誉为中药学经典著作。全书分三卷，载药365种，其中植物药252种，动物药67种，矿物药46种，分上、中、下三品，言性味，述主治，钩玄索隐，要言不烦，文字简练古朴，成为中药理论精髓。在67种动物药中，如全蝎、水蛭、僵蚕、蝼蛄、蚯蚓、蜜蜂（包括蜂子、蜂蜡、蜂蜜、蜂毒、蜂房）、斑蝥、鼠妇、龟甲、鳖甲、蛇蜕、牡蛎等，迄今仍在临床广泛应用。书中对每一味药的产地、性味、采集时间、入药部位和主治病证都有详细记载。在论述药物功效方面，精辟可信，例如斑蝥能治"恶疮疽"，水蛭"主逐恶血，瘀血，月闭，破癥瘕积聚，无子，利水道"。对各种药物相互配合应用，以及简单制剂等都作了概述。说明这一时期对虫类药已相当重视，在使用上已经取得了宝贵经验。

到了东汉，张仲景更具体地将虫类药运用于内科、妇科疾病的治疗，在《伤寒论》和《金匮要略》中，使用各种药物 93 种以上，而动物药就有 12 味，如水蛭、虻虫、蜣螂、鼠妇、䗪虫、蜂房、鳖甲、龙骨、牡蛎、阿胶、白蜜等，创立了以虫类药为主的抵当汤（丸）、大黄䗪虫丸、鳖甲煎丸、下瘀血汤、桂枝甘草龙骨牡蛎汤、黄连阿胶汤、炙甘草汤等著名方剂，辨证精审，组方严谨，药简效宏，垂法万世，一直沿用至今。

此后，代有发展。东晋葛洪《肘后方》以蚯蚓治"虏黄"，僵蚕、蚱蝉治头痛、风头眩。唐代《新修本草》收载动物药 128 味，孙思邈《千金方》、王焘《外台秘要》更将虫类药广泛应用于内、外、妇、儿各科，除沿用仲景所用者外，尚有蜥蜴、蜈蚣、芫青、斑蝥、萤火虫等。宋代许叔微《本事方》，也较多应用虫类药。金元时期，对虫类药的应用亦有所发展。

迨至明代，伟大的药物学家李时珍全面总结药物治疗经验，在《本草纲目》中收载动物药128种，并将其分为虫、鳞、介、禽、人各部，使虫类药的应用得到了空前的发展。清代，赵学敏《本草纲目拾遗》收载动物药128味。清代温病学家敢于创新，对虫类药多有论述，给后世留下了不少宝贵经验，如叶天士认为虫类药"飞者升，走者降，有血者入血，无血者行气，灵动迅速，以搜剔络中混处之邪"。他在《临证指南医案》中指出："风湿客于经络，且数十年之久，岂区区汤散可效"，治则"须以搜剔动药"，"藉虫蚁血中搜剔以攻通邪结"，更提出"宿邪宜缓攻"，用虫类药治疗应"欲其缓化，则用丸药，取丸以缓之之意"。吴鞠通在《温病条辨》中对犀角、蟾蜍、五灵脂、蚕砂、龟甲、鳖甲等的作用均有诠释，并应用化癥回生丹治疗肿瘤。王孟英用蜣螂虫治疗吐粪症（即肠梗阻）。王清任在《医林改错》中，对血瘀证有着独特见解，记载血瘀证50种，创方20余首，用地龙、山甲、五灵脂、䗪虫、麝香等活血化瘀虫类药配伍的逐瘀血方剂9首，一直被临床广泛应用。唐容川在《本草问答》中说："动物之功利，尤甚于植物，以其动物之本性能行，而且具有攻性。"指出了虫类药的特性，认为功效非一般植物药所能比拟。

近代，盐山张锡纯、武进恽铁樵及镇江章次公诸先辈，亦喜用虫类药，他们的经验记载，颇多创见。如章次公先生用僵蚕、蝎尾治中风，地龙治咳喘，九香虫治胃脘痛，蜘蛛、土鳖虫治痿证，蟋蟀、蝼蛄治肿胀等，都是对前贤宝贵经验的发挥。《章次公医案》收载百余例虫类药医案，涉及土鳖虫、蜣螂虫、地龙、蝼蛄、蟋蟀、蜘蛛、僵蚕、全蝎、蜈蚣、蕲蛇、蛀虫、蜂房、九香虫、五谷虫、白螺蛳壳、瓦楞子、乌贼骨、鳖甲、龟甲、穿山甲、蚕砂、蝉蜕等 20 多种虫类药物。

新中国成立后，医学的发展推动了对虫类药的研究。在全国出版的中医药学书刊中，对虫类药的记载和报道越来越广泛，先后出版了一些地方性或全国性动物药专著，如《广西药用动物》（1976）、《山东动物药》（1979）、《中国药用动物志》第一册（1979）和第二册（1983）、《中国动物药志》（1979）、《虫类药物的临床应用》（1981）、《中国动物药》（1981）、《动物本草》（2001）等。南京中医学院编著的《中药大辞典》《中华本草》中收载动物药分别达到 740 种、1050 种。这些专著系统论述动物药的异名、品种、来源、采集加工、药材鉴别、化学成分、药理研究、炮制、药性、功能主治、临床应用等，内容丰富，资料全面。国内第一部来源于临床实践的专著，朱良春教授初稿写于 1963～1964 年，曾发表于《中医杂志》，并于 1981 年正式出版，1994 年与 2012 年增订再版的《虫类药的应用》，是现代专述虫类药临床应用的著作，书中详述了虫类药在临床各科应用的实践经验，疗效显著，深受临床医家推崇。北京李建生研究员首创应用鲜动物药制成"金龙胶囊""金水鲜胶囊"治疗肿瘤，保存了动物的生物活性，大大提高了临床疗效。河北吴以岭院士运用络病理论研制的"通心络胶囊"，将 5 味虫类药应用于冠心病等心脑血管疾病，拓展了虫类药的应用范畴。其他参用虫类药的中成药，名目繁多，举不胜举，虫类药物在疑难危急重症的疗效越来被人们所认同。

进入 21 世纪，虫类药的临床应用和研究的领域更为广泛。世界卫生组织（WHO）在广泛征求全世界有关专家的意见后，认为 21 世纪将是动物药研究的世纪，可以预见，随着科学技术的不断发展，虫类药在人类疾病防治中将发挥更加卓越的作用。

二、虫类药的应用部位

虫类药的药用部位包括：

1. 虫类的干燥全体，如全蝎、蜈蚣、斑蝥、土鳖虫等。

2. 除去内脏的动物体，如白花蛇、地龙、蛤蚧等。

3. 虫类的一部分，如石决明、牡蛎、羚羊角、水牛角、鳖甲、蛇蜕等。

4. 虫类的分泌物，如麝香、蟾酥等。

5. 虫类排泄物，如五灵脂、夜明砂、蚕砂等。

6. 虫类的生理或病理产物，如蝉蜕、熊胆、童便、人中白、猴枣、马宝、牛黄等。

7. 虫类加工品，如阿胶、鹿角胶、龟甲胶、鳖甲胶等。

三、虫类药的功效特点

（一）虫类药的功效特点

就药性而言，虫类药有其自身特有的共性。一是多偏寒凉。如清热解毒的牛黄，清热凉血的水牛角，清热化痰的海蛤壳。而平性只是一个相对的概念，是指药物的寒热之性不甚显著，作用比较缓和，严格说来，仍有温凉之分。如《别录》云水蛭"苦，微寒"、血余炭"小寒"，《本草再新》云瓦楞子"味苦，酸，性凉"。二是味多咸、甘。如平肝潜阳之石决明、珍珠母，软坚散结之牡蛎、海蛤壳，补肾助阳之雄蚕蛾、海狗肾等，均味咸；而缓中补虚之蜂蜜，补血滋阴之阿胶，祛风止痛之露蜂房等则为甘味。三是性多沉降。李时珍论述药物的升降沉浮时说："酸咸无升，辛甘无降，寒无浮，热无沉。"而虫类药多具咸寒之性，且质地沉重，故性多沉降。如息风止痉之地龙、活血化瘀之土鳖虫、平肝抑阳之石决明等。四是多归肝经。如蝉蜕、水牛角、羚羊角、牡蛎、石决明等。

虫类药的主治功用，往往因其配伍不同而有异。一般而言，可以概括为以下14个方面：

（1）攻坚破积：虫类药具有攻坚破积或软坚散结作用，与这些药物咸软、辛散、以毒攻毒的药性特点有关，可用于治疗痰核、瘰疬、癥瘕积聚等证。机体的脏器发生病理变化，形成坚痞肿块，如内脏肿瘤、肝脾肿大等，也宜用此法治疗。此类药物如牡蛎、海蛤壳、海浮石、鳖甲、蜈蚣、全蝎等；方剂如仲景鳖甲煎丸用䗪虫、蜣螂、鼠妇、蜂房等治疗"疟母"（疟久肝脾肿大），《医学心悟》消瘰丸用牡蛎配伍浙贝母、玄参等治疗瘰疬，近人用全蝎、蜈蚣、斑蝥诸药治疗癌肿等。

（2）活血祛瘀：虫类药以其蠕动之性，飞灵走窜，具有搜剔络中瘀血、推陈致新之功，广泛应用于机体循环淤滞或代谢障碍，出现瘀血征象者，尤以妇科为常用。如血瘀经闭、产后瘀滞腹痛、癥瘕等证，因妇女以血为本，病多瘀血阻滞，常用药物如水蛭、土鳖虫、穿山甲、鼠妇、五灵脂等。《神农本草经》论水蛭"主逐恶血，瘀血，月闭，破癥瘕积聚，无子，利水道"，可见其效之著。方如仲景抵当汤（丸）用水蛭、虻虫等治疗热性病瘀热在里，其人如狂（精神错乱）；大黄䗪虫丸、下瘀血汤用䗪虫等治疗诸伤血瘀或妇人血瘀腹痛、经闭等。现也常用于心脑血管病、糖尿病、肿瘤等见血瘀证者。

（3）行气和血：气郁血滞，出现脘腹胀痛诸症，可用行气和血之虫类药治疗。如乌龙丸用九香虫治疗肝胃气痛；《孙氏集效方》《圣惠方》及王孟英等用蜣螂虫治疗膈气吐食、大便秘结及吐粪等症。

（4）宣风泄热：一些虫类药具有宣风清热、化毒透疹作用，用于热性病早期，邪热郁于肌表，发热、疹发不透等，如蝉蜕、僵蚕等药。升降散用僵蚕、蝉衣治疗温热病，消风散用蝉衣治疗风热瘾疹等即是此意。

（5）搜风解毒：爬行虫类性善走窜，长于治风，有搜风通络、解毒止痛之功。其效宏力专，常用于风湿顽痹、头风诸疾，更可用于大风、历节，如麻风病、类风湿关节炎之类。药如全蝎、乌梢蛇、白花蛇、僵蚕、地龙等。方如苦参丸、搜风散用乌梢蛇、僵蚕、全蝎治疗麻风病；许叔微"麝香圆"用全蝎、地龙等治疗白虎历节诸风疼痛；叶天士用蜣螂虫、全蝎、地龙、蜂房等治疗周痹等。

（6）息风定惊：息风定惊是虫类药的另一功效，适用于温热病热极动风、小儿惊风、肝阳化风等所致的眩晕昏仆、抽搐痉挛、项强肢颤，或风阳夹痰，痰热上扰之癫痫，风毒内侵之破伤风等症。常用羚羊角、水牛角、牛黄、石决明、地龙、全蝎、蜈蚣、僵蚕等药。方如大青膏用蝎尾、乌梢蛇等治疗惊痫，止痉散用全蝎、蜈蚣等治疗急慢惊风、流脑、乙脑昏迷、抽搐等。

（7）开窍慧脑：疫毒、痰浊、风阳诸邪，上蒙脑窍，阻遏清阳，可以辟恶通窍之品，如龙涎香、麝香、蟾酥、羚羊角等，开窍慧脑，始可"安魂魄，定惊狂，祛魔寐"（《景岳全书》论羚羊角）。

（8）清热解毒：清热解毒的虫类药物众多，如犀牛角、水牛角等动物的角，牛黄、熊胆等动物的胆或其分泌物，望月砂、夜明砂等动物的排泄物，以及水龟、竹蜂、萤火虫、石蟹等虫类。本类药有清热解毒、凉血散瘀、镇惊安神、生肌消痈等功用，为临床所常用。

（9）消痈散肿：毒邪壅结，导致痈肿、恶疽、顽疮等，每用虫类药治疗。如《救急方》用蜒蚰治疗足胫烂疮；《直指方》将斑蝥用于痈疽拔毒等。

（10）收敛生肌：痈疽溃疡，久而不愈，需用收敛生肌之品。如《普济方》屡用五倍子治一切诸疮；各种金疮或跌仆外伤出血，常用虫白蜡，朱丹溪盛赞其为"外科圣药"。

（11）利水通淋：蝼蛄和蟋蟀具有利水通淋作用，用于水肿、小溲不利、石淋等症，两者并用，其效益宏。《本草纲目》云蝼蛄"利大小便，通石淋，治瘰疬骨鲠"。

（12）化痰定喘：猴枣是治疗痰热证的要药，咸平或咸寒之海洋动物或介类如蛤壳、海浮石、瓦楞子等具有化痰软坚之功效，《医林纂要》论述瓦楞子云："去一切痰积，血积，气块，破癥瘕，攻瘰疬。"朱震亨认为海浮石"清金降火，消积块，化老痰"。

（13）补益培本：诸虚之中，唯阴阳为甚，需长期调养方能补之。常用的补益培本虫类药，如补益肺肾之冬虫夏草，补肾纳气之蛤蚧、紫河车，滋补肾阴之龟甲，养血补血之阿胶，温补肾阳之海马、鹿茸、桑螵蛸等。治疗肺肾两虚之虚喘，宜用参蛤散，肾阳虚衰之阳痿、遗尿或小便失禁，常用桑螵蛸、蜂房、海马等。

（14）壮阳益肾：部分虫类药甘咸性温，或为血肉有情之品，能温补肾阳，强壮筋骨。肾阳不足的畏寒肢冷、腰膝酸软、阳痿不举、宫冷不孕、尿频遗尿等症均可使用，如露蜂房、鹿茸、海狗肾、紫河车等，《本经逢原》称鹿茸"专主伤中劳绝，腰痛羸瘦，取其补肾助阳，生精益髓，强筋健骨，固精摄便，下元虚损，头旋眼黑，皆宜用之"。蜘蛛丸用花蜘蛛、蜂房治疗阳痿、遗尿等。

上述 14 个方面的主治功效，并非虫类药所独有，其他药物也同样具备。相比之下，虫类药乃血肉之品，有情之物，性喜攻逐走窜，通经达络，搜剔疏利，无处不至；又和人类体质比较接近，容易吸收和利用，故其效用比较佳良而可靠，起到挽澜作用，是草木、矿石之类所不能比拟的，用之常得心应手。虫类药虽各有所长，但不少品种具有多样作用，有的随着加工炮制不同其功效也有异，临床或可一物多用。例如，䗪虫、蜣螂虫既可攻坚破积，又能活血祛瘀，蜈蚣、全蝎既能息风定惊，又有解毒医疮作用，等等。

必须注意的是，在使用虫类药时，要辨证明确，选药精当，并注意配伍、剂量、疗程。对于毒性较大的药物，如斑蝥、蟾酥等，尤当谨慎使用，掌握祛邪而不伤正，效捷而不猛悍之原则，以免产生不必要的副作用。

（二）虫类药的独特医疗作用

所谓疑难病，是指目前医者在临床上辨治感到棘手的疾病，问题在于辨证之"疑"，论治之"难"。事实上大部分还是可辨可治的，关键是我们如何加强基础理论的熟练掌握，临床实践的灵活运用，不断探索总结，找到"证"的本质，明晰客观规律，辨"疑"不惑，治"难"不乱，自可得心应手，化解疑难病为可辨可治，发挥中医药的卓越作用。特别是在辨治基础上参用虫类药，每可收到意想不到的殊效。所以朱老总认为世上只有不知之症，没有不治之症。如果不能治，那是我们尚未认识客观存在的许多确有疗效的"未知方药"的缘故。"未可治者，未得其术也。""怪病多由痰作祟，顽疾必兼痰和瘀"；"久病多虚，久病多瘀，久痛入络，久必及肾"；"上下不一应从下，表里不一当从里"。这是朱老在辨治疑难病遇到困难时的一种思路和钥匙，经常由此而消除困惑，得到解决。而须涤痰、化瘀、蠲痹、通络、息风、定惊时，如能在辨治原则下，参用虫类药，多可提高疗效，这是朱老七十余年岐黄生涯的实践体验，屡试不爽。

（三）虫类药使用注意事项

　　虫类药含有较多的动物异体蛋白质，少数过敏体质者，有时服后有过敏现象，如皮肤瘙痒、红疹，甚则头痛、呕吐等，出现过敏现象应立即停服，并用徐长卿 15g，地肤子、白鲜皮各 30g，煎汤内服，多数可缓解，极个别严重者，则需中西药结合以缓解之。

　　虫类药其性多辛平或甘温，但息风搜风之药，其性多燥，宜配伍养血滋阴之品，如与地黄或石斛同用；攻坚破积之药多咸寒，应伍以辛温养血之品，如当归、桂枝等，这样才能制其偏而增强疗效。

　　虫类药应尽可能制成丸、散、片及针剂使用，如此既节省药材，提高疗效，又可减少患者不必要的恐惧心理，同时便于服用。因此，剂型改革也是今后应该注意的一个方面。

四、常用虫类药物解析

（一）宣风泄热药

　　1.蚱蝉、蝉衣

　　药性：蚱蝉味咸、甘，性微寒；蝉衣则无气味，性微凉。入肺、肝两经。

　　功效：①疏散风热：蝉衣体气轻虚而性微凉，以其疏泄之性，擅解热，为温病初起之要药。蝉衣疏散风热的作用机制，可能是对体温调节中枢异常兴奋有选择的抑制作用；通过皮肤血管扩张，血流加速，汗腺增加，使散热增加，从而使体温趋向正常。②定惊解痉：它不仅能祛外风，又能息内风，而达到定惊解痉的作用。③善透瘾疹：凡麻疹、水痘等郁发者，用之可促其透发。④利咽解毒：凡咽喉肿痛，声音嘶哑，甚至病后失音者，用之能清利咽喉，消肿止痛。⑤祛风消翳：治疗肝热目赤肿痛、蟹睛疼痛、白翳遮睛、目蒙生翳等多种目疾，亦有疗效。⑥疗疮肿毒：用于疮疡疖肿。

用量：一般煎剂作透表托疹之用时为 6 ~ 9g，但作祛风定惊之用者，可增为 15 ~ 30g。散剂则应减其用量。

禁忌：凡无风热或表虚多汗者，忌用蝉衣。

按语：蚱蝉早在《神农本草经》即有记载，说它能治"小儿惊痫夜啼，癫病寒热"，其入药实先于蝉衣。但后世多习用蝉衣，而不用蚱蝉，淹没其功，殊为可惜。朱老指出：一般散风热、透疹痘，固以蝉衣为胜，但祛风定痉，则以蚱蝉效宏。凡是因风、因痰而生热，因热、因恐而致痉，因惊、因痰而为痫、癫的证候，用之都有疗效。其所以奏效之理，诚如邹澍在《本经疏证》中所说："以其疏泄，致阴中之清阳既达，裹缠之秽浊自消。"民间常于螳螂攫食蚱蝉时捕之（阴干），用于防治小儿脐风，这是因它与螳螂都有定痉止搐作用的缘故。又取蚱蝉以火烤熟食之，可治慢性失音。蝉衣体气轻虚而性微凉，擅解外感风热，并有定惊解痉作用，为温病初起之要药。清代温病学家杨栗山称其"轻清灵透，为治血病圣药"，有"祛风胜湿，涤热解毒"之功，故《伤寒瘟疫条辨》治温热病的主要方剂中，有 12 首均用之。朱老指出：但若热邪已深入营血，如各种热病发生的出血斑，无论隐显与否，均必须应用大剂凉血解毒之品，倘误用蝉衣逆而透表，则反耗气动血，致斑益多，病愈剧。再如邪已从火化，不拘上结为肺热叶焦，或下结为热结旁流或燥矢，此时更不当发疹，误用则病益甚，必须慎之。《银海精微》谓本品能祛风散毒，消退目翳，止泪散邪。故在治疗肝热目赤肿痛、蟹睛疼痛、白翳遮睛、目蒙生翳等症的方剂中，用之者达十余首之多。可见本品对各种目疾，亦有疗效。蝉衣含有大量甲壳质等成分，能降低横纹肌紧张度，使反射迟钝，并对交感神经节的传导有阻断作用，故镇痉定惊之功较为显著，破伤风等症多用之。近年来研究还证明它具有抗心绞痛的效能。各家本草对蝉衣均未有"利小便"之记载，独张锡纯述及，证之临床，确有效验。据近年来报道，用蝉衣配合苏叶、益母草治疗慢性肾炎，对减少尿蛋白有一定的作用。这又是一个新的发现。蝉衣配蛇蜕，能治癞癣疹瘾之瘙痒；与胖大海组成海蝉散，可用治肺热声哑之候。又常与僵蚕合用，以增强疏泄风热之力。以此二味复入钩藤、全蝎，则善治肝热风动之痉挛抽搐；复入菊花、薄荷、白蒺藜等品，可治瘾疹瘙痒；复入杏仁、贝母等，又可用治百日咳。僵蚕与蝉衣虽均有散风泄热、定惊解痉的作用，但僵蚕兼有化痰消坚、解毒疗疮之功，而蝉衣兼有透疹止痒之效，为二者同中之异。在炮制方面，习惯上都主张去头足。但据动物实验证明，蝉衣之头足解热作用明显；蝉衣身的止痉作用最强，与戊巴比妥钠有协同作用。所以蝉衣用于疏散风热及镇静时，无必要去头足，而用于抗痉厥时，则以去头足为宜。

2. 白僵蚕

药性：味辛、咸，性平，归肝、肺、胃经。

功效：①散风泄热：用于热病初起。②祛风止痉：用于惊风抽搐，面神经麻痹，常配天麻、全蝎。③化痰散结：治疗瘰疬、扁桃体炎、腮腺炎。④解毒利咽：治疗咽喉肿痛。

用量：内服：煎汤，5～10g；入丸散，1～3g。外用：适量，煎水洗；研末撒或调敷。

禁忌：无外邪为病者忌用。对异体动物蛋白过敏者慎用。

按语：僵蚕僵而不腐，得清化之气，又名"天虫"，味咸辛而性平，入心、肺、肝、脾四经。本品对温邪感染最为适用，是故杨栗山之《伤寒瘟疫条辨》首推本品为时行温病之要药。因其功能散风降火，化痰软坚，解毒疗疮，故风热痰火为患之喉痹咽肿、风疹瘙痒、结核瘰疬等症均适用之，治流感发热及风热型伤风感冒效亦佳。并能治癫痫、头风作痛、糖尿病、小儿惊搐、口眼㖞斜等症。由于本品具有轻宣表散之功，对风热壅遏而痘疹不能透达者，最能表而达之。僵蚕主要含脂肪及蛋白质，白僵菌还含甾体 11α-羟基化酶系，可用于合成类皮质激素。是否因其能增强机体防御能力和调节功能，而达到愈病之目的，尚待进一步探索。其醇水浸出液对小鼠和兔有催眠作用，煎剂有对抗士的宁所致的小鼠惊厥作用，可以与息风定痉作用相印证。僵蚕因含异体蛋白可引起过敏反应，对有动物蛋白过敏史者应慎用。尚有较强的抗凝作用，有血小板减少、凝血机制障碍或有出血倾向者应慎重使用。

3. 白花蛇

药性：性温，味甘、咸，有毒，归肝、脾经。

功效：①祛风通络：治疗风湿痹痛，筋脉拘急，中风口眼㖞斜，半身不遂，疥癣，梅毒，恶疮。②定惊止痉：治疗小儿惊风，破伤风，麻风。③镇痛消癥：对肿瘤既可止痛，又能消除肿块。

用量：内服。水煎，3～4.5g；研末，0.5～1g；浸酒：3～9g。

禁忌：阴虚血少及内热生风者禁服。

按语：白花蛇乃蝰蛇科动物五步蛇（又名蕲蛇）或眼镜蛇科动物银环蛇的幼蛇（又名金钱白花蛇），其味甘咸，性温，有毒，入肝、脾二经。本品能搜风通络，攻毒定惊。主治痹证、筋脉拘急、半身不遂、口眼㖞斜、疥癣、梅毒、恶疮、破伤风等症。蛇性走窜，善行而无处不及，且可速达病位，实为祛风良药，朱老谓其能外达皮肤，内通经络，而透骨搜风之力尤强，称之为"截风要药"，凡疬风顽痹，肢体麻木，筋脉拘挛，半身不遂，口眼㖞斜，惊痫抽掣，瘾疹瘙痒，症势深痼，而风毒壅于血分者，朱老均以其为主药，屡屡获效。然因其有毒，虽可治顽痹，但不可久服。

4. 蜘蛛

药性：味苦、辛，性寒，有小毒，入肝经。

功效：祛风、消肿、解毒、散结。治疗狐疝、中风口呐、小儿慢惊、口噤、疳积、喉风、牙疳、聤耳、疔肿、瘰疬、疮疡等症。

用法：内服：入丸、散。外用：焙干研末撒、捣汁涂或调敷。

禁忌：孕妇忌用。《日华子本草》："畏蔓青、雄黄"。蜘蛛有小毒，其毒汁可使人中毒，但毒汁的成分和毒理均未阐明。

按语：蜘蛛，苦、辛，微寒，有小毒，具破结通利作用，仲景用蜘蛛散治阴狐疝气甚效；又善化瘀解毒，消肿止痛，治中风口呐，狐疝偏坠，疳积，疔肿，痄腮，咽炎，口糜等，疗效较佳。另有一种花蜘蛛，体形较黑蜘蛛略小，背部有红、绿、黄等色之条状斑纹，外貌甚美，故称之为"花蜘蛛"，多产于苏州及浙江山区，过去药农常搜捕之，今则药源甚缺。花蜘蛛性微温，入肾经，功擅兴阳益肾，对阳痿及瘘管有显著疗效。

5. 露蜂房

药性：味微甘，性平，小毒，归肝、胃、肾经。

功效：①祛风止痛：主治风湿痹痛，风虫牙痛。②解毒消肿：主治痈疽恶疮，瘰疬，喉舌肿痛，痔漏。③杀虫止痒：主治风疹瘙痒，皮肤顽癣。

用量：内服：煎汤，5～10g；研末服，2～4g。外用：适量，煎水洗、研末掺或调敷。

禁忌：气虚及肾功能不全者慎服。

按语：蜂房味微甘，性平，有小毒，归肝、胃、肾经，能祛风止痛，解毒消肿，杀虫止痒，主治风湿痹痛，风虫牙痛，痈疽恶疮，瘰疬，喉舌肿痛，痔漏，风疹瘙痒，皮肤顽癣等症。其解毒杀虫、消痈疗疮的功效显著，外科常用之，如《证治准绳》，蜂房膏之治痈疽肿毒，三生散治恶疮怪症等。因其祛风止痛，解毒消肿，又能治疗痹证、癌肿、结核。还具兴阳起痿之功，故可治疗阳痿。此外，尚能用于咳嗽、遗尿、带下诸症。在配伍应用上，合细辛煎汤漱口，可治牙痛；合半枝莲治疗肿恶核；合蝉衣能脱敏，治荨麻疹及其他皮肤瘙痒症；合花蜘蛛治阳痿不举；合桑螵蛸治遗尿失禁；合土鳖虫、全蝎、僵蚕治痹证；合乌梢蛇、土鳖虫治顽固腰痛；合苦楝子、两头尖治乳癌等等。一般内服用量，汤剂为每日 6～12g，散剂每次 1～2g，一日 2 次，病情严重而阳虚较甚者，可酌加量。虽连续大量服用，临床尚未发现任何副作用及毒性反应。外用剂量根据需要而定。阳证痈疡有化脓趋势者，应慎用。

6. 地龙

药性：味咸，性寒，归肝、肺、肾经。

功效：泄热定惊，行水解毒，平喘通络，镇肝降压。

用量：内服：煎汤，9～15g；研末服，1～2g。外用：适量，研末掺或调敷。

禁忌：脾胃虚寒不宜服，便溏者慎用，孕妇禁用。

按语：地龙味咸，性寒，归肝、肺、肾经，有清热止痉、平肝息风、通经活络、平喘利尿之功。临床实践证明，地龙对中风偏瘫有较好疗效，其功能振颓起废，善治半身不遂，补阳还五汤中，就用了地龙。凡肝阳上亢、脉弦劲而血压升高持久不降，或已服诸药而效不显者，于平肝潜阳剂中加广地龙，每可使血压显著下降，并能消除头胀痛、不眠烦躁等症。由于地龙具有泄热解毒作用，凡斑疹为火邪所遏，内陷而色紫黑者，均可用之。对出血性斑疹而呈血热征象者，亦可选用本品。还可促进溃疡愈合，慢性溃疡用之亦多获效。本品对热性病的高热、谵妄、躁烦甚则搐掣痉厥，如乙脑惊厥等，多可奏效。因其功能走窜通络，凡痹证偏热而体气不太虚者，均可选用，然地龙性寒，凡脉虚弱而便溏者慎服用，孕妇体弱者忌用。《别录》谓其善治"大腹黄疸"。朱老认为，本品不仅可以用治一般湿热黄疸，而且可试治"急黄"之邪入心包（恶性肝炎、急性黄色肝萎缩）或出现腹水，偏于胃实而见高热口干、谵妄躁越、神志不清、腹膨胀满、大便秘结、苔黄厚、脉洪大数疾等症。朱老治疗肾炎多采用黄芪与地龙相配伍，二者具有益气开瘀、利尿消肿、降低血压等多种作用。在辨证论治的前提下，以两药为主组成方剂，药后往往可收浮肿消退、高血压趋于正常、蛋白尿阴转的效果。本品可能还有舒张尿路平滑肌的作用，对泌尿系统结石引起的血尿，有止血之功，且可促使排石。

7. 全蝎

药性：味辛，性平，有毒，归肝经。《品汇精要》："味甘，性平，气之薄者，阳中之阴，臭腥。"

功效：①祛风止痉：主治小儿惊风，抽搐痉挛，中风口㖞，半身不遂，破伤风，风疹。②通络止痛：主治风湿顽痹，偏正头痛，牙痛。③攻毒散结：主治耳聋，痈肿疮毒，瘰疬痰核，蛇咬伤，烧伤，顽癣。

用量：内服：煎汤，2～5g；研末入丸散，每次0.5～1g。蝎尾用量为全蝎的1/3。外用：适量，研末掺、熬膏或油浸涂敷。《本草新编》云："不可多服，以其辛而散气也。"

禁忌：血虚生风者及孕妇禁服。

按语：全蝎为止痉要药，各种风动抽搐之证，如急慢惊风、中风、癫痫、破伤风等均可应用，临床使用较为广泛。全蝎常与蜈蚣相伍，加强祛风止痉之力，如止痉散。用于小儿急惊，四肢抽搐，角弓反张，可配羚羊角、钩藤、地龙等，以清热息风止痉；慢惊，则须与补虚健脾、祛风定惊之党参、白术、半夏等同用。治疗中风，口眼㖞斜，半身不遂者，配白附子、僵蚕等祛风化痰药，如牵正散；言语不清者，配茯苓、薄荷，如正舌散。癫痫者可伍以化痰开窍之郁金、菖蒲、远志，或镇心安神之朱砂、琥珀，如全蝎散。破伤风配蝉蜕、防风、僵蚕、南星等，以祛风痰，止痉搐，如干蝎丸。全蝎味辛，性善走窜，引风药直达病所，又能通络止痛，用于风湿顽痹、头痛、腹痛、疝气等证。治风湿久痹，关节顽痛，筋脉拘挛，可单用或与白附子、僵蚕同用，如通灵丸。治偏正头痛，配川芎、藿香叶、白芷或细辛、麻黄，以加强止痛作用。腹痛可单用，或配桃仁同用，如定痛丸。疝痛者，可与理气止痛之延胡索或小茴香同用。牙痛，配胡椒、乳香、细辛研末擦患处。癌症晚期痛剧者，单用本品或配土鳖虫、延胡索等有一定效果。全蝎以毒攻毒，解毒散结，开气血之凝滞，用于痈肿疮毒、瘰疬痰核、癌瘤、血栓闭塞性脉管炎、蛇咬伤、烧伤、风疹、顽癣等症，既可外用，亦可内服。

8. 蜈蚣

药性：味辛，性微温，入肝、心经。《别录》谓其有小毒，事实其毒液有毒，但干品其毒液已氧化，并无毒害，但个别体质过敏者，有时会出现动物异体蛋白质过敏现象，即应停用，或加徐长卿、地肤子等以脱敏。

功效：①息风定痉：凡风动抽掣，口眼㖞斜，手足麻木，顽固头痛，诸药无效者，增用本品，多奏佳效。②开瘀解毒：对于肿瘤及疮疡痈毒，皆有消坚化毒之功，尤善解蛇毒，为解毒蛇咬伤之要药；对肺结核之潮热，亦有化解之功。③舒利关节：对顽痹之关节变形，拘挛不利者，有化瘀、散结、定痛之功，可舒利关节。④杀灭孕卵：《别录》曾提到其有"堕胎，去恶血"之功，今用之于宫外孕之孕卵未终绝者甚效，可以相互印证。⑤益肾助阳：本品有益肾助阳之功，历代文献均无记述，但临床配伍施治，确有温肾强壮作用，对阳痿、劳倦有效。

用量：一般内服。煎剂，5～8g。研末，每次1～1.5g，每日2～3次，冲服或装胶囊吞服。散剂之效，较煎剂为强。服蜈蚣应以常用量为宜，无反应者始可渐加，以知为度。

禁忌：阴虚血燥、孕妇禁服。过敏体质可从小剂量试服，如无不适，再适当增加。如有肤痒、红疹者，即应停服。

按语：蜈蚣，味辛，性微温，有小毒，入肝、心经。蜈蚣是一味功效多样的药物，既能息风定痉，搜风通络，又能开瘀解毒，消肿缓痛，尚有益肾壮阳，振奋精神之功，故临床应用甚广。凡风动惊厥、抽搐拘挛、僵肿硬结、疼痛难忍，均可参用。与全蝎同用，有协同加强作用，重症危候多兼用之。蜈蚣与全蝎之功，同中有异，不尽相同：全蝎以定惊、缓抽搐见长；蜈蚣则以开瘀解毒之功为著。故风动惊厥用全蝎，如为热盛生风者，以有"热毒肆扰"，伍用蜈蚣，其效更彰。而外科解毒消痈，则蜈蚣独擅其长，尤善解蛇毒。蛇医季德胜治蛇毒咬伤中毒之严重者，每先予蜈蚣粉 3g 内服，然后再行施治，多收佳效。凡惊厥而见眼斜视、上视、昏厥不醒者，以全蝎为要；见躁狂烦乱者，则蜈蚣见胜。恽铁樵曾指出蜈蚣与全蝎之异同："此数种虫药之中，亦有等级，蜈蚣最猛，全蝎最平。有用全蝎、蝎尾不能制止之风，用蜈蚣则无有不制止者。然而有宜有不宜。惊风撮口最为强烈，非蜈蚣不能取效；寻常抽搐，则全蝎足以济事，不宜蜈蚣也。"确系经验之谈。蜈蚣除有息风定痉之功外，又擅开瘀、消癥、解毒、镇痛，故凡痈毒肿瘤之瘀结不解者，均可用之。近年来肿瘤发病率日见升高，在辨治基础上，参用蜈蚣，每收佳效，不仅止痛，且能消癥，增强体质，是一味颇有前途的抗癌药，值得进一步探索、观察。至于用量，一般入煎剂可用 8~12g，散剂每次 2g，一日 2 次。孕妇忌用。阴虚血燥者，应伍以养血滋阴之品。凡过敏体质慎用，或先用小量，如有肤痒、皮疹者，则应停用。有时加用徐长卿 15g，地肤子 30g，则可防止过敏现象。

9. 乌梢蛇

药性：味甘，性平，有小毒，归肺、脾、肝经。

功效：祛风通络，定惊止痉。用于风湿顽痹，麻木拘挛，中风口眼歪斜，半身不遂，抽搐痉挛，破伤风，麻风，疥癣。

用量：一般内服。煎剂，6~12g；研末，每次1.5g。

禁忌：血虚生风所致痉挛抽搐者不宜使用。

按语：乌梢蛇味甘，性平，归肺、脾、肝经，功效祛风通络，定惊止痉。现代药理证明其有抗炎、镇痛、镇静、抗惊厥等作用，可用于风湿顽痹，筋肉麻木拘急，及中风口眼㖞斜，半身不遂，抽搐痉挛等症。因其含有丰富的蛋白质、氨基酸，故也可食用，是药食两用之佳品，唯血虚生风所致痉挛抽搐者不宜用。

10. 石决明

药性：味咸，性微寒，无毒，归肝、肾经。

功效：①平肝潜阳：用于肝阳上亢之头痛，眩晕，惊搐，手足痉挛，骨蒸痨热。②清肝明目：用于目赤翳障，青光眼。生石决明用于平肝潜阳、清热明目功力较强，善治肝火上炎之目赤肿痛、头目眩晕。煅石决明，减寒凉之性，加强收涩之功，多能平肝敛肝，用于骨蒸劳热，青盲内障，外伤出血。盐石决明，增咸寒滋阴之力，长于补肝益肾，滋阴清热。

用量：内服：煎汤，10~30g，打碎先煎；或入丸、散。外用：适量，研末水飞点眼。

禁忌：脾胃虚寒者慎服，消化不良、胃酸缺乏者禁服。

按语：石决明味咸，性微寒，无毒，归肝、肾经，功擅清肝泄热，自古以来即为清肝明耳、退翳除障之要药，无论新久虚实之目疾，配伍应用均可取效。本品有较强的平肝潜阳作用，凡属肝阳上亢或兼有肝肾阴虚之眩晕、高血压，用之皆有效。尚有恢复受损神经之功，常用其治疗神经衰弱、卒中后遗症、带状疱疹神经痛。朱老曾拟"平肝祛风汤"，以全蝎、僵蚕等配伍石决明，治疗面瘫，恢复面部神经功能，多有效验。此外，石决明还能清热凉肺，治疗肺痨骨蒸劳热。石决明的不同炮制方法使其功用各有偏重。生石决明平肝潜阳、清热明目功力较强；煅石决明收涩之功强，多能平肝敛肝；盐石决明咸寒滋阴之力增，长于补肝益肾，滋阴清热。临床应用又当有所区别。一般用量为 10～30g，入汤剂宜先煎。唯其性味咸寒，脾胃虚寒者不宜长期服用。

11. 牡蛎

药性：味咸，性微寒，无毒，归肝，肾经。

功效：①敛阴潜阳安神：生用治阴虚阳亢之潮热盗汗，头痛失眠，眩晕耳鸣，烦躁惊悸等症。②软坚散结化痰：生用治瘰疬痰核，癥瘕痞块。③固涩止汗：煅用治多汗，遗精，带下，崩漏，泄泻，也可用于胃酸过多，常配乌贼骨。

用量：内服：煎汤，15～30g，先煎；或入丸，散。外用：适量，研末干撒或调敷。

禁忌：本品多服久服，易引起便秘和消化不良。虚而有寒者忌用。

按语：牡蛎为海生介类药物，其质重，味咸涩，性微寒，无毒，归肝、肾经。重可去怯，咸能软坚，涩可收敛，功擅敛阴，潜阳，镇惊，止汗，涩精，化痰，软坚。《伤寒论》中立方以牡蛎名之者有五方，即桂枝甘草龙骨牡蛎汤、桂枝去芍药加蜀漆牡蛎龙骨救逆汤、柴胡加龙骨牡蛎汤、牡蛎泽泻散、柴胡桂枝干姜汤。小柴胡汤加减法中有加牡蛎四两，以化饮散结，去胁下痞硬。此六方基本体现了牡蛎的主要功效，可谓开后世应用之法门。历代医家多有发明，临证活用牡蛎治疗多种疑难杂症，如心悸、惊恐、眩晕、头痛、癫痫、耳鸣、多汗等。其配伍方法尤其重要。牡蛎配伍柴胡，能潜阳敛阴，疏肝软坚，有协同调节之妙。牡蛎配附子可既济水火，交泰心肾。牡蛎配玄参可软坚散结，消瘿瘤、痰核、瘰疬。牡蛎配山药可滋肾健脾止泻。牡蛎配麻黄根、黄芪益气固表止汗，治诸虚不足及新病暴虚，津液不固，体常自汗，夜卧盗汗之症。牡蛎配石膏功能补肾清热，除惊恚怒气，泻火除烦，治产后多衄。牡蛎配椿根皮可养阴清热止崩带。牡蛎配夏枯草可镇风阳，开清窍。牡蛎配贝母消痰散结，清热泄降，可消痰结，散瘰疬。牡蛎配苍术，可治小儿缺钙，佝偻病。牡蛎配鳖甲去胁下坚满，消癥瘕肿块，清虚热，软坚散结，用于肝脾肿大、肝硬化等。牡蛎配天花粉能清热止渴，生津润燥，可治消渴多饮多尿者。治疗外感咳嗽时以牡蛎配桔梗，可散咽喉肿痛，咽痒咳嗽。然牡蛎终究为重镇之药，临证应用又当注意，正如《本草经疏》所言："凡病虚而多热者宜用，虚而有寒者忌之，肾虚无火，精寒自出者非宜。"对于脾胃虚寒，无热象虚火时又当慎用。

12. 珍珠母

药性：味咸，性寒。归肝、心经。

功效：①平肝潜阳：用于癫狂惊痫，头痛眩晕。②安神定惊：用于心悸失眠。③清肝明目：用于肝热目赤，翳膜遮睛。

用量：煎汤，10～30g，打碎先煎。入丸散，每次1.5～3g。

禁忌：脾胃虚寒者慎用。

按语：珍珠母味甘咸，而微寒，对肝火上亢，风阳上扰的头痛、眩晕，血压偏高者，乃必用之品，因其咸能降火，寒能清肝潜阳，与天麻、钩藤、地龙等同用，收效较佳。本品入肝、心二经，肝藏魂，心藏神，故凡心神不宁，烦躁失眠者，在辨治方中加用本品，多收佳效。唯贫血，体气虚寒者慎用。以其质重，一般用量为30～45g，收效始佳。

（二）开窍醒神药

1. 麝香

药性：性温，味辛，归心、脾经。

功效：①开窍醒神：用于热病神昏，中风痰厥，气郁暴厥，中毒昏迷。②活血通经：用于经闭，癥瘕。③止痛：用于心腹暴痛，痈肿瘰疬，咽喉肿痛，跌仆伤痛，痹痛麻木。④催产：用于难产死胎。

用量：内服：入丸散，每次 0.06～0.1g。外用：适量。不宜入煎剂。

禁忌：阴虚体弱及孕妇忌用。

按语：麝香为成熟雄麝香囊中的干燥分泌物，性温，味辛，归心、脾经，功效开窍醒神，活血通经，并能止痛、催产，用于热病神昏，中风痰厥，气郁暴厥，中毒昏迷，经闭，癥瘕，心腹暴痛，痈肿瘰疬，咽喉肿痛，跌仆伤痛，痹痛麻木，以及难产死胎等。现代常用于冠心病心绞痛、急性脑血管病以及其他神经系统疾病，外用治疗疮疡等症。由于野生者药源紧张，故常人工驯养取得。本品内服入丸散，每次 0.06～0.1g，外用适量。不宜入煎剂。

2. 蟾酥

药性：辛温，有毒，归心经。

功效：辟恶通窍，疗疳止痛，解毒消痈，强心利尿。对恶疮阴疽，咽喉肿痛，中暑吐泻，腹痛昏厥，疳积牙痛，中风神迷，心肺衰竭，癌肿，冠心病，手术麻醉等，均有著效。

用量：本品有毒，内服剂量须严格掌握，一般入丸、散，每次 0.015～0.03g。外用适量。不可入目。

禁忌：由于能引起子宫收缩，孕妇禁用。

按语：蟾酥味辛，性温，归心经；蟾蜍味辛，性凉，入心、肝、脾、肺经，有毒，古代多用于解毒消肿止痛。蟾酥既能辟恶通窍，疗疳止痛，又能强心利尿，解毒消痈，临床应用很广，尤其在中成药中有广泛的应用，如六神丸、蟾蜍丸、蟾蜍锭、梅花点舌丹、麝香保心丸、心宝等。

近年来蟾蜍、蟾酥被广泛运用于治疗肿瘤和血液病，具有较好的抗炎和抗肿瘤、提高免疫功能的作用，又能防治放疗、化疗引起的白细胞降低。蟾酥制剂具有类肾上腺素作用，能增强机体对化疗和放疗的耐受力。

3. 羚羊角

药性：咸寒，归肝、心经。

功效：①平肝息风、镇惊安神：临床广泛用于肝风内动之惊痫搐搦，热病而致神昏惊厥、谵语发狂，有镇痉之显效。②清肝明目：对肝阳上亢之头痛眩晕，原发性高血压，肝火上炎之目赤翳膜，均有平肝潜阳、明目消翳之功。③清里透表、退热：无论外感内伤，虚热实热，凡以发热为主，皆可用之。④解毒凉血散血：凡湿热疫毒型肝病，及因血热而致出血、发斑、疮疡肿毒、肺热咳喘等，加用本品皆获佳效。

用量：内服：磨汁，1～1.5g；煎汤，1.5～3g；或研作散剂，冲服。

禁忌：脾肾阳虚无内风者忌用。

按语：羚羊角性寒味咸，入肝、心经。羚羊角是一味常用的名贵中药，为牛科动物赛加羚羊雄兽的角，有两千多年的药用历史。本品药用首载于《神农本草经》，被列为中品，羚羊角具有平肝息风、镇惊安神、清肝明目、解毒凉血散血、清里透表、退热之功效。羚羊角在临床上广泛应用于肝风内动之癫痫、惊痫、搐搦；热病而致神昏惊厥、谵语发狂；肝阳上亢之头痛眩晕，原发性高血压，肝火上炎之目赤翳膜；湿热疫毒之肝病；血热络损之衄血、发斑、疮疡肿毒、肺热咳喘等，均有显效。羚羊角善治热病，无论外感内伤，凡以发热为主者，皆可选用。朱老屡用羚羊角粉治疗肿瘤中晚期发热、成人 Still 病等疾病中的高热，凡无确切感染灶，使用抗生素无效的顽固性发热均可退热。而且有退热不伤正、无毒副作用的优点。近贤张锡纯用羚羊角粉治疗温热病，既善清里，又善透表，为麻疹托表之妙药。即使表之不出而毒气内陷者，服之亦可内消。凡神昏或小儿急惊高热，用羚羊角粉，皆能药到热退。羚羊角的临床需求量屡增不减。由于我国野外的赛加羚羊已近灭绝，广泛应用于传统中的羚羊角不得不依赖于进口。而国际上为了保护赛加羚羊资源，对其贸易进行了严格的管理和限制，因而赛加羚羊人工养殖问题必须尽快解决，尽可能恢复野生资源，以保证药源。或以山羊角 30～60g 替代羚羊角治疗部分疾病，但重症危疾，仍以羚羊角之效为佳。

（三）清热解毒药

1. 水牛角

药性：味苦、咸，性寒，归心、肝、胃经。

功效：①清热解毒：善清血热，常用于温热病热入营血，热盛火炽的高热、神昏。②凉血定惊：主要用于发斑发疹，吐血衄血，惊风，癫狂。

用量：入煎剂，取其镑片或镑丝，15～30g，病情重者可用至 30～60g，先煎。若冲服，则用其浓缩粉 3～6g。

禁忌：畏川乌、草乌。虚寒患者慎用。

按语：水牛角，味苦、咸，性寒，归心、肝经，专入血分，善清心、肝、胃三经之火而有凉血解毒之功，为治血热毒盛之要药，特别是清心凉营，常用于温热病热入营血，热盛火炽的高热、神昏，又有凉血、定惊之功，主要用于发斑发疹，吐血衄血，惊风，癫狂。水牛角与犀角，在性味、功效上基本相同，从成分分析上亦基本一致，但临床应用上犀角性阴寒，清胃热，凉心血，为除火热、解血毒之专药。古人认为，用犀角之证，无分上下表里，而总唯血热而有毒者宜之。水牛角清热凉血解毒之功与犀角相似而药力较缓，可作为犀角的代用品，但用量较犀角为大，约为犀角的 10 倍。黄牛角为牛科动物黄牛的角，与水牛角功效相当，可以替换使用。

2. 牛黄

药性：味苦、甘，性凉，归心、肝经。

功效：①清心凉肝利胆：治疗热病神昏发黄。②豁痰开窍镇惊：治疗中风窍闭，癫痫发狂，惊痫抽搐，小儿急惊。③清热解毒：治疗咽喉肿烂生疮，痈疽疔毒。

用量：内服：0.15～0.35g，多入丸散用。外用：适量，研末敷患处。

禁忌：脾虚便溏及孕妇慎服。

按语：牛黄味苦、甘，性凉，归心、肝二经，具有清心、豁痰、开窍、凉肝、息风、定惊、解毒等功效。传统应用于热病神昏、中风痰迷、惊痫抽搐、癫痫发狂、咽喉肿痛、口舌生疮及痈肿疔疮等症。药理研究显示牛黄有中枢镇静、解热、抗惊厥、强心、降血压、利胆保肝、增加红细胞及血色素等作用。现代医家不断探索，已经突破了牛黄"引邪入内"的传统认识，其临床应用范围已经扩展渗透到临床各科疾病，其中既有危急重症，又有疑难杂症，还有一般病证。对有神昏或神昏先兆者可用牛黄，对无发热或神志清楚者，只要病情需要豁痰清热开窍亦可投之。我国目前中成药中约有 650 种含有牛黄。其中安宫牛黄丸、至宝丹、六神丸、牛黄清心丸均是疗效卓越之经典药物。朱老通过多年丰富的临床实践，对六神丸的临床应用有非常深刻的认识。他认为：六神丸方中的牛黄不仅有清热解毒、芳香开窍、利痰镇惊之功，而且有强心、促使红细胞生成的作用。牛黄配麝香，其强心作用增强；牛黄配蟾酥，其抑制作用增强。朱老擅用六神丸治疗急性热病引起的休克及心衰、早期呼吸衰竭、哮喘每收佳效，用于冠心病、癌症、白血病，亦往往取得意想不到的效果。

（四）化痰平喘药

1. 猴枣

药性：味苦、微咸，性寒，无毒，归心、肺、肝经。

功效：①清热镇惊，豁痰定喘，解毒消肿。主治痰热喘咳，小儿惊痫、痰厥、咽痛喉痹。②清泄肝热，明目退翳。③外治瘰疬、痰核、痈疽。

用量：内服：研末，0.3～1g，不入煎剂。外用：适量，醋磨涂患处。

禁忌：妊娠期或脾胃虚寒者忌服。

按语：猴枣味苦、微咸，性寒，无毒，归心、肺、肝经。功效清热镇惊，豁痰定喘，解毒消肿。主治痰热喘咳，小儿惊痫、痰厥，咽痛喉痹，并可外用于瘰疬、痰核、痈疽等症。猴枣散为清热豁痰良方，常用于痰热诸证。

2. 海蛤壳

药性：味咸，性平，归肺、肾、胃经。

功效：①清肺化痰：主治痰热咳嗽。②软坚散结：主治瘿瘤，痰核。③利水消肿：主治湿热水肿，淋浊带下。④制酸止痛：主治胁痛，胃痛泛酸。⑤敛疮收湿：主治臁疮湿疹。

用量：内服：煎汤，10～15g；或入丸、散。外用：适量，研末撒或调敷。

禁忌：脾胃虚寒者慎服。

按语：海蛤壳味咸，性平，归肺、肾、胃经。功效清肺化痰，软坚散结，利水消肿，主治痰热咳嗽，瘿瘤，痰核，湿热水肿，淋浊带下。并能制酸止痛，敛疮收湿，主治胁痛，胃痛泛酸，以及臁疮、湿疹。

3. 海浮石

药性：味咸，性寒，入肺、肝经。

功效：清肺火，化老痰，软坚，通淋。主治痰热喘嗽，老痰积块，瘿瘤，瘰疬，淋病，疝气，疮肿，目翳。

用法：内服：汤剂，10～30g，先煎；或入丸、散。外用：研末撒或水飞点眼。

禁忌：虚寒者忌服。

按语：海浮石咸、寒，入肺、肝经，功效清肺火，化老痰，软坚，通淋，主治痰热喘嗽，老痰积块，瘿瘤，瘰疬，淋病，疝气，疮肿，目翳。近来亦用于治疗尿路结石、乳腺增生、甲状腺腺瘤等病。

4. 瓦楞子

药性：味甘、咸，性平，归肝、脾、胃经。

功效：①消痰化瘀，软坚散结：主治瘰疬，瘿瘤，癥瘕痞块，顽痰久咳，外伤出血，冻疮及烫火伤。②制酸止痛：主治胃痛吐酸，牙疳。

用法：内服：煎汤，12～18g，宜打碎先煎；研末，每次2～4g；或入丸、散。外用：适量，煅后研末调服。

禁忌：《本草用法研究》："无瘀血痰积者勿用。"

按语：瓦楞子味甘、咸，性平，归肝、脾、胃经。功效消痰化瘀，软坚散结，制酸止痛。主治瘰疬，瘿瘤，癥瘕痞块，顽痰久咳，外伤出血，冻疮及烫火伤，胃痛吐酸，牙疳。因其软坚散结作用，可治疗肝硬化、肿瘤、淋巴结核、结石等病；因其制酸止痛作用，又常用于消化性溃疡。制酸时，一般宜煅用。

5. 五灵脂

药性：味苦、甘，性温，归肝、脾经。

功效：①活血止痛：用于心腹血气诸痛、久痛，痛处固定者；妇女闭经、产后瘀滞腹痛；男科阳痿、早泄、癃闭诸症。②化瘀止血：用于妇女血崩，经水过多，赤带不绝，诸失血证。③消积导滞：用于小儿疳积、血痢、泄泻初起、反胃等症。④解毒：外治蛇、蝎、蜈蚣咬伤及疮疖。生用行血止痛力强，炒炭偏于化瘀止血。

用量：内服：煎汤，5～10g；或入丸、散。外用：适量，研末撒或调敷。

禁忌：孕妇慎服。

按语：五灵脂味甘性温，气味俱厚，入足厥阴、足太阴经，为活血散血之要药，又能降浊气而和阴阳，其应用范围相当广泛。机体多个系统的病证如冠心病、肝脾肿大、输卵管阻塞、泌尿生殖系统炎症包块、各种肿瘤，凡见瘀阻积滞，痛处固定，浊气不降，阴阳失和者，均可参用。朱老云："五灵脂能入血分以行营气，能降浊气而和阴阳，它的多种作用即可据此引申和参悟。"言简意深，发人深思。其降浊气的作用从《内经》治鼓胀用鸡矢醴推演而来。凡痰瘀交阻、宿食不消、浊气壅塞，而致腹痛膜胀，此药悉可选用，往往可奏浊气下趋，阴阳调和，胀消痛定之效。此外，朱老还以之治疗肺气肿，取得佳效。

人参、五灵脂为中药"十九畏"中的一对药，向来在配伍禁忌之列。二者为何相畏？同用后会出现哪些不良反应，均无一个明确的说法。章次公先生早在20世纪30年代编写的《药物学》中即指出：二者完全可以同用，希望医药界同仁勿为成说束缚。朱老认为：久病多虚亦多瘀，胃脘久痛者，恒多气虚夹瘀之证，由于脾胃气虚，故症见乏力，面苍，空腹时则痛，得食可暂安；由于瘀血阻络，故疼痛较剧，患者痛如针扎，痛点固定，舌见瘀斑，大便隐血多是阳性。此与单一的脾胃虚寒，其痛绵绵，喜热喜按者明显有异，其治须以益气化瘀为主，故人参、五灵脂同用，一以益气，一以化瘀，实乃病情之对应，经长期应用观察，并未发现二药同用后有任何不良反应。朱老治疗十二指肠溃疡、慢性萎缩性胃炎的胃安散即以人参（党参）与五灵脂同用，有止痛、消胀、愈疡、开胃进食之功，对萎缩性胃炎病理切片报告有肠上皮化生或不典型增生者亦有显著作用。

6. 水蛭

药性：味咸苦，性平，有毒，入肝、膀胱经。

功效：逐恶血、瘀血，破癥瘕积聚，妇女经闭，目痛，云翳。

用量：内服：煎剂，4～8g；入丸、散，0.5～1g。外用：置病处吮吸；或浸取液外涂。

禁忌：体弱血虚、无瘀血停聚者及孕妇忌服。

按语：水蛭味咸苦，性平，有毒，入肝、膀胱经。破血，逐瘀，通经，治蓄血，癥瘕，积聚，妇女经闭，干血成劳，跌仆损伤，目赤痛，云翳。张锡纯赞此药"破瘀血而不伤新血，纯系水之精华生成，于气分丝毫无损，而瘀血默消于无形，真良药也。"水蛭活血止血而不留瘀，瘀去而不加重出血，然毕竟是一味化瘀的峻品，应予慎用。朱老在临床中观察到，对有瘀血癥积而体气偏虚者，如用量稍大，连服数日，患者即现面色萎黄，神疲乏力，血检可见红细胞、血色素及血小板数均有下降，呈现气血两伤之证。古人以为"有毒"，殆即由此而来。因而明确指出："凡证属体气亏虚，而脉又软弱无力者，虽有瘀滞癥癖，不宜使用大剂量，或伍以补益气血之品始妥。"

7. 九香虫

药性：味咸，性温，无毒，归肝、肾、脾经。

功效：①补脾肾，壮元阳：用于肾阳不足之阳痿、腰膝冷痛。②疏肝郁，散滞气：治疗因肝郁气滞引起的气痛。

用量：内服：煎汤，3～9g；或入丸、散，0.6～1.2g。

禁忌：本品性温，又有温肾壮阳之功，故凡肝胆火升，阴虚舌红者，均需慎用（或佐以养阴柔肝之品）。如出现皮疹、瘙痒等过敏反应应停服。

按语：九香虫咸温，入肝、脾、肾经，有理气止痛、温脾暖肾之功，为治疗肝胃气痛的常用之品，其行气力强，性善走窜。朱老认为，其主要适应证有三：①肝胃气痛，痛有定处，如锥如刺，呈阵发性，其部位局限于两胁及脘部，或疼痛横窜者可用，如上下攻筑者，则不宜用。②慢性肝炎，肝郁气滞或肝郁血瘀而胁痛不已者。③背部痹痛，剧烈难受，仅限于背部如"着痹"，而他处不痛者，或虽走窜，但仍仅限于背部者。

肝胃气痛配以疏肝理气药物即可；慢性肝炎之胁痛，宜伍以活血化瘀之品如三七之类；至于背部痹痛，则于理气和络剂中再加葛根、秦艽等味；如痛在脐腹部，上下窜走攻筑，或虽在脘部而痛无定处，或有溃疡病者，服后不但不能止痛，反因攻窜而疼痛益甚，故使用时必需详辨，不能混淆。九香虫"理胸膈之凝滞，气血双宣"，用于治疗胸痹心痛疗效甚佳；由于其具有疏肝行气之功，对术后肠粘连而致腹部膜胀不适或胆结石、泌尿系结石疼痛者，于常规用药中增入本品，收效亦佳。对于脾胃虚弱者宜与健脾益气药同用，其功尤捷。

此外，本品尚有补肾助阳之功，用于肾阳不足之阳痿、腰膝冷痛、遗尿等症，临床多与杜仲、巴戟天等药配伍，寓补阳于行气之中，有补中兼行、阳复气畅之妙，但阴虚阳亢者慎用。多作丸、散剂，亦可入煎剂。其祛风镇咳平喘之效，可用于治疗支气管炎。外用治疗血管瘤是九香虫功用的一个新发现。

五、疑难病虫类方药

（一）神经系统疾病

1. 脑震荡后遗症

该症多呈现头胀而痛，健忘，神疲，视力减退，周身酸痛，天气变化时则更甚。有时食欲减退，睡眠欠宁，急躁易怒。因气血瘀滞脑府，灵窍欠慧，面色常见黧晦，舌有瘀斑，脉多沉涩或细涩。在辨证上属于虚中夹实之候，因其虚，必须培补气血，滋养肝肾，因其实，气血瘀滞，必须活血化瘀。据此，朱老拟订健脑散一方，临床观察，疗效满意，并可兼用于老年痴呆症、中风后遗症、严重神经衰弱症。处方：红人参、制马钱子、川芎各15g，土鳖虫、当归、枸杞子各21g，地龙、制乳没、琥珀、全蝎各12g，紫河车、鸡内金各24g，血竭、甘草各9g。

上药共研极细末，每早晚各服4.5g，温开水送下，可连续服2~3个月。一般服1周后，即见明显食欲增加，睡眠较安，头昏神疲好转，随着服用时间的延续，症情可逐步向愈。

案1：李某，男，42岁，军人。

在检查施工过程中，突为从上落下之铁棍击于头部而昏倒，当时颅骨凹陷，继而出现血肿，神志不清达20小时，经抢救始苏。半年后曾去北京检查：脑组织萎缩1/4。目前头昏痛，健忘殊甚，欲取某物，转身即忘；记不得老战友的姓名，不能做系统发言；有时急躁易怒，失眠神疲。苔薄腻，边有瘀斑，脉细涩。此瘀阻脑府，灵窍欠慧，气血亏虚之候。予健脑散消息之。服后1周，头昏痛即见轻减，夜寐较安，精神略振，自觉爽适。坚持服用2个月，症情平稳，已能写信，讲话层次不乱。续予调补肝肾，养益心气之品善后。

2. 脑卒中及其后遗症

脑血栓形成、脑梗死、脑梗死均为动脉硬化而引起，仅是程度之轻重而已。中医谓之属于中风范畴，多责之肾虚痰瘀内生，阻于脑窍而发㖞僻不遂或猝然昏仆，所以治疗大法是补肝肾、化痰瘀、慧脑窍，方用：生黄芪30g，钩藤、枸杞子、制首乌、女贞子、地龙、淫羊藿、丹参各15g，石菖蒲、广郁金、陈胆星、川芎各10g，水蛭3g（研，分2次吞），甘草4g。每日1剂。

或用川芎100g，地龙60g，水蛭40g，共研细末，0号胶囊装盛，每服4粒，每日2次，亦效。

河南中医学院附属第一医院用脑苏灵冲剂（泽泻、水蛭、大黄、黄芪），每次10g，4小时1次，用温水溶化，昏迷者发病48小时内用其高位灌肠，48小时后鼻饲。1周后减为每日 4 次，第 2 周后改为每日 3 次，直到 21 日为止。对痰热腑实、风痰上扰型及气虚血瘀型疗效较佳，能通过消除脑水肿而奏降低颅内压之效。

中风常呈现半身不遂，口眼歪斜，口角流涎，言语不利等征象，属于气虚血瘀、络脉痹阻之候。补阳还五汤，功能补气活血，化瘀通络，促使痿废恢复，用之颇合病机。

生黄芪 30g，地龙 15g，当归尾、川芎、赤芍、桃仁各 9g，红花 6g，加水蛭 4g，收效更佳。

口眼歪斜者，加全蝎粉 2g（分吞），僵蚕 10g，制白附子 6g；舌强语謇者，加石菖蒲、女贞子各 10g；肢体痿软者，加桑寄生、制首乌各 15g，乌梢蛇 10g；血压偏高者，加紫贝齿 30g，怀牛膝 12g。

或用地龙、蜈蚣、水蛭、川芎各等份，研末，装 0 号胶囊，每服 4 粒，一日 3 次，对中风后遗症亦有佳效。并需配合肢体功能锻炼，怡性悦情，恢复较快。

3. 乙脑后遗症

凡乙脑高热昏迷，惊厥已平，而出现智力丧失、健忘、不语、失眠、手足拘挛、搐搦不能自主、瘫痪、流涎等后遗症者，用健脑开窍、祛风通络、泄化痰瘀之品，内服、吹喉，并配合针灸、推拿，始可奏效。

（1）煎剂：赤芍、丹参、红花、地龙、乌梢蛇、僵蚕各 6g，生自然铜、豨莶草、鸡血藤、伸筋草各 9g，制没药、甘草各 3g，水煎服。连服 5 剂后，接服散剂。

（2）散剂：炙乌梢蛇 30g，炙僵蚕 24g，炙蜈蚣、当归、化橘红、天竺黄、广地龙、红花各 18g，共研极细末，每服 2g，一日 3 次，温开水送服。

（3）吹喉散：炙乌梢蛇 5g，制白附子、炮附子、陈胆星、白芷各 4g，麝香 1.2g。先将前五味药研为极细末，然后加入麝香再研匀，小瓶分装密贮。每取少许，以喷粉器喷布于两侧扁桃体部，一日 3～4 次。

经使用上药治疗，多于 4～5 日后开始发音，1 周后能爽利言语，1 个月后可以行走。唯肢体拘挛重者，需继续服用散剂，并活动锻炼，配合针灸、推拿，始可渐复。

案 2：李某，女，5 岁。

1973 年 7 月中旬，高热惊厥，神志昏迷，经当地医院抢救十余天，体温下降，神志渐清，但不能言语，口角流涎，四肢瘫痪，时有抽搐，四十余天尚未恢复。8 月 29 日来诊，确属乙脑后遗症。苔薄腻，质衬紫，脉细涩。证属痰瘀交阻，筋脉失养，经络痹阻，治宜化痰瘀、通痹闭、畅络脉，徐图效机。

（1）煎剂：蕲蛇、丹参、红花、广地龙、赤芍、僵蚕、川芎各 6g，生自然铜、豨莶草、鸡血藤、伸筋草各 9g，制乳没、甘草各 2g。连服 5 剂后，接服散剂。

（2）散剂：蕲蛇 30g，炙僵蚕 24g，炙蜈蚣、炙全蝎、当归、化橘红、天竺黄、广龙、红花各 18g，共研细末，每服 2g，一日 3 次，开水送服。

（3）吹药：蕲蛇 2.5g，制白附子、炮附子、陈胆星、石菖蒲、白芷各 2g，麝香 0.6g。上六药研细末，后加入麝香再研匀，小瓶密贮。每取少许吹两侧扁桃体部，一日 3～4 次。

经上药治疗4日后，开始发音，1周后能爽利讲话，1个月后能行走，唯左侧手足尚感欠利，嘱继服散剂，并活动锻炼，配合针灸，经随访已完全恢复。

4. 乙脑极期

乙脑极期，痰浊阻塞气机，蒙蔽心窍，高热昏迷，惊厥抽搐，有内闭外脱之趋势，吸痰时易引起气管痉挛而窒息。方用夺痰定惊散，组成如下：炙全蝎30只，巴豆霜0.5g，牛黄1g，飞朱砂1.5g，飞雄精2g，陈胆星6g，川贝、天竺黄各3g，麝香0.3g（后入）。共研极细末，瓷瓶密贮。每服0.6g，幼儿0.3g，每日1～2次。鼻饲后3～4小时，排出黑色而杂有黄白色黏液的大便，即痰消神苏（未排便者，可续用1次）。此散息风化痰、通腑泄浊之作用颇为显著，对于中风、肺炎、中毒性菌痢、百日咳脑病、脊髓灰质炎等痰浊交阻、痰鸣如嘶之症，亦可泄化痰浊，防止窒息。

5. 偏头痛

本病之原因甚多，但均与肝阳偏亢、肝风上扰有关，每于气交之变或辛劳、情志波动之际发作，作则头痛眩晕，畏光心烦，呕吐，疲不能支，不仅发时不能工作，久延屡发，并且影响脑力及视力，某些患者极为顽固，用一般药物殊无效果，朱老拟订之钩蝎散，经二十多年的临床观察，疗效比较满意。因为全蝎长于祛风平肝、解惊定痛，故取为主药；钩藤善于清心热、平肝风，以为佐；"久痛多虚"，乃伍以补气血、养肝肾之紫河车，以标本兼顾。后增入平降镇静之地龙，疗效更好。处方取四药各等份，共研细末，每服 3g，每日 2 次。一般当日可以奏效，待痛定后，每日服 1 次，或间日服 1 次，以巩固疗效。

案 3：吴某，女，36 岁，工人。

右侧偏头痛已历 3 年，经常发作，作则剧痛呕吐，疲不能支。经外院诊断为"血管神经性头痛"，迭服中西药物，均未能根治。刻诊：面色少华，疲乏殊甚，右侧头痛，时时泛呕，苔薄腻，质微红，脉细弦。证属肝肾不足，风阳上扰，治宜息风阳，益肝肾。予钩蝎散 10 包，每服 1 包，每日 2 次，另以石斛、枸杞子各 10g 泡茶送服。

药后头痛即趋缓解，次日痛定。以后每日服 1 包，服完后再以杞菊地黄丸巩固之。

6. 重伤晕厥

验方回生第一仙丹，有活血化瘀、疗伤定痛、通窍回苏之功，擅治跌伤、压伤、打伤、刀伤、枪伤、割喉，以及因吊、惊、溺而昏迷，屡奏殊效。过去在地震及战伤时曾发挥卓越作用。处方：活土鳖虫（取雄性活虫，洗净，去足，放瓦上小火焙黄，研细末）15g，自然铜（放瓦上木炭火烧红，入好醋淬，片刻取出，再烧再淬，连制九次，研细末）9g，乳香（每 30g 用灯心 7.5g 同炒枯，共研细，吹去灯心，取净末），陈血竭（飞净）、飞朱砂、巴豆（去壳研，用纸包压数次，去净油，用净末）各 6g，麝香 0.7g（后入）。

以上各药共研极细末，瓶贮密封。成人每服 0.5g，幼儿 0.2g，黄酒冲服。牙关不开者，鼻饲之。严重者可连服

2次。服后，大便下紫血块者，其效更著。若苏后转心腹痛者，此瘀血未净，急取白糖60g，热黄酒或开水化服，自愈。昔上海雷允上药店有成药出售。

7. 癫痫惊搐

全蝎、蜈蚣各等份，研细末，名为止惊散，有息风定惊之功。每服1~3g（按年龄、病情增减用量），一日2次。动物实验证明，二药对中枢神经兴奋剂引起的惊厥，具有明显的对抗作用；对癫痫经常发作者，持续用之，可减少或制止其发作。对小儿高热惊搐，于辨治方中参用此二药，有止搐缓惊之功。加用僵蚕、地龙、钩藤，则奏效更佳。

案4：沈某，女，29岁，工人。

患癫痫已十余年，迭治未愈，近年来发作频繁，每1~2周即作1次，作则昏仆，不省人事，口吐白沫，手足抽搐，甚则小溲失禁，历时5~10分钟渐苏。苔薄腻，脉细滑。此痫病也，多由惊恐伤及肝肾，脏气不平，而致风动火升，痰火上扰神明，癫痫以作。治宜息风定惊，化痰降火，以止惊散缓图之。药后颇安。连服2个月，未再发作，改为每日服1次以巩固之。

8. 小儿惊风

惊风退热散处方：蝉衣60g，鸡内金、天竺黄、钩藤各12g，陈皮9g。研细末，一般2岁左右每服1g（或每千克体重0.1g），每日3次。能解热定惊，化痰和中，对小儿惊风、发热、消化不良有效。

9. 面瘫

周围型面瘫病程在 1 个月以内者，用防风、赤白芍、僵蚕各 10g，制白附子 8g，煎汤送服善于祛风通络的蜈蚣粉 1.5g，每日 2 次，收效甚速。

10. 痉挛性瘫痪

外伤性截瘫而呈现痉挛性瘫痪者，应调补肝肾，祛风舒筋，上海市中医研究所截瘫组的经验与朱老的体会基本是一致的。处方：蕲蛇、全当归、土鳖虫、熟地黄、金狗脊、川牛膝各 15g，鸡血藤、生白芍、生地龙各 30g，鹿角片、锁阳、淫羊藿、续断 10g，甘草 6g。水煎服，每日 1 剂，另用全蝎、蜈蚣各等份研末，每服 1.5g，一日 2 次吞服。

11. 脑囊虫病

囊虫病是由链状绦虫的幼虫（囊尾蚴）寄生于人体某一组织而引起的病变，其中脑囊虫病发病率最高，约占本病的 80% 以上，而其包囊多位于皮质运动区，所以癫痫发作最为常见，伴有头痛、眩晕、呕吐、耳鸣、面麻等症，验方消囊定痫散具有息风定痫、杀虫消囊之功，对此有较佳疗效。处方：蝉蜕 25g，全蝎 50g，琥珀 20g，飞朱砂 10g，冰片 5g（后入）。共研极细末，每服 3.5 ~ 5g，每日 2 ~ 3 次。

一般连服 1 个月后，皮下囊虫结节逐渐缩小，癫痫发作控制，继续服用 3 个月可以根治。

或用祛风定惊、解毒杀虫的蛇蜕研细末，每服 5g，日 2 次，开水送下，另用槟榔 60g，大戟 3g，木瓜 18g，钩藤

12g，煎服，连服 1 个月，收效亦佳。如合并肝炎者，去槟榔加雷丸 15g。

12. 高血压脑病

是指高血压患者，血压突然骤升而致的一过性神经系统症状，头胀痛剧烈，目赤，视物模糊，抽搐，呕吐，烦躁，甚则神志不清，舌质红苔黄，脉弦劲，当予息风平肝、降逆通络之品，急重者，应中西医结合救治之。处方：枸杞子、菊花、石斛、天麻、僵蚕、地龙各 15g，钩藤、怀牛膝各 20g，当归、白芍各 10g，全蝎、蜈蚣各 3g（研末，分 2 次吞），生牡蛎、代赭石、生石膏各 30g，甘草 5g。水煎 2 次，药汁混合，分 2 次服。

13. 帕金森病

属中医风证、颤证范畴，乃锥体外系统慢性退行性疾病，以静止性震颤、肌强直、运动缓慢、姿势反射减弱为特征，伴见流涎、言语欠利、咳痰、气喘等症象。治宜平肝息风、化痰通络。药用：珍珠母、生白芍、桑枝各 30g，钩藤、丹参各 20g，地龙、天麻、菊花、石菖蒲、茯苓、竹茹、僵蚕各 10g，全蝎末 3g（分吞），甘草 4g。每日 1 剂，严重者加用羚羊粉 0.6g（分吞），制白附子 8g，并可配合针灸治疗。

14. 神经衰弱

多呈头眩、失眠多梦、健忘、心悸、神疲、舌红、脉细弦等征象，责之肝肾两亏，心肾不交，治宜滋养肝肾，宁心安神。药用：枸杞子、菊花、女贞子、百合各 15g，僵蚕 12g，炙远志 8g，枣柏仁各 30g，炙甘草 6g。失眠严重，心烦者，加苦参片 30g，水煎服。

15. 三叉神经痛

属中医面痛、偏头痛范畴，面侧抽搐样剧痛，接触或进食时则更甚，乃内风上扰，面络拘急，治宜息风止痛，活血和络。药用：地龙、炙僵蚕、川芎、白芷各 100g，炙全蝎 75g，制白附子 50g。共研细末，每服 3～5g（逐步递加），一日 2 次，温开水送服。5～7 日可以见效，坚持服用，多可缓解。

16. 老年性痴呆

中医谓之老年呆病。髓海空虚，肝肾不足，气血亏损，心神失养，脑窍欠慧，为病之本；血瘀痰阻，脉道不利，气机失畅，为病之标。治宜补养肝肾，涤痰化瘀，以慧脑窍，曾拟益肾化瘀方：生熟地黄、枸杞子、菊花、天麻、淫羊藿、党参、生黄芪、地龙、水蛭、胆南星、远志、石菖蒲、枣柏仁、制首乌、甘草。每日 1 剂，坚持服用，对眩晕、健忘、失眠、痴呆、昏沉、行走欠利等可获逐步改善，生活自理。

其中天麻尤不可少，因《本经》谓其"久服益气力，长阴肥健"。甄权称其能治"瘫痪不随，语多恍惚，善惊失志"。《开宝本草》更指出它"利腰膝，强筋力，久服益神"。对老年痴呆是既治标又治本的一剂佳药。

（二）循环与血液系统疾病

1. 冠心病心绞痛

该病概括于真心痛、厥心痛、胸痹之内，多由气滞不畅，血脉瘀阻，或心阳失展，心脉痹闭而致，活血化瘀、理气通阳是其大法，而参用善于化瘀通脉、降脂解凝之水蛭，解惊通络之蝉衣，每可提高疗效。

（1）太子参、制黄精各15g，麦冬、丹参、蝉衣、泽泻各10g，檀香6g，水蛭2g（研，分2次吞），炙甘草6g，水煎服。连服半月后，如症情稳定，舌唇之瘀暗渐化，可改为丸剂巩固之。

（2）丸剂：党参、制黄精、丹参、生山楂、广郁金各90g，蝉蜕60g，水蛭30g，檀香20g，共研极细末，水泛丸如绿豆大，每服4g，每日2次，开水送服。

2. 风湿性心脏病

风湿性心脏病类似于"心痹"之候，多因风、寒、湿之邪内舍于心，致使心体残损，心脉痹阻而出现的一种病证。《素问·痹论》："心痹者，脉不通，烦则心下鼓，暴上气而喘，嗌干善噫，厥气上则恐。"这是风湿性心脏病而出现心力衰竭的生动描述。舌有瘀斑，脉细结代。凡瘀血征象明显而体气不太亏虚者，应侧重活血化瘀，佐以温阳利水，益气宁心。可予心痹汤：生黄芪、潞党参、炒白术、茯苓各20g，当归尾、丹参、桃仁、红花各10g，水蛭粉2g（分吞），炙甘草5g。每日1剂。

如体气亏虚较重者，当先予温阳益气以扶正，而后再参用活血化瘀之品。扶正可用炙甘草汤加味：红参粉 3g（分吞），熟地黄 20g，炙黄芪 30g，肉桂末 2g（分吞），阿胶、麦冬、炙甘草各 10g，五味子 4g，炒枣仁 15g，红枣 10 枚，生姜 3 片。

此外，在风湿病阶段，尚未形成风心病时，如及早采用银翘白虎汤以清热解毒，利痹通络，多可控制其风湿活动而获得痊愈，免除风心病之产生。处方：连翘 20g，银花、防己、木瓜、知母、粳米各 24g，白花蛇舌草 30g，生石膏 60g（先煎），甘草 6g。

随症加减：湿重加苍术 20g，薏苡仁 30g，厚朴 10g；热重加栀子、黄柏各 12g，黄连 5g；心前区闷痛者加丹参 20g，三七末 3g（分吞）；心悸者加枣柏仁各 30g，琥珀末 3g（分吞）。

3. 预防顽固性心绞痛溶栓及支架植入术后复发

顽固性心绞痛静脉溶栓有效的患者，用芪蛭散能预防溶栓后复发，经观察可明显降低患者血小板聚集率、全血比黏度及血浆比黏度，延长凝血酶原时间，从而防止血栓形成。患者舌质紫暗或瘀斑，脉涩或结代，呈气虚血瘀征象，治宜益气、活血、通络。芪蛭散处方：黄芪、水蛭、川芎各 90g，桂枝 30g，共研细末，每服 5g，每日 2 次，温开水送下。服药至溶栓后 6 个月。

4. 高脂血症

常见头目眩晕、胸闷、肢麻等征象，属于中医眩晕、痰证、瘀证范畴。可用活血化瘀，健脾涤痰之品，如炒白术、薏苡仁、茯苓、僵蚕、水蛭、生山楂、泽泻、石菖蒲等。或用黄芪200g，水蛭3g，研细末，装0号胶囊，每服5粒，一日3次，可降低胆固醇、甘油三酯、LDL-C，有佳效。

5.脾切除后血小板增多症

因门静脉高压行脾切除术后而致血小板增多者，常呈发热、舌红、脉弦数等营血瘀热征象，故应凉血化瘀治之，上海仁济医院秦亮甫教授创用生地黄30g，生蒲黄、五灵脂各15g，丹皮、赤芍、土鳖虫各10g，虻虫6g，水蛭3g（研，分吞），甘草4g，每日1剂，连服3剂，血小板数即见下降。如未下降至$300×10^9/L$以下者，需继服之。方中虻虫有时易引起腹泻，性峻利，虚人用时可去掉。

6.心力衰竭

北京西苑医院以蟾酥1份、茯苓9份组成的强心散治疗各种心力衰竭，有较显著的疗效，每服100mg，一日2～3次，药后2～48小时症状、体征皆有改善，表现在脉率减慢，尿量增加，水肿消退或减轻，肝肿缩小。蟾酥的强心作用，与它能显著增加血肌蛋白激酶活性有关，而对其他内脏蛋白激酶活性几乎没有影响，因此它没有类似普萘洛尔一类的副作用。但蟾酥有毒，用量应严格掌握，每日量为15～30mg，不可过量。又因其能引起子宫收缩，孕妇忌服。

7.急性白血病

急性白血病乃病程短、死亡率高的一种血液病，化疗疗效虽较好，但均有较大毒副作用。为此，积极在中医药方面寻找治疗方药，是一个重要的途径。中国中医研究院肿瘤研究组用安露散治疗急性白血病（包括急淋、急粒、急单、红白血病等）有一效。安露散一号由全蝎、蜈蚣、僵蚕、土鳖虫等量组成，焙干研末，每服0.7g，一日3次；慢粒未急变者，以每服0.3g，每日3次为好，亦可和入鸡蛋蒸食。对合并感染高热者，可配合金银花、黄芪各30g，当归、甘草各15g，煎汤内服，以补益气血，活血祛瘀，清热解毒。共观察29例，其总缓解率为48.3%，同时有45%～80%的患者有食欲、临床一般状况和血常规的改善，值得进一步探索。

（三）呼吸系统疾病

1.慢性支气管炎

慢性支气管炎多反复发作，缠绵不已，下列单方，收效满意。

（1）露蜂房拣净，研末，每取1.5～3g，鸡蛋1枚（去壳），混合，不放油盐，置锅内炒熟，于餐后一次食用，每日1～2次。多可于3日内控制主要症状，不仅疗效高，且见效快。本方除具有止咳化痰、平喘降逆的效能外，还有催眠、增加食欲及止血之作用。但有较少数患者，服后有头晕、恶心之感，不需停药。蜂房过去主要认为有祛风定惊、解毒疗疮、散肿定痛作用，近代观察发现，并有兴阳启痹、抗癌消瘤之功。小量常服，能强壮益肾，故于慢性支气管炎，不仅治标，并且治本。

（2）蛤蚧散（蛤蚧1对，乌贼骨150g，共研极细末，加白糖500g，混匀，每服4g，一日2次）治疗慢性咳喘不已，而体质偏虚者，最为适合。一般1~2周见效，3~4周稳定。因为蛤蚧能补肺润肾，止咳定喘，而乌贼骨孟诜谓其"久服益精"，《叶氏摘玄方》用其治小儿痰蚼，因此，也是一味治慢性支气管炎、哮喘的有效药。

2. 支气管哮喘

支气管哮喘有寒、热、虚、实之分，宜辨证论治。

（1）支气管哮喘，久而不愈，或伴有肺气肿，面浮肢肿，表现为虚寒证（肾不纳气）者，宜用参蛤散（红人参、北沙参各15g，蛤蚧1对，麦冬、化橘红、川贝母、五味子各10g，紫河车24g，共研极细末），每服4g，一日2次。因为蛤蚧辛微温，能补肺润肾，止咳定喘；人参、紫河车、北沙参、麦冬补益气阴，以治其本；化橘红、川贝母化痰止咳；五味子敛肺止喘。合之组方，对虚寒型哮喘最为合适。如合并感染，宜先用清肺降逆之品调治，然后再服本方。喘定后，仍宜每日或间日服1次，以资巩固。

（2）哮喘之偏热、偏实者，可用玉蜒丹（蜒蚰100条，冷开水洗去泥垢，加象贝母粉，同捣如泥，制丸如绿豆大），每服1.5g，早晚各1次。多数病例服后喘促减缓，咳痰爽利，症状改善，连续服用，辅以培本之品，可以逐步治愈。我们临床观察发现，玉蜒丹对各型发作性哮喘（除肾不纳气者外），均有助益。因蜒蚰具有清热解毒、消肿平喘之功，善于缓解支气管痉挛，使吸道通畅，分泌物大量排出。佐以象贝化痰定喘，疗效较佳。或取蜒蚰10条，洗净后加白糖2匙拌和，约1小时即化为黏液状，于临睡时顿服，连服7～10日后，可适当减量至喘息停止为度。一般服后，痰量排出增多，咽头有紧缩感，约数日后，痰量减少，咽头紧迫感即消，随之喘息停止发作，且较少复发，无副作用，这是其优点。

（3）地龙性寒，有舒张支气管，宽胸、化痰、平喘之功。常用方：地龙150g，天竺黄、紫河车各100g，川贝母60g，共研极细末，装胶囊，每服3g，一日2次。连服6个月为一个疗程。对慢性支气管哮喘不能平卧者，能增强机体功能，促使康复。对发育期前的儿童哮喘，收效甚佳。

3. 慢性阻塞性肺疾病

慢阻肺多继发于慢性支气管炎、哮喘等症。古籍称之为"肺胀"，是很确切的，在治疗上并创订补肺丸，甚具良效。《百一选方》《圣济总录》《世医得效方》《普济方》均载有此丸，治久嗽、喘咳、痰红。其中《普济方》明确指出，该方"治咳嗽肺胀，动则短气"，是完全符合实际的。该丸由五灵脂二两（60g），柏子仁半两（15g），胡桃8枚（去壳）组成，共研成膏，滴水为丸，如小豆大，甘草汤下，每服15粒，一日2次，有消瘀化痰、皱肺纳肾之功，对肺气肿之轻者，有较好之疗效，重者可用参蛤散。

4. 慢性肺源性心脏病

本病多由慢性肺胸疾病或肺血管慢性病变逐渐引起肺动脉高压，进而导致右心室肥大的一类心脏病，最后多出现呼吸衰竭和心力衰竭。由于患者多是中老年人，体气偏虚，易于感受外邪而发病，咳呛痰多，喘促，面浮肢肿，胸闷心悸，纳呆，苔腻，质紫暗，脉滑数。其轻者用下方有效：金荞麦、鱼腥草各30g，地龙15g，葶苈子15g，杏仁、紫菀、黛蛤散各10g，甘草4g，每日1剂。有清热、化痰、消瘀、平喘之功。葶苈子（隔纸微焙）研末，每服3~5g，每日2次，泻肺利水、消肿、祛痰定喘之功较著，并有增强心肌收缩力、减慢心率等强心作用。如肺气壅塞，痰浊内阻，黏稠而不易咳出者，可用夺痰定惊散0.6g，每日1~2次，有良效。症情偏重者，可酌加万年青根（干品）10~20g，红参6~10g，制附片、麦冬各10g，五味子6g，可温阳、益气、敛阴。症势严重者，则需中西医结合治疗。

5.百日咳

百日咳俗称顿咳，以阵发性、痉挛性咳嗽为特征，下列两方，收效满意。

（1）蜈蚣、甘草各等份，研细末，1~2岁每次用1.5g，3~4岁用2g，一日2次，连服5~7日。

（2）蝉衣、僵蚕、前胡各6g，生石膏、杏仁、川贝、海浮石各4.5g，六轴子、北细辛、陈胆星各1.5g，研细末，每次1岁服0.3g，一日可服4~6次（间隔3小时），白糖开水送下。一般连服2日后可见缓解，5~6日可渐向愈。

二方均有解痉定咳、化痰下气之功，痰多或伴有发热者以（2）方更合。

案 5：钱某，4 岁。

患百日咳已二十余日，其咳阵作，作则面红气窒，咳声连连不断，必呕吐痰涎始已。苔薄腻，脉滑数。予蜈蚣甘草散 9 包，3 日分服。药后第二日即见咳势减缓，第三日大定，续服 2 日而愈。

6. 肺结核

慢性纤维空洞型肺结核久不闭合者、浸润型肺结核久不吸收者，可用保肺丸治之。土鳖虫 120g，制首乌、白及各 20g，蒸百部、紫河车各 150g，共研极细末，另用生地榆、葎草、黄精各 200g，煎取浓汁泛丸，如绿豆大，每服9g，每日 2 次。土鳖虫活血散瘀，推陈致新，促使病灶吸收，空洞闭合。白及补肺泄热，敛肺止血。首乌、河车滋养肺肾，补益气血，增强体质，加速恢复。百部、地榆、葎草、黄精均有抗结核及清热滋阴之功，合之为丸，收效满意，坚持服用，多在 3～6 个月痊愈。

案 6：魏某，女，49 岁，农民。

患慢性纤维空洞型肺结核已八载，迭经中西药物治疗，迄未奏效。面色晦滞，形体羸瘦，咳呛气促，痰多而浊，偶或带血，胸痛隐隐，盗汗失眠，纳呆不馨。苔腻质紫，脉弦细而数。证属肺痨重候，乃肺体久损，痰瘀凝滞，邪稽不去，正虚难复之证。治宜开瘀解凝、培正补肺并进，予抗结核保肺丸一料，冀能应手。药后精神较振，咳呛、咳痰均减，活动已不气促，盗汗、失眠亦见好转，纳呆渐香。胸透复查：病灶明显吸收，空洞略见缩小。上方续服两料，诸象悉除，体重增加。摄片：空洞闭合，炎症吸收。

已能从事一般轻工作。

（四）消化系统疾病

1. 慢性肝炎、早期肝硬化

根据"久病多瘀、久病多虚"及肝郁气滞、血瘀癥积的机制，拟订复肝丸治疗慢性肝炎及早期肝硬化，因其寓攻于补，攻不伤正，补不壅中，可使虚弱、胁痛、肝脾肿大、肝功能异常逐渐减轻或消失，并能升高血浆蛋白总量，调整白、球蛋白比例的倒置。自1963年在《中医杂志》报道后，各地采用，均称收效满意。处方：土鳖虫、太子参（或红参须）各30g，紫河车24g，广姜黄、炮山甲、广郁金、参三七、鸡内金各18g，共研极细末。另用糯稻根、石见穿、虎杖、蒲公英各120g，煎取浓汁泛丸如绿豆大，每服3g，每日3次。

案7：陈某，女，34岁，农民。

素患血吸虫病，近年来，形体消瘦，食欲不振，腹部逐渐胀大，某医院确诊为肝硬化腹水，经中西药物治疗效果不显。触诊肝区刺痛，亢热体倦，腹大如鼓，小溲不多，大便尚调，月经虽行而量少，其色紫黑，舌质偏红，苔薄黄，脉弦数。肝功能检查：ALT60U/L，TTT13U，白、球蛋白倒置。证属鼓胀。缘肝脾两伤，疏泄失职，血瘀水停所致。当予调养肝脾、化癥消瘀、疏络行水为治。处方：北沙参、丹参、泽兰、泽泻各15g，制黄精、石见穿各20g，生牡蛎（先煎）30g，路路通、炙土鳖虫各10g。连进5剂，未见显效。仍予原方，每日1剂，另嘱每日觅鲤

鱼一尾，去鳞及内脏，加赤小豆60g，不放盐，煮服。第
二日尿量显增，半月后腹水退净。续予原方去泽泻，加生
黄芪30g，嘱隔日服1剂，共进二十余剂，此间未饮鲤鱼
汤，但小便一直正常，后予复肝丸善后巩固，半年后复查，
肝功能正常，基本治愈。

2. 肝硬化腹水

肝硬化腹水系肝经疫毒久稽，肝脾两伤，导致血瘀癖
积，水湿停潴，而致肝腹水萌生，治宜疏肝解郁，化瘀软
坚，渗湿利水。久病体虚者，还应兼顾培补脾肾。陈士铎
《石室秘录》所载之消胀除湿汤（蜣螂虫、木瓜、通草、延
胡索、佛手、郁金、丝瓜络各8g，红花、茜草、远志各
4g，路路通10枚，生薏苡仁20g，香橼皮半个）有活血散
瘀、疏肝理气、消胀除湿之功，对肝腹水有较佳疗效。或
用菴䕡子18g，水蛭6g，生牡蛎、白茅根、车前子各50g，
海藻、茯苓各15g，肉桂1.5g，沉香末、琥珀末各2g（分
吞），亦佳。

3. 肝炎胁痛

慢性肝炎之胁痛，多由肝郁血滞而引起，较为顽固，
为患者精神上一大威胁。如仅以胁痛为主者，可径予宁痛
丸（九香虫150g，参三七200g，炙全蝎100g，共研极细
末，水泛为丸如绿豆大），每服1.5g，早晚各服1次，一般
1~2日后，疼痛即见减轻，痛减后，可改为每晨服1次，
痛定即可停服。如症情复杂者，即以九香虫4g加于辨证论
治的处方中，亦有较好之疗效。

4. 胆石症

胆石症因湿热郁于胆经，结而为石，在三金汤（金钱草、鸡内金、广郁金）中加用善于疏肝郁、散滞气、促使排石的九香虫 6g，长于溶石的芒硝 4g（分 2 次冲），每收佳效。

5. 萎缩性胃炎

萎缩性胃炎类似于中医之胃痞，病因病机，错综复杂，既有胃失和降、脾胃湿热、胃阴不足之征象，又有脾胃虚寒、脾失健运，或脾不升清、肝气郁滞的证候，但病位在胃，其病理改变则一，根据久病多虚、久病多瘀之机制，组方坚守"补而不滞，滋而不腻，温而不燥，攻而不峻，行不耗阴"之原则，基本方：

生黄芪 20g，党参、蒲公英、徐长卿各 15g，刺猬皮、五灵脂各 10g，莪术、凤凰衣、玉蝴蝶各 6g，绿萼梅 8g，砂仁 3g，甘草 5g，水煎服，每日 1 剂。偏阴虚者加北沙参、枸杞子各 10g；偏阳虚者加高良姜、炒白术各 10g。伴见肠上皮化生或不典型增生者，要加重刺猬皮至 15g，蜂房、炮山甲各 10g（或山甲粉 3g 分吞），以软坚散结，消息肉，化瘀滞，白花蛇舌草 30g，解毒散结，从而促使肠化生和增生性病变的转化和吸收。党参、川朴、延胡、黄连能杀灭幽门螺杆菌，可参用之。

6. 消化性溃疡

胃或十二指肠溃疡，用乌凤散（乌贼骨 60g，凤凰衣、玉蝴蝶各 50g，象贝母 40g，共研极细末），每餐前半小时服 4g，每日 3 次，对溃疡有止痛、制酸、护膜生肌之功，善于促进溃疡之愈合，一般连服 2~3 个月，多可趋愈。

7. 慢性腹泻

慢性腹泻包括过敏性结肠炎、溃疡性结肠炎。腹痛，泄泻稀便，夹有黏液或脓血，时轻时剧，缠绵不已，呈反复发作。泄泻初期，属实属热，宜清宜导；久泻则多属虚属寒，故宜止宜敛。五倍子其性不仅收敛止泻，且有抗菌作用，对慢性泄泻甚合。《纲目》以之治泄泻之附方达 6 首之多，可知其效果。五倍子、炒白术各 60g，补骨脂、赤石脂各 40g，公丁香 30g，共研极细末，每服 6g，一日 2 次，连服 3~7 日多收良效。

8. 小儿消化不良

验方蜈蚣儿茶散治小儿消化不良之呕吐、泄泻、小便减少者甚效，脱水显著者，应予补液。蜈蚣（文火烘干）62g，儿茶 38g，共研极细末。6 个月以下，每次服 0.33g，6~12 个月每服 0.65g，1~2 岁每服 0.85g，一日 3 次，多于 1~2 日临床治愈。《别录》曾提到蜈蚣"疗心腹寒热积聚"，说明蜈蚣对胃肠功能有调整作用，今伍以收敛止泻之儿茶，一温一寒，一开一收，共奏和调中州之功。脾虚者，应加白术、木香之属。

9. 不完全性肠梗阻

不完全性肠梗阻，古人称之为"吐粪症"。因蜣螂虫有破结攻窜之功，能使肠之梗阻松解，故多以之为主药，但以不完全性肠梗阻初期为宜，如梗阻时间已长，形成肠道局部坏死者，则应手术治疗为是。蜣螂虫、生枳实、炒槟榔、橘荔核各10g，代赭石30g，川连、干姜各2g，每日2剂，分4次服用，多于次日松解。或用蜣螂虫7只，黑白丑、石菖蒲各9g，治疗麻痹性肠梗阻亦有效。

10. 口疳

口疳即复发性口疮，常于劳累、失眠、焦虑后出现，进食或说话时疼痛加剧，治法甚多，而以蜈蚣研粉，加少许梅片同研匀，用鸡蛋清调搽患处，一日3~4次，收效较速。

（五）内分泌与代谢疾病

（1）蚕茧含丝纤维蛋白、丝胶素，有拟胆碱作用，并含铁、氟、锰、锌等微量元素，能降糖解渴，治小便过多。已出蛾的桑蚕茧10g，水煎，每日1剂，对消渴病之口渴多食易饥、小便频数者，有生津止渴、降糖之功。

（2）炙僵蚕研细末，用0号胶囊装盛，每服8粒，一日3次，并取鲜萹蓄洗净，切碎捣烂取汁约50mL，温饮之，可提高疗效，一般1~2周即见症状改善，坚持服用，血糖、尿糖均可控制。因僵蚕具有化痰消坚、活络通经之功，殆具有调节糖代谢紊乱之作用。

（3）卫茅科的鬼箭羽，味苦性寒，本是行血通经、活络止痛治妇女闭经、风湿痹痛之品，现代实验研究证明，它还能刺激胰岛素细胞，加强胰岛素分泌，调整不正常的糖代谢，从而降低血糖。由于它具活血化瘀功能，对糖尿病并发症如心脑血管、肾脏、眼底及神经系统等病变亦有帮助。每日 20～30g 加于辨治方中。

（六）泌尿生殖系统疾病

1.急慢性肾炎

（1）急慢性肾炎多以浮肿、蛋白尿、纳呆、腰酸、神疲及肌酐、尿素氮升高为主症，有效方药甚多，单方蜈蚣蛋疗效较好。蜈蚣 1 条，去头足，焙干为末，纳入鸡蛋内搅匀，外用湿纸及黄泥土糊住，放火上煨熟，剥去外壳取鸡蛋吃，每日吃 1 枚，7 日为一个疗程。病未愈，隔 3 日再进行下一个疗程。在治疗中患者应休息，低盐饮食，不配合其他药物，一般 2～3 个疗程好转，少数 4～6 个疗程始稳定。如仍不愈者，应改用辨治方药为是。此法对消退浮肿，控制尿蛋白，有较好疗效，肾功能亦有改善。但如服后有肤痒不适者，乃过敏反应，应予停服。

（2）慢性肾炎时肿时消，肾功能损害，尿蛋白持续不消，日久不愈者，用海马健肾丸（海马、砂仁、茯苓、山萸肉、党参各 30g，熟地黄 90g，山药 30g，薄荷 15g，共研细末，制成蜜丸如绿豆大，每服 7g，每日 2 次）有较佳疗效，能补益脾肾，温阳利水，固摄精微，一般服 2 周后，尿蛋白即逐步控制，1～2 个月后，精神振奋，体重增加，肾功能正常。继后阴虚者以六味地黄丸、阳虚者用金匮肾气丸巩固之。

2.肾病综合征

肾病综合征在常规治疗前提下，加用活血散瘀、涤痰泄浊的蛭锦胶囊（水蛭 100g，生大黄 50g，共研细末，装

0号胶囊，每服5~8粒，一日2次），能显著提高疗效，对改善患者的血液流变学紊乱及脂质代谢异常，消退水肿，阻止病情进一步发展，改善肾功能，颇有帮助。

3. 阳痿

导致阳痿之原因甚多，扼其要可分之为二：一为劳倦思虑伤神，性欲过度，精血暗耗，下元亏损，而致肾虚阳痿不举，并有阴虚、阳虚之分；二为肝经湿热下注，致宗筋为之痿而不举，此类患者多为青年体质壮实者，用龙胆泻肝汤清其肝火，泻其湿热，甚易瘳复。肝肾虚而致之阳痿，偏阳虚者当温肾壮阳，以振其痿，偏阴虚者，又宜补养肝肾，以复其损。下列数方，可选用之。

（1）蜘蜂丸：花蜘蛛30只，炙蜂房、紫河车、淫羊藿、淡苁蓉各60g，熟地黄90g，黄狗肾2具，共研细末，制成蜜丸如绿豆大，每服6g，每日2次。宜于体虚较甚者。目前花蜘蛛难觅，可以蛤蚧1只代之。

（2）温肾起痿汤：淫羊藿、熟地黄各15g，炙蟋蟀1对，锁阳、淡苁蓉各10g，紫河车6g，甘草4g，水煎服，每日1剂，连服1~2个月。

（3）阳痿汤：蜈蚣3g，全当归、生白芍各15g，甘草6g，水煎服，每日1剂。或作散剂（蜈蚣30g，当归、白芍各60g，甘草30g，共研细末，每服3g，一日2次）亦可，有温养肝肾、开瘀通络而治阳痿之功。

（4）补肾丸：蛤蚧1对，熟地黄、菟丝子、金樱子、巴戟天、淡苁蓉各45g，紫河车30g，共研极细末，水泛为丸如绿豆大，每服6g，一日2次。对肾阳不振、下元不固之阳痿、早泄有效。因蛤蚧温肾助阳，兴阳起废，余药固摄下元，温养肝肾，故疗效较好。但苔黄，舌质红，下焦有湿热或相火炽盛者，不宜使用。

（5）对肾阳虚衰较甚，见面色㿠白，形瘦，怯冷倍于常人，舌质淡，脉沉细者，可用蛤茸散（蛤蚧、鹿茸各等份，研极细末，每晚服2g）以温壮肾阳。如有口干、舌红即应停服，勿使过之。

4. 不射精症

不射精症属"精闭"范畴，多责之肝郁气滞，疏泄失职，而致精窍不利，故应疏肝解郁，通络排精，药用柴胡、白芍、当归各10g，以疏养肝木，而解郁结，蜈蚣（研，分吞）、路路通、威灵仙各15g，开启精窍，通络排精，甘草5g以协和诸药。每日1剂，2周为一个疗程，一般多在2~3个疗程治愈。同时辅以心理疏导，收效更好。

5. 前列腺肥大

前列腺肥大多为湿热夹瘀，阻于下焦，致膀胱气化不利，小溲不爽，余沥不尽，甚则癃闭（尿潴留），伴有结石者，常合并尿血。治当化湿热、消瘀结，取蟋蟀散（水蛭4g，蟋蟀1对，共研细末，分2次吞），用当归尾、赤芍、桃仁、红花各10g，刘寄奴、王不留行各15g，败酱草30g，生地黄、鸡内金各15g，甘草6g，煎汤送服，每日1剂，连用7~14剂，多收佳效。

6. 附睾炎

附睾炎类似于"子痈"之疾，症见附睾硬结，阴囊下坠、胀痛，小腹有拘急感，多由瘀凝寒结所致，治当化瘀理疝，温经散寒。验方：蜈蚣、全蝎各 10g，白胡椒 2g，共研细末，每服 2～4g，黄酒送下。轻者 1 次见效，重者每隔 2 日服 1 次，多在 3～5 次治愈。

7. 术后尿潴留

术后尿潴留系腹部手术后膀胱麻痹引起，用蝼蛄（去头、足、翅）15 只煎汁约 100mL 顿服，1 小时后即可排尿。因蝼蛄含有硫胺素和碱性胺盐，故善于利尿，对其他水肿之实证者，亦可应用。

案 8：谢某，男，28 岁，工人。

患者在腰麻下施行阑尾切除术，术后 3 小时少腹胀痛欲尿，历 4 小时仍不能排出，呻吟不已。给蝼蛄（去头、足、翅）20 只煎汤一小碗服，1 小时后排尿甚畅，腹胀痛随之缓解。

8. 夜尿频繁

肾阳虚衰，而致膀气不固，夜尿频繁，常见于老人、虚人，用熟地黄 15g，桑螵蛸、金樱子各 10g，煎汁送服海马 1.5g（研末，分 2 次吞服），一般多在 3～5 剂见效。海马温肾助阳，滋补强壮；地黄、桑螵蛸、金樱子补肾收敛，缩尿固下，故收效较佳。

9. 预防子宫绒毛膜上皮癌

凡葡萄胎经过刮宫 1～3 次后，尿妊娠试验，仍为阳性者，需预防子宫绒毛膜上皮癌之萌生，可用复方蜂房汤（蜂房、当归、泽兰、炮山甲各 9g，丹参、生山楂各 15g，茯苓 12g），每日 1 剂，连服 5 剂为一个疗程，并做尿妊娠试验，如已转为阴性，即可停服，倘仍为阳性，可服第二个疗程，并加入半枝莲 20g。一般药后会出现不规则阴道流血，若数量不多，无须停药，亦不需止血。如停药期间，阴道又见不规则出血，而尿妊娠试验仍为阴性者，可按月经不调辨治之。

10. 产后癃闭（尿潴留）

产后因尿道括约肌痉挛而致尿潴留者，用验方宣癃汤（蝉衣 30g，生黄芪 20g，当归、麦冬、王不留行各 10g，肉桂 3g。另用益母草 60g 煎汤代水煎药），一般多在服药 4 小时后自动排尿。蝉衣本为散风热、定惊搐之佳品，但重用之则利小便之功甚著，《纲目》有"退阴肿"之记述，张锡纯更明确指出有利小便之功。朱老认为是"开上泄下""提壶揭盖"的作用。动物实验研究证实，蝉衣能降低横纹肌紧张度，增强肌张力，因而促进排尿。蝉金散（蝉衣、鸡内金、车前子各等份为末），每服 6g，一日 2 次，对风水及其他水肿，均有利水消肿作用。

11. 女子宫冷不孕

女子宫冷不孕患者多为肾阳不振，冲任亏虚，怯冷倍于常人，少腹有冷感，性欲减退，苔薄质淡，脉细软弱，结婚数年而不孕，用善于温壮肾阳、暖宫调经之海马温肾散（海马 4 对，炙，研极细末，每服 1.5g，一日 2 次），连服 1～2 个月，多能收效。

12. 痛经

痛经应辨证论治。寒者宜温经散寒；气血虚弱者宜调补气血；气滞血瘀者，当活血行气、祛瘀止痛。用失笑散加九香虫、当归、川芎、丹参、桃仁、生白芍、香附效佳。

13. 宫外孕

宫外孕属于少腹血瘀之实证，除休克型因阴血暴脱而导致阳气欲竭的危重证候需中西医结合积极抢救外，其余不论未破损型或已破损型中之不稳型或包块型，均可采用化瘀消瘤之品，如用失笑散（五灵脂、蒲黄）合胶艾汤（四物加阿胶、艾叶），或失笑散合活络效灵丹（当归、丹参、乳香、没药），并加服水蛭胶囊1.5g，每日2次，收效更佳。

14. 宫颈糜烂

宫颈糜烂多见于慢性子宫颈炎患者，宫颈呈糜烂状，可用倍矾散（五倍子、枯矾各等份为末），以纱布蘸药末贴敷于宫颈部，每日换药1次，有消炎止带、收敛生肌之功，连用3日带下显见减少，继用1周，带即净，糜烂可趋敛愈。

15. 输卵管阻塞

婚后不孕，排除男方不孕因素，经碘油造影证实为输卵管不通或不畅病变者，可用活血化瘀、散结通络之品，如乌贼骨、茜草、当归、赤芍、三棱、莪术、穿山甲、路路通、水蛭粉，一般连服1~2个月多能奏效。经期暂停服用。

16. 子宫肌瘤

子宫肌瘤属癥瘕范畴，多由"恶血当泻不泻，衃以留止，日以益大"而致。治当活血化瘀，消瘤散结，药用水蛭、鬼箭羽、蒲黄活血散瘀；棱、术破瘀结；山甲、鳖甲、牡蛎软坚消癥；参、芪补气，使瘀血去而新血生。一般连服 1～2 个月，多能明显改善患者的临床症状，肌瘤逐步缩小，乃至消失。

17. 卵巢囊肿

卵巢囊肿用活血、化瘀、利水之水蛭粉，每服 3g，早晚各 1 次，经期暂停服用。一般连服 2～6 个月，包块可缩小或消失。

（七）骨与关节疾病

1. 重型风湿性关节炎

重型风湿性关节炎反复发作，久治未愈而寒湿偏盛者，宜温经散寒，祛风通络，可用验方五虎汤（炙僵蚕 10g，炙全蝎、蜈蚣各 3g，研末分吞，制川草乌各 6～9g），每日 1 剂，连续服之，多能收效。血虚体弱者，制川草乌用半量，并加生熟地黄各 15g，生白芍、全当归各 10g。

2. 类风湿关节炎

类风湿关节炎等均属"痹证"范畴，凡症情较重、迁治缠绵不愈者，即非单纯祛风、散寒、逐湿之剂所能奏效。正如王肯堂所说："有风，有寒，有湿，有热，有挫闪，有瘀血，有滞气，有痰积，皆标也；肾虚，其本也。"风、寒、湿仅是外在诱因，而肾虚才是内在的本质。此类"顽痹"之候，具有久痛多瘀、久痛入络、久痛多虚、久必及肾的特点，同时患者多有阳气先虚的因素，病邪遂乘虚袭踞经隧，气血为邪所阻，壅滞经脉，深入骨骺，胶着不去，痰瘀交阻，凝涩不通，邪正混淆，如油入面，肿痛以作。而骨为肾所主，故朱老提出"从肾论治"的观点，创制益肾蠲痹丸，经过中国中医研究院中医基础理论研究所实验研究证实，动物病理模型出现骨质损害后，给予该丸喂饲，能使滑膜组织炎性细胞及纤维素渗出减少，胶原纤维减少，软骨细胞增生修复，脂酶阳性细胞下降，使实验性类风湿关节炎增生修复，得到显著改善，乃至治愈。本实验提示温阳补肾、搜风剔邪法对实验性类风湿关节炎有较好的疗效。在临床上我们得到同样的效果。过去认为该病骨质破坏是不可逆性的，但通过病理模型实验和临床观察证实，中药益肾壮督治本，蠲痹通络治标，确能阻止骨质破坏与进展，并使大部分患者得到修复。该丸由熟地黄、淫羊藿、鹿衔草、淡苁蓉、全当归、鸡血藤、蜂房、蕲蛇、土鳖虫、僵蚕、蜣螂虫、炮山甲、全蝎、蜈蚣、地龙、甘草等组成，已由清江和华南两制药厂生产供应，该丸需坚持服用，方可收效，病情复杂者，应结合辨治之汤药为是。

3. 关节肿痛

关节肿痛是骨与关节疾病共有的主症，辅以外治，将收相得益彰之效。蜂生搽剂，除红肿热痛者外，均可外搽。取蜂房（洗净，扯碎，晒干）180g、生川乌、生草乌、生南星、生半夏各60g，以60%乙醇1500mL浸泡2周，去渣，用200mL之瓶分装。以棉球蘸药液搽擦关节肿痛处，每日 3～4 次，有消肿止痛之效。

4. 颈椎病

颈椎病从病理角度有神经根型、椎动脉型、交感神经型之分，在辨证方面有气滞血瘀型、风寒湿痹型、肾督亏虚型、痰湿互阻型之别，其实质是颈椎椎间盘组织退行性改变及其继发病理改变，累及周围组织结构而出现有关症状，故在治疗上应予活血化瘀，益肾壮督，祛风散寒，蠲痹通络。药取乌梢蛇、土鳖虫、川芎、补骨脂、当归各100g，生白芍、鹿衔草各150g，研极细末，以葛根、威灵仙、干地黄各20g煎取浓汁泛丸如绿豆大，每服5g，每日2次。一般服用10日左右即见症状改善，连服2～3个月，可以临床治愈。

5. 强直性脊柱炎

强直性脊柱炎类似于"肾痹"，《内经》："肾痹者，尻以代踵，脊以代头"。X线摄片及 HLA-B27 检查可以确诊。本病以肾督亏虚为本，邪侵络痹为标，所以在治疗上应侧重益肾壮督，补益气血，辅以蠲痹通络，散瘀止痛。用地黄、淫羊藿、蜂房、补骨脂、苁蓉、葛根补肾壮督；黄芪、党参、当归、白芍补益气血；附片、桂枝、鸡血藤、鹿角片温经通痹；全蝎、土鳖虫、地龙、延胡索、山甲活血定痛；甘草调和诸药。坚持服用，可以康复。

6. 脊髓外伤性早期瘫痪

截瘫的病情比较复杂，有部分性横断、完全性横断之分，后者治疗尤为棘手。一般早期如有手术指征者，应及早施行手术。中医辨治，灵活掌握，骨折瘫痪者，应予活血化瘀，疏通督脉，续筋接骨；如为弛缓性瘫痪者，可以补肾健脾，温经通络；如瘫痪呈痉挛性者，又宜滋补肝肾，祛风通络。同时结合针灸、功能锻炼，可以逐步好转。北京市中医院介绍的早期瘫痪方，适用于脊髓损伤在3个月以内，损伤平面以下感觉运动功能丧失，二便不能控制，损伤部位疼痛者。药用：地龙、土鳖虫、骨碎补、自然铜、狗脊、红花、桃仁、当归、丹参、制乳没、三七粉（分冲）各6g，水煎服。加减法：体虚气弱者加人参、麦冬、五味子各9g，去自然铜、桃仁；颈椎损伤者加葛根15g；疼痛剧烈者加延胡索9g；食欲减退者加砂仁5g，焦神曲12g；便秘，数日不解者加郁李仁、火麻仁各30g，去骨碎补、制乳没。1976年秋，朱老参加唐山震区来南通的截瘫伤员的治疗工作，对弛缓性者，用温壮肾督的乌梢蛇、蜂房、淫羊藿等，痉挛性者用祛风定惊的全蝎、蜈蚣、地龙等。后来为了便利服用，又拟订了龙马起废片（制马钱子0.1g，乌梢蛇2g，鹿角片0.8g，土鳖虫2g，地龙2g，蜂房2g，如法制片，每片0.5g，上为一日量，分3次服），能益肾壮督，振颓起废，有一定的疗效。

7. 腱鞘囊肿

腱鞘囊肿多发生于关节或肌腱附近，以腕关节为多见，压之酸胀、疼痛。单方：蛇蜕6g，洗净，切成细丝，加鸡蛋1枚搅匀，用油炒熟食之，每早晚各食1次，有止痛消肿作用，坚持服之，可以消散。

(八) 肿瘤

肿瘤早期发现，及时手术最为彻底，但临床发现时，多已为中、晚期，则以中西医结合治疗，或用纯中药治疗为是。

1. 颅内肿瘤

颅内肿瘤包括胶质瘤、垂体瘤、髓母细胞瘤、胆脂瘤、颅咽管瘤、脑膜瘤、桥小脑蛛网膜囊肿、蝶窦肿瘤、转移瘤等，山东省医学科学院科苑医院创制脑瘤消方（水蛭、银花、连翘、蒲公英、地丁、夏枯草、半枝莲、白花蛇舌草、瓦楞子、牡蛎各15g，茯苓40g，礞石、瓜蒌各20g，三棱、莪术各12g，蜈蚣3条，水煎，每日1剂），共治疗36例，治愈6例，显效18例，稳定11例，无效1例。这说明疗效是比较满意的。脑瘤的形成，主要为痰阻经络，气机郁塞，久而气血循环不畅，加之情志怫郁，气郁化火上逆头部而致，故治疗以化痰软坚、活血通络为主，清热解毒为辅。方中莪术、水蛭、蜈蚣、半枝莲、白花蛇舌草、茯苓等均有抗肿瘤作用，尤其是莪术，可用于多种肿瘤，不仅能直接破坏肿瘤细胞，而且还可增强细胞的免疫活性，从而促进机体对肿瘤的免疫作用。

2. 喉癌、鼻咽癌、淋巴转移癌

喉癌、鼻咽癌、淋巴转移癌以验方消瘤丸（全蝎100g，壁虎、蜂房、僵蚕各200g，共研极细末，水泛为丸如绿豆大，每服5g，一日3次）治疗，有软坚消瘤、扶正解毒之功，坚持服用3~6个月，多能见效。

鼻咽癌早期宜清热解毒，软坚散结，方用苍耳子、炮

山甲各 9g，干蟾皮 6g，夏枯草、蜀羊泉、海藻各 15g，蜂房、昆布各 12g，蛇六谷、石见穿各 30g，水煎服，每日 1 剂，连服 2～3 个月，多可获效。

3. 恶性淋巴瘤

恶性淋巴瘤包括霍奇金病、淋巴肉瘤，可用全蝎、蜈蚣、生水蛭、明雄黄、枯矾、血竭各 30g，乳没、天花粉各 60g，飞朱砂、炉甘石、白硇砂、苏合香油、硼砂、白及各 15g，轻粉 2g，共研极细末，水泛丸如绿豆大，根据患者耐受情况，每服 2～10 丸，每日 3 次。其副作用稍有恶心，但无肝肾功能、血常规等异常变化。据天津市红桥区第一防治院观察，认为本方有肯定疗效，起效时间 20～30 日，至少口服 3 个月才能收到效果，连服 6 个月未见毒性反应。此药缓解期较长，对恶性淋巴瘤效果显著。

4. 癌肿疼痛

癌肿由于肿块浸润、压迫每引起剧痛，蝎蛇散（全蝎 15g，金钱白花蛇 1 条，六轴子 4.5g，炙蜈蚣 10 条，钩藤 30g，共研极细末，分作 10 包，每服 1 包，第一日服 2 次，以后每晚服 1 包，服完 10 包为一个疗程）有较强的镇痛、解痉、化瘀消瘤的作用，既能止痛，又有抗癌之功。并对类风湿关节炎、坐骨神经痛等亦有镇痛的作用。

二白胶囊（白僵蚕、白附子、鳖甲、中国蝮蛇毒复合酶，胶囊装，每服 3 粒，一日 3 次）治疗多种恶性肿瘤（包括胃癌、食管癌、肝癌、肺癌等），具有养阴清热、软坚散结作用，经 38 例观察，对肿瘤病灶治疗后缓解率为

10.53%，稳定率 42.11%，生活状态评分有所提高；镇痛率达 90%，并起效时间早，缓解时间长，血栓三项指标降低。因此，本药不失为一种较有效的抗癌中药制剂。

5. 晚期肺癌

晚期肺癌用清肺解毒、抗癌散结之品，如壁虎、蜈蚣、土鳖虫、干蟾皮各 2g（研细分 2 次吞），北沙参、天麦冬、夏枯草、蒸百部、炙僵蚕各 12g；七叶一枝花、金荞麦、生薏苡仁、川百合、山海螺、白花蛇舌草各 30g，甘草 6g，水煎服，每日 1 剂，体虚者加参、芪以扶正，可以缓解症情，延长存活期。

6. 乳腺癌

《验方新编》所载乳癌散（炙蜂房、苦楝子、雄鼠粪各等份，研极细末），每次服 9g，温开水送下，间日服 1 次，治乳癌初起，服本方 1 个月可使坚核趋向缩小。连服 2～3 个月，轻者即愈，稍重者则需连续服用，若加用山羊角，制成丸剂，每服 9g，一日 2 次，收效更佳。

又壁虎研末，每服 2g，一日 2 次；或海马 5g，蜈蚣 30g，穿山甲 22g，研细末，每服 1.5g，一日 2 次；或蛇蜕、蜂房、全蝎各等份，研细末，每服 3g，一日 3 次，均有解毒、软坚、消瘤之功。

7. 食管癌

食管癌类似于古之"噎膈"，在病理上有鳞癌、腺癌之不同，在辨证上有虚实之区分。早中期多表现为气滞、痰聚、血瘀、毒踞的实证，晚期则因病程缠延日久，进食困难，而致气阴两亏，虚实夹杂，在治疗时必须审证求因，从因论治。

（1）藻蛭散（海藻 30g，生水蛭 6g，研极细末，每服 6g，一日 2 次，黄酒、温水各半冲服）有软坚、化瘀、消痰、散结之功，服 5 日即自觉咽部松软，10 日咽部可无阻碍，1～2 个月可以渐复。本散适用于痰瘀互结，而苔腻，舌质衬紫，边有瘀斑，脉细滑或细涩者最合适。

（2）用解毒消坚、通络起废的守宫粉（与米双倍量，炒至微黄研细，每次 4g，一日 2 次，黄酒调服），1～2 周即见吞咽困难改善，随后食量及体重增加，病灶缩小或消失。

（3）斑蝥蛋结合化疗治晚期食管癌有一定疗效。斑蝥 1 只（去头、足、翅、绒毛，此绒毛必须刷净，否则易引起呕吐），鸡蛋 1 枚。将蛋壳敲一小孔，纳入斑蝥粉，以湿纸贴盖，于锅中蒸约半小时，取出斑蝥，分 3 次吞服，鸡蛋也可切成小块同服。

对晚期患者，因食管狭窄，吞咽困难只能进流质饮食的患者，可将斑蝥与糯米同炒（以糯米炒黄为度），然后将斑蝥研粉，每次 1 只，每日 1 次，用蜜水吞服。一般 7 日后即可吃粥，90 日左右可吃干饭。无锡市第二人民医院用此法治疗了 38 例，治愈 29 例，9 例因癌细胞转移而死亡，此 9 例在接受治疗前已是晚期，但服斑蝥蛋后都能进食，有的能吃干饭、粽子、汤团，无一例是饿死、痛死的。38 例经 X 线检查，无一例癌灶恶化。服斑蝥蛋后，多数患者先出现小便刺痛和血尿，加服利尿解毒之品（车前子、木通、泽泻、滑石、大小蓟、败酱草、甘草梢）之后，症情大为缓和，以至可以耐受。同时结合化疗，注射环磷酰胺 100mg，或博来霉素 15mg，或氟尿嘧啶 250mg，一日 1 次，一般用 15～80 针，并用维生素 C、维生素 E 作为辅助治疗。如白细胞降低即停用化疗，单用斑蝥蛋。

（4）复方乌蛇苡仁散：乌梢蛇、瓜蒌各 250g，蜈蚣、全蝎各 60g，生薏苡仁 500g，硇砂 7.5g，皂角刺 125g，共研极细末，每服 3g，一日 3 次，温开水送下。有化瘀消癥、解毒通利之功，对食管癌有较好的疗效。

（5）利膈散（壁虎、全蝎、僵蚕、蜂房、代赭石各 30g，共研细末），每服 4g，一日 2～3 次。

案 9：张某，男，54 岁，农民。

进食时食管有梗阻感 3 个月余，近日加甚，进食困难，有时泛呕饮食及痰涎，经地医院钡餐检查，食管中下段肿瘤，约 1.5cm×3cm，食管明显狭窄，诊为食管癌，嘱其手术治疗，患者惧而不愿接受，由其子陪同前来诊治。面色晦滞，形体消瘦，苔白腻，脉弦。痰瘀交阻，噎膈已深，勉方图之。予利膈散一料，嘱其试服之。药服 2 日后，即感泛呕痰涎减少，已能进稀粥，自觉较为爽利；继续服 1 周，续有好转，能进软食，精神较振，其子前来述症索方，嘱其仍将原方配服。1 个月后，患者精神渐复，饮食基本正常，钡餐复查癌块缩小，但未完全消失。3 年后因肺部感染而死亡。

8. 胃癌

胃癌多有暴饮暴食、过食辛辣、情志抑郁史，或在萎缩性胃炎伴肠上皮化生的基础上发病，早、中期手术治疗最为彻底，晚期或不能手术者，可用中药治疗。

（1）消癌丸：僵蚕 120g，蜈蚣、炮山甲各 48g，制马钱子（浸润去皮，切片，麻油炸黄，沙土炒去油）24g，硫黄 9g，共研极细末，以炼蜜为丸如桂圆核大，每日服 1粒。服用 10 日后痛减而呕止，连服 2~3 个月，可获趋愈。

（2）胃癌散：蜣螂、硇砂、西月石、火硝、土鳖虫各30g，蜈蚣、壁虎各 30 条，绿萼梅 15g，冰片 5g，共研极细末，每服 1.5g，一日 3 次。功能理气止痛，攻毒制癌，破血祛瘀。

体虚者以（1）方为宜，体较实者以（2）方为好。

9. 肝癌

原发性肝癌为常见的恶性肿瘤之一，进展甚速，需早期发现，及时治疗，临床就诊者多为中晚期，失去手术机会，实为可惜。

（1）蟾龙散：蟾酥 5g，蜈蚣、儿茶各 25g，参三七、丹参、白英、龙葵、山豆根各 250g，共研极细末，每服4g，一日 3 次。有活血化瘀、散结消癥、清热解毒之功，并能镇痛。

（2）壁虎 100 条，低温烘干，研极细末，每服 2g，一日 3 次。有解毒消坚、通络定痛及强壮作用。少数病例服后有咽干、便秘现象，可取麦冬、决明子各 10g 泡水代茶饮之。

（3）蜣蛭散：蜣螂、全蝎、蜈蚣、水蛭、僵蚕、壁虎、五灵脂各等份，研极细末，每服 4g，一日 2 次。有解毒消癥、化瘀止痛之功，抗癌药效较强。

10.宫颈癌

宫颈癌延至中晚期而失去手术时机者，可用泄浊解毒、破坚化瘀、调理冲任之品，有一定疗效。

（1）宫颈癌汤：蜈蚣2条，全蝎3g，昆布、海藻、香附、白术、茯苓各6g，白芍9g，柴胡3g，当归6g，每日服1~2剂，并应随症稍作加减。

（2）外用药粉：蜈蚣2条，轻粉3g，冰片0.3g，麝香0.15g，黄柏15g，或加雄黄15g，研极细末。用法：以大棉球蘸药粉送入穹隆部，紧贴宫颈，开始每日上药1次（经期暂停），以后根据病情逐步减少次数，直至活检转为阴性。效果：治疗10例，均健在，最长者已达9年。本方对宫颈糜烂亦有效。

（3）外用方：本方对宫颈癌、阴道癌、直肠癌之晚期患者有一定疗效。蟾酥0.6g，三仙丹、雄黄各6g，儿茶5.5g，乳没、血竭各4.5g，冰片7.5g，蛇床子2g，轻粉3g，白矾270g。将上药各研极细末，先将白矾用开水溶化，和入药粉，最后加蛇床子、蟾酥、血竭，拌匀制成一分钱币大小的药片。用法：每次1片放癌组织处，隔2~3天换1次。有抗癌消瘤、收敛愈疮之功。

（九）外科、皮肤科疾病

1.带状疱疹

带状疱疹俗称"蛇丹""缠腰火丹"，好发于背胁腰腹部，疼痛甚剧，多由肝经郁毒而致，应清热解毒，祛风止痛，外用蕲冰散：蕲蛇30g，冰片3g，研极细末，用麻油或菜油调为糊状，以棉球涂搽患处，一日2~3次，一般2~4日可愈。

2. 丹毒

丹毒俗称"流火"，多发于小腿部，恒由肝火湿热郁遏肌肤所致，每因辛劳、受寒而诱发，殊为顽缠，不易根除。蝎甲散（炙全蝎30g，炮山甲45g，共研极细末），每服4.5g，一日1次，儿童、妇女或体弱者酌减其量，孕妇忌服。一般服药一次后寒热可趋缓解，随后局部肿痛及鼠蹊部之髎核亦渐消退，多于3日左右缓解乃至痊愈。或辅以活蚯蚓加白糖之溶液外搽，收效更佳。

3. 白癜风

白癜风乃皮肤（多见于面、上肢部）出现色素脱失斑之候，无痛苦，但影响美观。蛇蜕50g，用水150mL煎汁，瓶贮，以棉球蘸药汁外搽白斑部，一日3~4次，坚持搽涂2~3个月可以见效，因蛇蜕有祛风、通络、解毒之功。

4. 银屑病

银屑病俗称"牛皮癣"，多因风热之邪结聚于皮肤肌腠，而致气血运行不畅，郁而生热化燥，耗伤津血，肌肤失荣，鳞屑不断产生，故治疗多以祛风清热、凉血解毒、活血散瘀为主，久病则参用养血之品。

（1）验方四白散（白僵蚕、白花蛇、制白附子、白蒺藜各等份，研细末），每服6g，一日3次。并用黄升膏（黄升20g，以蜂蜡、麻油调为糊状）外搽，一日2次（少数患者有局部过敏现象者即停用）。多数患者有效果。

（2）白花蛇研粉，每服 3g，一日 2 次，开水送下。连服 1 周，瘙痒即减，半月后脱屑亦少，连续服用 2～3 个月，可获趋愈。

5. 血栓闭塞性脉管炎

血栓闭塞性脉管炎多发于四肢末梢，肤色紫暗，发凉疼痛，日轻夜重，甚则坏死溃烂，中医称为"脱疽"，治宜活血通脉。

（1）单方：活蜗牛 30g，洗净，连壳捣为泥状，平敷于患处，以纱布包扎，1～2 日换药 1 次，有活血通脉、消肿解毒、生肌敛疮之功。

（2）炙蜂房，研细末，以醋调搽，每日一换，并内服《石室秘录》驱湿保脱汤（薏苡仁 90g，茯苓 60g，桂心 3g，白术 30g，车前子 15g），每日 1 剂，连服 10 剂，可提高疗效。

6. 淋巴结核

淋巴结核古称瘰疬，验方甚多，其中以消疬散之效最著。炙全蝎 20 只，炙蜈蚣 10 条，穿山甲 20 片（壁土炒），火硝 1g，僵蚕、壁虎各 15g，制白附子 10g，共研细末，0号胶囊装，每服 2～3 粒，一日 3 次，幼儿、体弱者酌减，黄酒送下。连服 2 周为一个疗程。不论瘰疬病已溃未溃均能见效。一般一个疗程即可见效，以后改为间日服，直至痊愈。以上诸药均有消肿、散瘀、抗结核之功。

7. 骨与关节结核

下列数种虫类药，均有消肿、散瘀、排脓、敛疮及抗结核之功，故骨结核、关节结核均有显效。

（1）蝎蚣鳖散（全蝎、蜈蚣各 40g，土鳖虫 60g，共研细末），每服 3g，一日 2 次，服时以药末混入鸡蛋内，蒸熟食之。儿童每日用 1 枚鸡蛋，分 2 次食之。

（2）壁虎研末，每服 1.5g，一日 3 次。坚持服用，多可收效。

（3）四味解毒丸（蜂房、土鳖虫、全蝎、蜈蚣各等份，研极细末，水泛为丸如绿豆大，每服 3g，一日 2 次）对骨结核、骨髓炎有解毒疗疮、散肿定痛及抗结核之功，故收效满意。

8. 慢性骨髓炎

慢性骨髓炎发热，局部红肿、疼痛，久则溃破流脓，形成瘘管，久治不愈者，治宜化瘀解毒，祛腐生肌。

（1）蜈蚣参花散：蜈蚣 20g，参三七 20g，金银花 20g，共研细末，一般每服 3.5g，一日 2 次。

（2）复方守宫散：壁虎 60g，丹参、丹皮、蒲公英、紫花地丁各 30g，人工牛黄 1.5g，共研细末，装入 0.3g 胶囊，每服 4~6 粒，一日 2 次。

9. 腮腺炎

腮腺炎即"痄腮"，多责之风毒外侵所致，治当祛风、解毒、消肿。

（1）蛇蜕 6g，洗净扯碎，鸡蛋 1 枚，打破放入碗内，调匀，稍加香油炒熟，睡前食之，每日 1 次，连服 3~4 日可愈。

（2）全蝎30g，洗净，晒干，用香油60g，放锅内炸至焦黄取出，研细末，每服3g，幼儿酌减，早晚各服1次。一般2~5次即可治愈。

10. 固定性红斑型药疹

固定性红斑型药疹，特别是唇部和外生殖器等处出现疱疹溃疡者，用下方疗效显著：鲜地龙50条，以冷开水洗净，加白糖60g，捣烂，静置2小时后，将地龙渣弃去，取净液瓶贮，存放冰箱内，以纱布蘸地龙液贴于溃疡部，如纱布稍干，即滴药液于纱布上，使之保持湿润，每日换纱布1次，一般多在2~4次痊愈。

11. 荨麻疹

荨麻疹多为风热客于营分而致，治宜祛风泄热，凉血活血；少数病例属脾虚风湿蕴于肌腠不化，则宜补脾祛风化湿为主；如反复发作，久治未愈，而气血亏虚者，又宜益气养血，兼祛风湿。因僵蚕长于散风泄热，对风热型荨麻疹，用之多能奏效。处方：

（1）僵蚕60g，蛇蜕40g，生大黄90g，广姜黄15g，共研细末，每取6g，以白糖开水送服，服后得微汗即愈，未愈者可续服数次，每日1次。

（2）僵蚕、姜黄、蝉衣、乌梢蛇各等份为末，每服5g，每日2次。

此两方功能祛风散热，活血祛瘀，对顽固性风疹块有佳效。但（1）方对体质壮实者最合，如体气偏虚而风热仍盛者，则以（2）方为宜。

（3）蚕砂饮（蚕砂、丹参各30g，重楼、地肤子各15g，蝉衣8g）治荨麻疹，连服3剂即愈。对皮肤瘙痒症、药疹、玫瑰糠疹、手部急性湿疹、日光性湿疹等均有一定疗效。

第七章　临床常用经验药对

一、外感病证药对

1.桂枝、白芍

用量：桂枝 8g，生白芍 15g。

功效：调和营卫。

主治：①表虚外感，症见恶风、汗出者。②风邪滞表，肌肤络阻之证，荨麻疹、冻疮等。③营卫不和之自汗、盗汗、少汗、无汗和局部汗出等。

按语：桂枝温通肌表，与白芍相伍则调和营卫。

2.一枝黄花、苍耳子

用量：一枝黄花 18g，苍耳子 12g。

功效：疏散风热，清解表毒。

主治：时邪外感发热。

按语：一枝黄花疏风达表，清热解毒，苍耳子行走上下肌肤，有疏散作用，既可疏散风热，又可清解表毒，治疗时邪外感之发热，无论风寒、风热所致者。风寒者加荆芥、防风、苏叶、生姜；风热者加牛蒡子、僵蚕、前胡。

3. 蝉衣、僵蚕

用量：蝉衣 8g，僵蚕 12g。

功效：疏风散热，化痰利咽，解毒，抗过敏。

主治：①风热喉痹，症见咽痒、咳嗽、咳痰等。②外感温热邪毒所致发热、声嘶目赤、腮腺肿大等。③慢性肾炎或肾病综合征因外感风热而急性复发。

按语：两药配伍银花、连翘、淡豆豉、苍耳子、羌活等，可治疗病毒性感冒；配伍黄芩、黄连、石膏、银花等，可治疗病毒性腮腺炎；配伍炙蜂房、豨莶草，可使乙型肝炎病毒表面抗原转阴。

4. 板蓝根、大青叶

用量：板蓝根 20g，大青叶 15g。

功效：清热解毒。

主治：上感、流感、流脑、乙脑、腮腺炎、急性扁桃体炎、急性传染性肝炎等证属热毒壅盛者。

按语：板蓝根与大青叶善于清热解毒，用于热毒壅盛性疾病效果颇好，加之现代实验研究证明其有抗病毒作用，所以临床应用十分广泛，以至于有不顾辨证而滥用的现象发生。两药为苦寒之品，注意非热毒性疾病不宜使用。

5. 羚羊角、生石膏

用量：羚羊角粉（0.6g，分 2 次吞），生石膏 40g。

功效：清热降火，息风定惊。

主治：①外感高热，烦躁不安，甚至引动肝风，肢体痉挛抽搐，或角弓反张者。②肝火炽盛，上窜清窍，头痛如裂，眼目红赤者。

按语：羚羊角清肝息风，生石膏清热降火，合用治疗火热动风之证效果颇佳。

6. 大黄、生石膏

用量：生大黄 10~15g，生石膏 30~60g。

功效：峻下清热。

主治：外感时邪，卫气同病，肺胃壅热，症见高热、烦渴、大便秘结，甚则神昏谵语者。

按语：生大黄峻下，生石膏清热，两药合用，可直泄经腑实热，从而顿挫热势，存阴保津，缩短疗程。

7. 生地黄、淡豆豉

用量：生地黄 15~30g，淡豆豉 10g。

功效：滋阴透邪。

主治：热入营分，表证未罢，身热夜甚，微恶风寒者。

按语：生地凉血养阴，淡豆豉透邪外出，用于温邪入营，可奏养阴祛邪之效。

8. 苍耳子、葛根

用量：苍耳子 15g，葛根 30g。

功效：通督脉，疏经气，祛风湿。

主治：项背挛急。

按语：项背挛急多系禀赋不足，风寒湿邪袭于背部，筋脉痹阻所致。苍耳子祛风寒，"走督脉"（《得配本草》），用之既有引经作用，又有祛邪之功，且走肩背，二药合用，治项背挛急效果良好。

二、心脑病证药对

1. 大黄、三七、花蕊石

用量：大黄 10~30g，三七粉 3g，花蕊石 20g。

功效：通腑泄热，化瘀止血。

主治：急性中风大便秘结者。

按语：用大黄、三七和花蕊石治疗急性中风，不论其出血性或缺血性，均有应用指征，直至大便稀软时停用。三药联用，通腑泄下，化瘀止血，可起到降血压、降颅内压以及退热的作用。

2. 丁香、郁金

用量：丁香 4g，郁金 20g。

功效：行气通络，开窍醒脑。

主治：①中风后半身不遂，言语謇涩。②顽固性头痛、头晕。

按语：丁香气味辛香，辛能行散，香能开窍，具有"开九窍，舒郁气"（《本草再新》）的作用；郁金行气解郁，活血通络。二药合用，可行气通络，开窍醒脑，用于治疗中风后半身不遂、言语謇涩，以及顽固性头痛、头晕方中，可增强疗效。二药合用，虽为"十九畏"配伍禁忌之一，但临床应用并无不良反应。

3. 黄芪、川芎

用量：黄芪 30g，川芎 12g。

功效：益气活血。

主治：中风后遗症，肢体偏瘫，证属气虚血瘀者。

按语：黄芪、川芎与地龙 15g、桑寄生 30g 配伍，亦可治疗气虚血瘀性高血压。非气虚血瘀者慎用。

4. 半夏、乌头

用量：法半夏 12g，制乌头 5g。

功效：搜风通络。

主治：①癫痫久治不愈者。②脊髓空洞症而有风痰者。

按语：治疗顽固性面瘫，加此两药可激荡药力，增强祛风化痰之功。

5. 白术、泽泻

用量：白术 12g，泽泻 30g。

功效：健脾利湿，除饮定眩。

主治：梅尼埃病和高血压之眩晕，证属湿浊上逆者。

按语：白术、泽泻相伍为仲景泽泻汤之意。白术健脾燥湿以升清阳，泽泻利湿除饮以降浊阴，共奏升清降浊、利湿除饮以止眩晕之效。

6. 胆南星、石菖蒲

用量：胆南星 10g，石菖蒲 8g。

功效：化痰通窍。

主治：痰湿阻窍之癫痫、眩晕、失眠、偏瘫、帕金森病、脑外伤等。

按语：胆南星善祛脑窍风痰，石菖蒲能"开心孔，利九窍"(《本草从新》)，两药合用，可治疗痰湿与风邪交阻脑窍之证。

7. 全蝎、蜈蚣、僵蚕、地龙

处方：炙全蝎、炙蜈蚣、炙僵蚕、地龙各等份。

功效：息风定惊，控制抽搐。

主治：①癫痫。②乙脑高热抽搐。

用法：共研细末，每服 1～3g，一日 2～3 次。

按语：对癫痫反复发作者，坚持服此药，可以减少发作次数或减缓发作。风动抽搐者，用之可缓搐定惊，但须配合辨证汤剂服用。

8. 僵蚕、全蝎

用量：僵蚕 10g，全蝎末 0.6g。

功效：息风定惊。

主治：小儿惊搐。

按语：僵蚕、全蝎再配白附子，擅治口眼歪斜。

9. 附子、全蝎

用量：附子 6g，全蝎 3g（研吞）。

功效：温阳息风止惊，散寒通络止痛。

主治：顽固性抽搐及阳虚寒凝之痹痛、麻木、偏头痛等。

按语：《证治准绳》蝎附散以此两味为主药。附子温阳祛寒除湿，全蝎通络搜风，二药相伍，攻克顽固性寒凝痹痛、头痛、抽搐等症每有殊功。

10. 鱼枕骨、潼木通、路路通

用量：鱼枕骨 4g，潼木通 6g，路路通 10g。

功效：通利脑窍，消除水湿。

主治：脑积水。

按语：若加用土鳖虫、红花、鸡血藤，可促进侧支循环形成，改善血管的通透性，促使脑积水的消除。

11. 人参、苏木

用量：人参 6g，苏木 15g。

功效：补益心肺，祛瘀通经。

主治：肺心病、风心病属心肺气虚血瘀，症见胸闷、咳喘、唇绀、浮肿者。

按语：风心病合并咯血者，用两药加花蕊石 30g 有较好疗效。

12. 人参、附子

用量：红人参 10g，制附子 8g。

功效：益气强心。

主治：心力衰竭。

按语：人参与附子相伍乃著名的参附汤，原用于治疗气阳暴脱之厥逆自汗、气促喘息病证。实验研究证明：人参主要含人参皂苷，具有强心、抗休克作用，可治心源性休克；附子主要具有明显的强心作用，合用则强心作用增强。现代临床也证实其强心作用，以至公认其为治疗心力衰竭的佳品。若系重症患者，人参、附子用量须加大。

13. 人参、三七、琥珀

用量：人参 6g，三七 3g，琥珀 4g。

用法：共为细末，分 2 次吞服。

功效：益心气，活心血，通心络，安心神。

主治：冠心病心绞痛。

按语：人参大补心气而推动心血运行；三七活心血、通心络；琥珀安神宁心。实验证明，人参能使心肌收缩力加强，三七能增加冠状动脉的血流量，减低冠状动脉的阻力。三药合治冠心病，有缓解心绞痛、改善心电图等作用，对辨证属于气虚血瘀者最为合适。

14. 三七、丹参

用量：参三七3g（研末，分次吞服），丹参15g。

功效：活血化瘀，止痛定悸。

主治：冠心病心绞痛。

按语：《本草求真》云："三七，世人仅知功能止血定痛，殊不知痛因血瘀则疼作，血因敷散则血止。三七气味苦温，能于血分化其血瘀。"实验证明，三七能增加冠状动脉的血流量，并能减少心肌耗氧量，故为治疗血瘀性心绞痛的主药。《本草正义》云："丹参入血分，其功在于活血行血，内之达脏腑而化瘀滞……外之利关节而通脉络。"

15. 太子参、合欢皮

用量：太子参、合欢皮各15g。

功效：益气养阴，解郁安神。

主治：①冠心病、心肌炎后期，因气阴两伤，气机郁结，症见心悸、虚烦不寐者。②心气不足，肝郁不达之情志病。

按语：太子参益气养阴，合欢皮解郁安神，两味配伍，确有调肝解郁、两和气阴之功，而无辛香开散、耗气劫阴之弊。

16. 生地黄、附子

用量：生地黄 20g，制附子 8～12g。

功效：养阴温阳，滋阴化阳。

主治：各种心脏疾患，如冠心病、风心病、心律不齐、房室传导阻滞等，证属阴阳两虚或心阳不足者。

17. 瓜蒌、薤白

用量：瓜蒌、薤白各 15g。

功效：宣通胸阳，散结下气。

主治：阳微阴盛之冠心病心绞痛，以及非冠心病之胸痹、胸痛。

按语：两药乃《金匮要略》"栝蒌薤白白酒汤"之主药，历来均用之治疗胸阳不振之胸痹、胸痛。临床实践证明，两药通阳散结，理气宽胸，兼以化痰润肠，用治冠心病心绞痛有显著疗效。两药尚能健胃快膈，用治胃脘胀而苔腻者。

18. 沉香、三七

用量：沉香 6g，三七 3g（研末，分次吞服）。

功效：降气活血，散瘀止痛。

主治：冠心病心绞痛属气滞血瘀者。

19. 苦参、茶树根

用量：苦参、茶树根各 15g。

功效：清心定悸。

主治：病毒性心肌炎之心律失常。

按语：若病情需要，苦参量可加至 20～30g，餐后半小时服。

20. 桂枝、甘草

用量：桂枝 10g，炙甘草 6g。

功效：温通心阳。

主治：心阳不振、心脉痹阻之心动过缓。

按语：心动过缓总因心阳不足，心脉不通所致，阳以阴为基，阴非阳不化，桂枝和营通络，炙甘草养阴补虚，两药并用，刚柔相济，宣通经脉，心阳渐复，故治心动过缓有效。桂枝治心动过缓，可提高心率，其用量宜逐步递增，直至心率接近正常或超过 60 次 / 分为度，最多可加至 30g。如口干舌燥时，可略减量，或加麦冬、玉竹各 10g。治疗冠心病、病窦综合征之心动过缓，可以本药对与黄芪 30g、丹参 15g 组成基本方，并随症加味。

21. 丹参、酸枣仁

用量：丹参 15g，酸枣仁 30g。

功效：清养心肝，安神除烦。

主治：虚烦不眠。

按语：丹参味苦微寒，可清心凉血，除烦安神；酸枣仁养肝除烦，宁心安神，乃治疗虚烦不眠之良药。

22. 百合、丹参

用量：百合 30g，丹参 15g。

功效：清养心神。

主治：阴虚郁热，心神不宁，虚烦不眠者。

按语：若配合甘麦大枣汤和生地、麦冬、知母则效果更好。

23. 百合、生地黄

用量：百合 30g，生地黄 20g。

功效：养心安神。

主治：①妇人阴血不足，心悸不安，甚则神志异常者。②温热病后期，邪热未尽，阴液耗伤，虚烦不寐者。③病毒性心肌炎恢复期。

按语：两药合用，即仲景百合地黄汤，用治百合病。

24. 百合、知母

用量：百合 30g，知母 10g。

功效：清虚热，养心神。

主治：阴虚内热之心烦、不寐、惊悸、口渴，或夜热等。

按语：两药合用，即仲景百合知母汤之意，用治百合病误汗伤津，烦热口渴者。

25. 龟甲、龙骨、石菖蒲

用量：龟甲 10～15g，龙骨 20～30g，石菖蒲 6～10g。

功效：补心肾，宁心神。

主治：心肾阴虚，精神恍惚，健忘，失眠等。

按语：上三药加远志，即为《千金要方》孔圣枕中方。

26. 龙骨、牡蛎

用量：龙骨 15g，牡蛎 30g。

功效：重镇潜纳，收敛固涩。

主治：①虚阳上扰，心神不宁之惊悸、不寐、多梦、虚烦等。②遗精、遗尿、汗多之证。③肝肾不足，肝阳化风之眩晕、震颤、肉瞤、耳鸣等。④吐衄、崩漏等。

按语：重镇潜纳用生龙骨和生牡蛎，收敛固涩用煅龙骨和煅牡蛎。

27. 附子、磁石

用量：制附子 8～12g，磁石 20～30g。

功效：温阳潜镇，安神定惊。

主治：虚阳上浮，扰及心神之心悸、不寐、耳鸣、眩晕等。

按语：附子温补心肾，磁石潜镇浮阳，一兴奋，一抑制，动静结合，温阳而不浮躁，镇摄但不沉遏，共奏温阳潜镇之效。失眠久治不愈，迭进养阴镇静药无效时，亦可用淫羊藿配磁石温补镇摄。

28. 石菖蒲、远志

用量：石菖蒲 10g，远志 8g。

功效：化痰湿，开心窍。

主治：①痰湿蒙蔽心神之痴呆、神昏、多寐、癫痫、健忘、心悸。②慢性支气管炎、肺心病咳喘痰多、胸闷心悸者。

按语：《千金要方》中治好忘的孔圣枕中方、开心散、菖蒲益智丸，以及治心气不定的定志小丸，俱以石菖蒲、远志为主药。用石菖蒲、远志各 3g，泡水代茶饮，送服刺五加片，一次4片，每日3次，可治心肌炎或冠心病见心律不齐，心悸怔忡，苔白腻者。

三、肺系病证药对

1. 牛蒡子、山药

用量：牛蒡子10g，山药30g。

功效：滑痰益肺。

主治：外感咳嗽已久，咳痰不畅，肺虚体弱者。

按语：近代医家张锡纯谓："牛蒡子与山药并用，最善止嗽。"因山药"能补肺补肾兼补脾胃"，"牛蒡子体滑气香"，"能润肺又能利肺"，并能"降肺气之逆"，两味同用，补散相济，肺脏自安。

2. 地龙、僵蚕

用量：地龙15g，僵蚕10g。

功效：化痰，通络，平喘。

主治：痰热咳嗽，过敏性哮喘。

按语：地龙味咸性寒，泄热定惊，平喘通络；僵蚕散风泄热，化痰消坚，活络通经，有抗过敏作用。两者合用，对于痰热咳嗽、过敏性哮喘，具有佳效。对风痰阻络之偏头痛、三叉神经痛、口眼歪斜、肢体麻木者亦效。

3. 地龙、海螵蛸

用量：地龙、海螵蛸各15g。

功效：化痰通络平喘，制酸止痛。

主治：①支气管哮喘日久不愈者。②胃溃疡脘痛泛酸，日久不愈者。

按语：地龙清络化痰平喘，海螵蛸止血敛酸止痛，两药合用，通敛并施，对消化性溃疡具有良效，但虚寒性溃疡者忌用。

4. 地龙、土鳖虫

用量：地龙 15g，土鳖虫 10g。

功效：化痰祛瘀通络。

主治：①咳喘日久，顽固不愈者，如肺心病、风心病、慢性支气管炎、支气管哮喘。②顽痹日久，关节畸形。

按语：地龙化痰平喘，土鳖虫活血逐瘀，一化痰，一活血，且皆能通利经络，故用于上述痰瘀交阻之证。

5. 地龙、露蜂房

用量：地龙 15g，露蜂房 10g。

功效：镇咳平喘，通络止痛。

主治：①慢性咳喘较剧者。②顽痹肿痛，关节变形者。

按语：地龙平喘，蜂房镇咳，故用于慢性咳喘较剧者。两药亦可化痰消肿，通络止痛，故又可用于治疗类风湿关节炎，朱老研制的益肾蠲痹丸即配有地龙、露蜂房。

6. 金荞麦、鱼腥草

用量：金荞麦、鱼腥草各 30g。

功效：清肺、化痰、定咳。

主治：肺热咳嗽，痰多，发热，苔微黄，脉数者。

按语：金荞麦又称天荞麦、野荞麦，该药虽见载于《本草拾遗》，但在临床开拓应用却是近 50 年的事。金荞麦清热解毒，祛风利湿，实验研究证明它无直接抗菌作用，但临床治疗肺脓肿、肺炎等肺部感染性疾病及肠道炎症有较好的疗效。朱老治疗上呼吸道与肠道感染，喜以本药与清热解毒、利尿消肿的鱼腥草相伍加入辨证方中，常能获得较为满意的疗效。

7. 麻黄、石膏

用量：麻黄 6g，生石膏 30g。

功效：清宣肺热，平喘止咳。

主治：肺热咳喘。

按语：两药为《伤寒论》麻杏石甘汤之主药，是治疗肺热咳喘的首选药物。

8. 麻黄、杏仁

用量：麻黄 3～6g，杏仁 12g。

功效：宣降肺气，止咳平喘。

主治：咳喘。

按语：用两药随症加味，既可以用治外感咳嗽，又可用治慢性支气管炎咳喘。

9. 麻黄、附子

用量：麻黄 4～8g，附子 10～15g。

功效：温阳散寒，化饮平喘。

主治：①心肾阳虚之痰饮咳喘。②心肾阳虚之迟脉症。③肾炎之阳虚水肿。④寒凝痹痛。

按语：此两药为《伤寒论》麻黄附子细辛汤的主药，为温经扶阳散寒之品，现演绎为治疗心、肺、肾寒凝阳虚及痹痛诸疾的有效药对。

10. 麻黄、射干

用量：麻黄 6g，射干 10g。

功效：宣肺利咽，止咳平喘。

主治：咳喘伴有咽喉紧束不适者。

按语：《金匮要略》射干麻黄汤采用此两药，治疗"咳而上气，喉中水鸡声"者。

11. 细辛、干姜、五味子

用量：细辛 6g，干姜 4g，五味子 5g。

功效：温肺散寒，化饮止咳。

主治：寒饮咳喘，症见咳喘，痰多稀薄，呈泡沫状，舌质淡，苔滑润。

按语：仲景苓甘五味姜辛汤、小青龙汤、小青龙加石膏汤、厚朴麻黄汤中均有干姜和五味子。

12. 葶苈子、大枣

用量：葶苈子 15～30g，大枣 10 枚。

功效：泻肺除饮，下气平喘，抗御心衰。

主治：慢性支气管炎、支气管哮喘、渗出性胸膜炎、充血性心力衰竭等属痰浊水饮壅滞胸肺，症见面目浮肿、咳喘气逆、痰涎壅盛、咳吐痰水而肺气不虚者。

按语：两药配伍乃《金匮要略》葶苈大枣泻肺汤，原治"肺痈，喘不得卧"，今引申治疗上述诸病证，效果较好。葶苈子含强心苷，可使心肌收缩力加强，心率减慢，对衰竭的心脏可增加心排血量，降低静脉压，用于治疗风心病、肺心病之心力衰竭疗效较好。心衰者正气多虚，不耐葶苈子强力祛邪，故佐大枣和缓药性。多年来，朱老常以葶苈大枣泻肺汤加味治疗心衰，能使临床症状较快缓解或消失，心衰得以控制，多数患者不仅病情稳定，而且可以恢复工作能力。凡心慌气短，动则加剧，自汗，困倦乏力，苔白质淡，脉沉弱者，乃心脾气虚之证，宜加用炙黄芪、党参、白术、炙甘草，以益气健脾；两颧及口唇发绀，时时咯血，脉结代，舌质紫瘀者，系心体残损、肺络瘀阻之证，应加用化瘀和络之品，如丹参、苏木、花蕊石、桃仁、杏仁、炙甘草等；如阳虚较甚，怯冷，四肢不温，足肿，舌质淡胖，苔白，脉沉细而结代者，需加用附片、淫羊藿、鹿角片、炙甘草等品以温肾助阳。

13. 葶苈子、鹅管石、肉桂

用量：葶苈子 30g，鹅管石 40g，肉桂 9g。共研细末，每服 6g，每日 2 次。

功效：温肺化饮，涤痰定咳。

主治：痰饮咳喘。

按语：此药对乃章次公先生常用者。

14. 丹参、黄芩、百部

用量：丹参 12g，黄芩 10g，百部 15g。

功效：活血清肺，抗结核杀虫。

主治：肺结核或肺外结核。

按语：丹参活血化瘀，黄芩善清肺火，百部润肺止咳、抗结核杀虫，实验研究证明，对人型结核分枝杆菌有完全的抑制作用。三药配伍，可作为肺结核或肺外结核的专病用药，对服西药已产生耐药性者尤宜，药后可减轻症状，改善血液循环，促进病灶吸收等。

四、胃肠病证药对

1. 黄连、紫苏叶

用量：黄连 5g，紫苏叶 2g。

功效：清化湿热，行气和胃。

主治：湿热滞胃，脘闷不舒，恶心呕吐者。

按语：两药相配，乃《湿热病篇》黄连苏叶汤，其治湿热呕吐效果颇好。

2. 黄连、吴茱萸

用量：黄连 5g，吴茱萸 15g。

功效：清肝和胃。

主治：慢性胃炎属肝经火郁，症见恶心，呕吐，吞酸，嘈杂，嗳气者。

按语：《丹溪心法》左金丸由此两药组成，两者用量为 6：1。用治肝胃不和之胃病，热甚者，重用黄连，轻用吴茱萸；胃寒者，重用吴茱萸，轻用黄连。

3. 黄连、干姜

用量：黄连 2～6g，干姜 1～3g。

功效：辛开苦降，消痞散结。

主治：①慢性胃炎、胃及十二指肠溃疡之寒热互结，症见胃脘痞满、嘈杂、吞酸者。②寒热结滞之口舌生疮，顽固难愈者。

按语:《伤寒论》三泻心汤均用此两药,治疗寒热错杂证。两药用量尚可根据寒热之轻重确定,如热重寒轻,重用黄连,轻用干姜;寒重热轻,重用干姜,轻用黄连。

4. 白术、鸡内金

用量:生白术 15g,鸡内金 10g。

功效:补脾健胃,消食化积。

主治:慢性萎缩性胃炎伴肠上皮化生者。

按语:若病变较重,尚需配伍刺猬皮和炮山甲软坚消结、化散郁积。

5. 党参、五灵脂

用量:党参 10g,五灵脂 8g。

功效:益气化瘀,消胀止痛。

主治:慢性萎缩性胃炎、胃及十二指肠溃疡之胃脘痛胀。

按语:两药虽为"十九畏"之属,但实践用之无任何毒副作用,且疗效较好。

6. 人参、黄芪、三七

用量:红人参 15g,生黄芪、田三七各 30g。

用法:共研细末,每服 3g,每日 3 次,餐前 1 小时温开水送服。

功效:补气化瘀止痛。

主治:消化性溃疡及慢性胃炎,症见胃脘胀痛,有出血征象,辨证属于脾虚气弱者。

按语:服用 3～5 日,即能增加体气,止血止痛。连服

1～2个月，每可临床治愈。

7. 人参、半夏

用量：人参 6g，制半夏 8g。

功效：补益元气，和胃止呕。

主治：妊娠恶阻以及尿毒症等顽固性呕吐属元气虚损、胃气上逆者。

按语：呕吐甚者用生半夏 9～12g，先煎，或加生姜 2 片亦可。尿毒症体虚甚者须配合香砂六君子汤，或再加大黄适量，可减轻症状，延长寿命。

8. 旋覆花、代赭石

用量：旋覆花 10g，代赭石 30g。

功效：降气镇逆。

主治：①胃神经症、胃溃疡、胆汁反流性胃炎、膈肌痉挛等病证，因胃气上逆，症见嗳气、呃逆者。②气血逆上之吐血、衄血、倒经等。③梅尼埃病、高血压、脑动脉硬化之眩晕、呕吐，因痰浊上逆，清阳不升，浊阴不降者。

按语：两味为《伤寒论》旋覆代赭汤的主药，取其消痰下气，重镇降逆，大凡胃气上逆之胃病，肝气上逆之妇科病，痰气上逆之眩晕证，均可随证选用。气顺痰亦消，一切痰气交阻而有上逆之证者，二者均为要药。

9. 青皮、陈皮

用量：青皮 6g，陈皮 8g。

功效：疏肝和胃，消积止泻。

主治：肝胃气滞之脘胁胀满，小儿饮食积滞，经前乳胀。

按语：青皮与陈皮，一为橘之幼果，一为橘之成熟果皮。其果实质沉力强，主入肝胃经，善于行肝气、消食积；果皮质轻力弱，主入胃与肺经，长于行胃气、化痰湿。两药合用，可治疗肝胃气滞之脘胁胀满、小儿饮食积滞和经前乳胀。

10. 乌药、百合

用量：乌药 10g，百合 15g。

功效：顺气，养胃，止痛。

主治：日久不愈之胃脘痛。

按语：百合治胃痛，古已有之，如《神农本草经》谓其治"心痛……补中益气"，《药性论》谓其"除心下急满痛"，究其机制，当为养胃止痛。日久不愈之胃脘痛，多有胃虚络滞之病机，乌药顺气止痛，百合养胃止痛，用之乃的对之药，故而效好。

11. 当归、桃仁、杏仁

用量：当归、桃仁各 10g，杏仁 15g。

功效：活血行滞，生肌愈疮，缓解胃痛。

主治：胃脘痛、溃疡病。

按语：此乃章次公先生经验用药，对胃脘痛、溃疡病确有良效，既可止痛，又可促进溃疡病灶的修复。三药中杏仁用量可酌情加至 20 ~ 30g，能提高止痛作用。

12. 黄芪、知母

用量：黄芪 18g，知母 24g。

功效：补气滋阴。

主治：阴虚胃痛。

按语：黄芪甘温补气，知母甘寒滋阴，两药并用，乃受张锡纯经验启示，大具阳升阴应、云行雨施之妙，凡阴虚胃痛加用，多奏佳效。

13. 黄连、乌梅

用量：黄连 4g，乌梅 8g。

功效：清热燥湿，生津止泻。

主治：痢疾。

按语：黄连清热燥湿，乌梅生津止泻，两者合用，清热解毒而不伤阴，生津止泻而不敛邪。故凡痢疾，无论急性慢性均可使用。

14. 水蛭、海藻

用量：水蛭 15g，海藻 30g。

用法：共为细末，分作 10 包，每日服 1 ~ 2 包，黄酒冲服。

功效：化瘀，消痰，散结。

主治：晚期食管癌、直肠癌。

按语：水蛭化瘀血、消癥块，海藻消痰结、散瘿瘤，两者合用，有抗肿瘤作用，能改善症状，控制肿瘤发展。但对食管癌伴有溃疡出血者慎用。

五、肝系病证药对

1. 柴胡、白芍

用量：柴胡 10g，白芍 15g。

功效：疏肝解郁。

主治：肝气郁结不舒或肝气横逆太过之证。

按语:《伤寒论》四逆散、《和剂局方》逍遥散和《景岳全书》柴胡疏肝散方中，均有柴胡、白芍两药，以其在疏肝解郁之中发挥疏散调和的作用。

2. 三七、鸡内金

用量：三七 3g（研吞），鸡内金 10g。

功效：化瘀消积。

主治：慢性肝炎、肝硬化。

按语：三七化瘀和血，善通肝络，鸡内金消积化食，《医学衷中参西录》言其"治痃癖癥瘕，通经闭"。两药合用，治疗慢性肝炎、肝硬化，可改善症状，增进食欲，并改善肝功能。

3. 升麻、葛根

用量：升麻 15g，葛根 20g。

功效：升散解毒。

主治：①用治肝炎，能降低转氨酶。②慢性鼻炎、鼻窦炎。③阳明郁热所致牙龈肿痛以及头痛、三叉神经痛等。

按语:《阎氏小儿方论》升麻葛根汤即以此两药为主，原用以透疹解毒，今则开拓其作用，用于转氨酶增高、鼻炎、齿痛、头痛之证。

4. 虎杖、山楂

用量：虎杖 20g，山楂 15g。

功效：清利湿热，化瘀消积。

主治：急慢性肝炎、肝硬化、脂肪肝属湿热郁滞而症见脘腹痞满、纳差、肝大胁痛、黄疸、肝功能不正常者。

按语：山楂有降酶作用，虎杖有抑制多种病毒的作用，故两药用于乙肝也有一定疗效。

5. 枸杞子、龙胆草

用量：枸杞子15g，龙胆草8g。

功效：养肝阴，退肝热。

主治：肝炎症见湿热伤阴者。

按语：阴虚甚者重用枸杞子，湿热甚者重用龙胆草，若加虎杖效果更好。

6. 枸杞子、旱莲草

用量：枸杞子、旱莲草各15g。每日泡水代茶饮。

功效：养肝止血。

主治：肝病齿衄。

按语：肝肾阴虚之失血，非偏寒偏热之药所宜。而枸杞子滋养肝肾，且有止血之功，对所见牙龈出血当为首选之药。此外，凡精血内夺，肝不藏血，而见鼻衄、咯血、崩漏，亦可于辨治方中加枸杞子提高疗效。

7. 莪茼子、楮实子

用量：莪茼子15g，楮实子30g。

功效：养阴化瘀，利水消肿。

主治：阴虚瘀积水停之证，如肝硬化腹水等。

按语：莪茼子活血行瘀，化浊宣窍，清热利水；楮实子养阴清肝，又能利水气。肝硬化腹水一旦形成，往往是正虚邪实状态，实则瘀积停水，虚则阴伤阳损，其虚实夹杂，治疗颇为困难，如养阴则碍水，利水则伤阴。用葶苈子配楮实子，则养阴兼有化瘀之功，利水而无伤阴之弊，凡阴虚水停之证，用之颇为合辙。阳虚者酌加温阳之品，亦可应用。治疗肝硬化腹水，脾虚者可配黄芪、太子参、白术、山药益气健脾；阴虚者可配北沙参、石斛、珠儿参益养气阴；阳虚者可配淫羊藿、肉桂、制附子温补气阳；毒邪盛者可配白花蛇舌草、龙葵、半枝莲解毒消癥；癥癖甚者可配土鳖虫、路路通、丝瓜络化瘀通络；水肿甚者可配益母草、泽兰、泽泻等活血利水。

8. 半夏、夏枯草

用量：法半夏、夏枯草各 15g。

功效：清泄郁火，交通阴阳。

主治：肝火内扰，阳不交阴之失眠。

按语：半夏治不寐，首见于《灵枢·邪客》，篇中有半夏汤治"目不瞑"。此不寐，系指胃中有邪，阳跷脉盛，卫气行于阳而不交于阴者。半夏与夏枯草合治不寐则见于《医学秘旨》，该书载一不寐患者，心肾兼补之药遍尝无效，后诊其为"阴阳违和，二气不交"，以半夏、夏枯草各 10g 浓煎服之，即得安眠。"盖半夏得阴而生，夏枯草得阳而长，是阴阳配合之妙也。"夏枯草能清泻郁火，半夏能交通阴阳，两药合用，当治郁火内扰，阳不交阴之候。若加珍珠母 30g 入肝安魂，则立意更为周详，并可用于治疗各种肝病所致顽固性失眠。凡顽固性失眠，久治不愈而苔垢腻者，半夏宜加重，用量 15～20g。

9. 栀子、大黄

用量：生山栀 12g，生大黄 15~20g。

功效：清热泻火，通腑解毒。

主治：急性胰腺炎。

按语：两药为《金匮要略》栀子大黄汤的主药，原用治"酒黄疸，心中懊恢，或热痛"，实为肝病急黄、急性胰腺炎等急腹症。脾胃湿热，蕴蒸化火，乃急性胰腺炎发病之关键。生栀子泻三焦火，既能入气分清热泻火，又能入血分凉血行血；生大黄通腑泄热，用治急性胰腺炎效果显著。治急性胰腺炎一般应加蒲公英 30g，郁金 20g，败酱草 30g，柴胡、芒硝各 10g，天花粉 15g。痛甚者可加延胡索 20g，赤白芍各 15g；胀甚者加广木香 6g，枳壳 10g，厚朴 15g；呕吐者加姜半夏 9g，代赭石 20g；黄疸甚者加金钱草、茵陈各 30g，虎杖 15g。小量频服。病势严重、出血坏死型、禁食禁水者，可以此方保留灌肠，每日 1~2 次，常收佳效。

六、肾系病证药对

1. 紫苏叶、蝉衣、益母草

用量：紫苏叶 15g，蝉衣 10g，益母草 30g。

功效：疏风解毒，活血利水。

主治：肾炎，肾病综合征。

按语：三药合用，有利水消肿、消除蛋白尿、改善肾功能之效。

2. 附子、淫羊藿、黄芪

用量：附子 10g，淫羊藿 15g，黄芪 30g。

功效：温补脾肾。

主治：慢性肾炎脾肾阳虚者。

按语：慢性肾炎呈脾肾阳虚者，温补脾肾是重要法则，附子、淫羊藿、黄芪乃为关键性药物，临证除舌质红绛者之外，均可以此为主药随症加减。附子、淫羊藿不仅可以温肾，而且还具有肾上腺皮质激素样作用；黄芪益气培本，促进血液循环，兼能利水，有助于肾功能恢复。

3. 黄芪、地龙

用量：黄芪 30～60g，地龙 10～15g。

功效：益气化瘀。

主治：慢性肾炎、肾病综合征、中风瘫痪证属气虚血瘀者。

按语：慢性肾炎水肿是标，肾虚是本，益气即是利水消肿，化瘀可以推陈致新。补肾有二，一是填精以化气，二乃益气以生精。气病及水，益气补肾则有利水之功，故宜先用此法消退水肿，促进肾功能之恢复，继则配合填补肾精以巩固疗效。黄芪补气利尿，地龙化瘀通络，合奏益气化瘀、利尿消肿、降低血压等功效。在辨证论治方中加入此两药，往往可收到浮肿消退、血压趋常、蛋白尿阴转的效果。

4. 黄芪、肉桂、车前子

用量：黄芪 30g，肉桂 8g，车前子 20g。

功效：益气温通，利水消肿。

主治：肾炎、肾病综合征水肿属阳虚水停者。

按语：黄芪、肉桂益气温通，车前子利水消肿，三药合用，对肾炎、肾病综合征水肿属阳虚水停者效果较好。

5. 黄芪、益母草

用量：黄芪 30g，益母草 60g。

功效：益气活血行水。

主治：慢性肾炎、肾病综合征。

按语：黄芪补气，益母草活血利水，两者相伍，功效益彰。若消水肿，需用至 90~120g 效果始佳。

6. 大黄、大黄炭

用量：生大黄 3~6g，大黄炭 15~30g。

功效：泻下排毒。

主治：慢性肾衰竭。

按语：大黄泻下浊邪，可降低血尿素氮和肌酐，对多种原因所致的急慢性肾衰竭尿毒症均有良效。如服后大便次数在 3 次以上者，可酌减生大黄用量，以大便每日 2 次为宜。

7. 大黄、人参

用量：大黄 10~15g，人参 5~8g。

功效：泄浊排毒，益气扶正。

主治：①正气衰败，邪毒壅滞之尿毒症。②急性心肌梗死，症见大便秘结，非通下而不能缓解症状者。③各种血液病，正气衰败而又有火气升腾之吐血、衄血者（此时用生晒参)。

按语：两药配伍，用于邪实而正虚之证，邪实而正不虚者忌用。

8.大黄、草果仁

用量：大黄8g，草果仁6g。

功效：泄热，化浊，解毒。

主治：肾功能不全，症见湿浊化热，毒邪内陷，邪毒交阻而上逆者。

按语：大黄泄浊解毒，草果仁燥湿化浊，两药合用，适用于湿浊毒邪蕴滞之证。如热势较重，或阴伤津亏者忌用。

9.附子、大黄

用量：附子6～10g，大黄10～20g。

功效：温阳活血，泄浊解毒。

主治：①慢性肾炎尿毒症属阳气虚衰者。②寒疝，睾丸鞘膜积液。

按语：附子、大黄再加细辛，即为《金匮要略》大黄附子汤，是温下法的代表方剂。今将附子、大黄用于慢性肾炎尿毒症，乃取附子温阳化气、利水解毒，大黄通腑导下、泄浊排毒之用。但阴虚内热或火毒炽盛者不宜。阳气虚衰较甚，不耐附子温燥、大黄攻下者，可配牡蛎、蒲公英、丹参、扦扦活煎汁保留灌肠为佳。

关于用附子、大黄治疗疝气，《止园医话》有论："中医治疝之药，率用川楝子、小茴香、木香、橘核、荔枝核、山楂核、炒元胡等，轻证疝气，相当有效，甚则用附子，其效卓著。然以余之经验，最效之方，则为附子与大黄合剂……余实已经过数十年之临床实验，以附子加入普通治疝气药中（即上列川楝子等药）速收特效。"

10.六月雪、绿豆

用量：六月雪、绿豆各 30g。

功效：清火解毒，活血利水。

主治：慢性肾功能不全，尿毒症。

按语：单用六月雪 30～60g 煎服，治肾炎高血压头痛有效。

11.水蛭、生大黄

组成：水蛭 100g，生大黄 50g。

功效：活血散瘀，涤痰泄浊。

主治：肾病综合征。

用法：共研细末，装 0 号胶囊，每服 5～8 粒，每日 2次。

按语：在辨证论治的处方基础上加用两药，可显著提高疗效，可改善患者的血液流变学和脂质代谢异常，消退水肿，阻止病情进一步发展，对改善肾功能颇有帮助。

12.乌药、金钱草

用量：乌药 30g，金钱草 90g。

功效：解痉排石。

主治：肾及膀胱结石绞痛。

按语：乌药"上入脾肺，下通膀胱与肾"，与金钱草配伍，可解痉排石，用于治疗肾及膀胱结石所致绞痛，屡收显效。

13. 黄芪、刘寄奴

用量：黄芪 30g，刘寄奴 20g。

功效：益气化瘀利水。

主治：前列腺肥大之溺癃，证属气虚瘀浊阻遏者。

七、痹证药对

1. 川乌、草乌

用量：生川乌、生草乌各适量。

功效：祛寒定痛。

主治：风寒湿痹之疼痛。

按语：凡风寒湿痹之疼痛，寒邪重者用生川乌，寒邪较轻而体弱者用制川乌。对于寒湿痹痛之重证，则须生川乌和生草乌同用，盖草乌开痹止痛之力较川乌为甚。至于两者的用量，因地有南北，时有寒暑，人有强弱，故其用量，一般从小剂量（3～5g）开始，逐步加至 10～15g 为宜。生川草乌均需文火先煎 40 分钟，再下余药，以策安全。

2. 川乌、桂枝

用量：制川乌 10g，川桂枝 12g。

功效：温通止痛。

主治：寒湿偏胜之顽痹。

按语：朱老治顽痹寒湿偏盛者常用桂枝配川乌，鲜用麻黄配川乌，因麻黄虽可宣痹解凝，但有发越阳气之弊。此外，两药对硬皮病亦有效。

3. 川乌、当归

用量：制川乌 10g，全当归 12g。

功效：祛寒养血止痛。

主治：久患寒湿痹痛而血虚者。

按语：久患寒湿痹痛，往往会兼夹血虚，故用制川乌祛寒止痛，当归补血活血。

4. 石膏、川乌

用量：制川乌 10g，生石膏 30g。

功效：祛寒、除热、止痛。

主治：热痹和寒热互结之痹痛。

按语：制川乌祛寒止痛，本用于寒湿痹痛为宜，但与清透郁热的生石膏配伍，则可用于热痹和寒热互结之痹痛，以四肢关节肿痛，扪之微热或灼热为指征。

5. 川乌、羚羊角

用量：制川乌 10g，羚羊角 0.6g（或用水牛角 30g 代）。

功效：清解温通，祛风蠲痹。

主治：寒热夹杂之痹痛。

按语：用羚羊角治痹痛，古已有之，如《千金要方》用羚羊角配栀子、黄芩等治历节肿痛，《本草纲目》又云："经脉挛急，历节掣痛而羚羊角能舒之。"现代实验研究证明，羚羊角有解热、镇痛、抗炎作用。羚羊角清热止痛，制川乌祛寒止痛，故合用于治疗寒热夹杂之痹痛。

6. 桂枝、石膏

用量：桂枝 10g，生石膏 20g。

功效：清络止痛。

主治：热痹，或风湿发热，持续不退，四肢疼痛者。

按语：桂枝温通肌表经络，生石膏清透表里邪热，两药合用，共奏清络止痛之效。

7. 水牛角、赤芍

用量：水牛角 30g，赤芍 15g。

功效：清热凉血，消肿止痛。

主治：热痹之关节红肿热痛。

按语：如见环形红斑或皮下结节者，加丹皮 10g，僵蚕 12g。

8. 萆草、虎杖、寒水石

用量：萆草 30g，虎杖 20g，寒水石 15g。

功效：清络止痛。

主治：热痹或湿热痹。

9. 秦艽、白薇

用量：秦艽 10g，白薇 15g。

功效：养阴清热，疏风通络。

主治：阴虚湿热之痹证。

按语：秦艽祛风湿而偏清利，且能清阴虚之热；白薇善于清解阴血之热，故两药适用于治疗阴虚湿热之痹证。

10. 生地黄、蒲公英

用量：生地黄 40g，蒲公英 30g。

功效：凉血解毒，散热除痹。

主治：热痹见关节红肿热痛，或伴有风湿结节属血热壅滞者。

按语：风湿热有侵犯心肌倾向者，生地黄可加至 60~90g，因生地黄含有营养心肌、保护心肌和强心的多种因子。

11. 海桐皮、海风藤

用量：海桐皮 10g，海风藤 30g。

功效：祛风湿，通经络，止痹痛。

主治：风湿痹痛。

按语：海桐皮祛风湿、通经络，善止痹痛；海风藤入经络而祛风湿、止痹痛，故合用治风湿痹痛可增加疗效。

12. 骨碎补、鹿衔草

用量：骨碎补 15g，鹿衔草 30g。

功效：补肾强骨，祛风湿，除痹痛。

主治：骨痹（增生性关节炎）。

按语：增生性关节炎乃退行性病变，用骨碎补、鹿衔草治疗，可延缓关节软骨退行性变，抑制新骨增生。

13. 麻黄、白芥子

用量：麻黄 5g，白芥子 15g。

功效：通络化痰，消肿止痛。

主治：痰湿阻滞所致关节肿胀或肿痛，关节腔积液。

按语：麻黄散寒通痹，白芥子化痰通络，善搜皮间膜外、筋骨经络间痰湿，故两药合用可治疗痰湿阻滞所致关节肿胀或肿痛。

14. 露蜂房、土鳖虫

用量：露蜂房、土鳖虫各 10g。

功效：行瘀通督，祛风攻毒。

主治：顽痹（类风湿关节炎）。

15. 鬼箭羽、露蜂房

用量：鬼箭羽 15g，露蜂房 10g。

功效：化瘀散肿，除痹止痛。

主治：类风湿关节炎，关节肿痛、僵直甚至变形者。

按语：鬼箭羽化瘀行血，活络通经，善治湿热夹瘀之痹证；露蜂房能入骨祛风，除痹止痛。两药合用，治疗类风湿关节肿痛、僵直和变形有一定效果。

16. 豨莶草、当归

用量：豨莶草 100g，当归 30g。

功效：祛风除湿，活血解毒。

主治：风湿和类风湿关节炎。

17. 豨莶草、鸡血藤

用量：豨莶草、鸡血藤各 30g。

功效：祛风除湿，活血通络。

主治：各种风湿痹痛。

按语：两药用治风湿痹痛，用量需在 30g 以上，轻则效微。

八、痛证药对

1. 白芍、甘草

用量：白芍 15～30g，甘草 6g。

功效：缓急止痛。

主治：挛急或不荣之痛，如头痛、胸痛、胃脘痛、胁痛、腹痛、经痛、四肢痛、小腿转筋等。

按语：白芍与甘草相伍乃仲景芍药甘草汤之意，原方芍药与甘草等量，如今两药比例可为 3：1～5：1。

2. 全蝎、钩藤、紫河车

用量：炙全蝎、钩藤、紫河车各等份。共研细末，每服 3g，每日 2 次，开水送下后，每日或间日服 1 次。

功效：祛风解痉，通络止痛，益养脑络。

主治：偏头痛。

按语：偏头痛与肝阳偏亢，肝风上扰，脑络痉挛有关，此方即针对这种病机，以全蝎祛风解痉，通络止痛为主；钩藤息风止痉，清热平肝为辅；久病多虚，再以紫河车补气血、益肝肾、养脑络为佐。除内服之外，亦可取全蝎末少许，置于痛侧太阳穴，用胶布固定，隔日一换。此法对肿瘤转移脑部之头痛亦有效果。

3. 全蝎、蜈蚣

用量：全蝎、蜈蚣各等份。共研细末，每服 1～3g（按年龄、病情增减用量），一日 2～3 次，开水送服。

功效：息风、定痉、止痛。

主治：偏头痛及各种痹痛、痉挛、抽搐。

按语：实验研究证明，两药对中枢神经兴奋剂引起的惊厥有明显的对抗作用。经常发作者，持续给药，可减少或制止其发作。临床实践证明，对小儿乙脑或高热惊搐，辨证用方中加用两药，有止搐缓惊作用。

4. 人参、五灵脂

用量：人参 6g，五灵脂 10g。

功效：益气活血，行瘀止痛。

主治：气虚血瘀，虚实互见之证，如冠心病心绞痛之胸痹、溃疡病、萎缩性胃炎、肝脾肿大属气虚血瘀者。小儿疳积亦可选用。

按语：两药属传统"十九畏"中配伍禁忌之一。久病多虚亦多瘀，胃脘久痛者，恒虚夹瘀之证，脾胃气虚，故症见乏力，面苍，空腹时则痛，得食可暂安；瘀血阻络，故疼痛较剧。人参和五灵脂相伍，一以益气，一以化瘀。

5. 五灵脂、蒲黄

用量：五灵脂 10g，蒲黄 25g。

功效：活血、散瘀、止痛。

主治：气血瘀阻之胸胁痛、胃脘痛、腹痛等。

按语：此两味合用为《局方》失笑散之意，历代用其治疗瘀血内阻之多种病证，殊多佳效。过敏性紫癜腹部剧痛，用此两味有殊效。子宫内膜异位症、膜样痛经，亦可用为主药，其中蒲黄宜重用至 30g。

6. 瓜蒌、红花、甘草

用量：全瓜蒌 15g，红花 10g，甘草 4g。

功效：消痰祛瘀，通络止痛。

主治：痰瘀互结之胸胁痹痛，如冠心病之胸痛，肋间神经痛、非化脓性肋软骨炎之胸胁痛，带状疱疹后胸胁部神经痛等。

7. 乳香、没药

用量：乳香、没药各 10g。

功效：散瘀止痛。

主治：血气瘀滞之胸痛、胁痛、脘腹痛、痛经、顽痹疼痛和跌打损伤疼痛。

按语：两者均能辛香走窜而入血分，唯乳香侧重行气，没药功擅行瘀，两者相伍，止痛力强，故用于治疗各种血气瘀滞之痛证效果良好。

8. 血竭、三七

用量：血竭 6g，三七 3g。研末，分 2 次吞。

功效：活血化瘀。

主治：痛经、崩漏属血瘀者，以及冠心病心绞痛、外伤性头痛和胁痛等。

按语：血竭散瘀止痛，三七活血止血，合用之化瘀而不伤正，止血而不留瘀。

九、血证药对

1. 大黄、生地黄

用量：大黄 8g，生地黄 20g。

功效：泄热止血，凉血养阴。

主治：邪热夹瘀热之血证，如吐血、咳血、衄血、崩漏、尿血等。

按语：两药合用治疗血小板减少性紫癜属血分有瘀热者亦效。重用大黄、生地，尚可治肝病血热。

2. 大黄、代赭石

用量：大黄 10g，代赭石 30g。

功效：通腑，降逆止血。

主治：气火上逆、肝火上冲之血证，如咳血、吐血、鼻衄、齿衄、眼底出血、颅内出血、倒经等。

按语：大黄泻下通腑，釜底抽薪以止血；代赭石平肝热，重镇降逆以止血。两药合用，上镇下泻，乃针对气火上逆、肝火上冲之血证病势发挥作用。

3. 大黄、阿胶

用量：大黄 6g，阿胶 10g。

功效：通腑泻下，养血止血。

主治：血虚夹瘀热之血证。

按语：大黄泻下通腑，阿胶养血止血，用于治疗血虚夹瘀热的各种血证效果较好，如血淋、血尿、吐血、崩漏、月经过多以及肝病血证等。

4. 三七、大黄、郁金、牛膝

用量：三七 3g（分冲），熟大黄、郁金、怀牛膝各 10g。

功效：止血祛瘀，疏肝理气。

主治：胃中积热、肝火犯胃之胃出血，症见呕血、便血者。

按语：脾胃虚寒者不宜用之。胃脘痛胀者加木香4g，厚朴3g；胁痛加金铃子、白芍各10g；脾胃虚弱加砂仁3g；恶心呕吐加姜半夏、竹茹各6g；胃阴虚者加麦冬、石斛各10g。药后两三天大便隐血即可转阴。

5. 五倍子、枯矾

用法：五倍子120g，枯矾45g，共研细末，米粉糊为丸，如绿豆大小，每服10～20粒，米汤送下，一日2～3次，食后服。鼻衄、牙宣可取末外搽。

功效：收敛止血。

主治：鼻衄、牙宣、咳血、吐血、崩漏、便血、尿血。凡无实火者俱可用之。

按语：五倍子含有丰富之鞣质，能加速血凝而达到止血之效，内服、外敷均可。

6. 鸡血藤、升麻

用量：鸡血藤15～30g，升麻10g。

功效：补血升清。

主治：白细胞减少症。

按语：鸡血藤补血行血，可振奋机体生血功能；升麻升清阳，可提升白细胞数量。两药合用，治疗白细胞减少症有一定疗效。

7. 水蛭、地龙、参三七

用量：水蛭、地龙各2份，参三七1份。

功效：活血化瘀，化痰通络，消肿定痛，破结通经。

主治：血瘀痰凝之高脂血症、高黏血症、冠心病、脑梗死、中风后遗症、高血压等。

按语：朱老将水蛭、地龙与参三七配伍成方，命名为通降散，系朱师治疗心脑血管病的经验方。经临床观察，心脑血管病病情顽缠，且易突变，在中医辨证中，血瘀、痰凝的病理表现较为突出，若采用植物药治疗，收效较缓，朱老以虫类药为主的通降散，疗效颇为满意。水蛭、地龙除了性善钻透、攻坚破积、无处不到外，现代研究证实，它们自身还含有水蛭素、蚓激酶、蛋白质、多种氨基酸和微量元素；三七含有三七皂苷等多种成分，配伍后有明显的降血脂、降低血黏度、降血压、抗血栓、抗心律失常、改善微循环、增加血流量等药理作用。三药合用，增强药效，并能防止出血倾向。多年来用于临床，症状及理化指标均明显改善，患者反映较好。唯研末吞服，腥味难以入口，故宜改为胶囊剂，以利服用。

8.三棱、莪术

用量：三棱、莪术各 8g。

功效：行气活血，散结化积。

主治：①各种气血郁积证，如闭经、痛经、积聚、瘿瘤、痰核等。②肝脾肿大、肝硬化。③胃癌、肝癌、宫颈癌、卵巢囊肿、皮肤癌等。

按语：三棱为血中气药，莪术为气中血药，《医学衷中参西录》云："化血之功三棱优于莪术，理气之功莪术优于三棱。"两药合用则行气活血之力颇强，是治疗癥瘕肿瘤的良药。引申治疗多种气滞血瘀病证，建功甚速。

9. 乌药、香附

用量：乌药 10g，香附 12g。

功效：行气止痛。

主治：气血郁滞之浑身胀痛。

按语：乌药能气中和血，香附善于血中行气，两者配伍，相辅相成。合用名为香附散。

10. 丹参、泽兰

用量：丹参 15g，泽兰 20g。

功效：活血利水。

主治：肝硬化腹水等。

11. 牛膝、泽兰

用量：牛膝 12g，泽兰 20g。

功效：活血利水。

主治：水瘀阻滞之腰膝疼痛或下肢水肿。

按语：川牛膝活血通经，泽兰活血行水，合用则活血利水，用于既有瘀血又有水湿的疼痛效果较好。

12. 泽兰、泽泻

用量：泽兰、泽泻各 30g。

功效：活血，利水，消肿。

主治：四肢水肿、关节肿胀及关节腔积液。

按语：泽兰活血利水，泽泻渗利水湿，两药合用，有较好的利水消肿作用，其既能使已有积液得以渗利，又能使经脉通畅，积液难于再生，故有显效。

十、痰结病证药对

1. 水蛭、冰片

用量：水蛭、冰片各等份。共研细末，调适量凡士林外敷，每日一换。如淋巴结核已破溃，可用水蛭研末，加少许冰片外掺于创面，纱布覆盖，每日一换。

功效：活血散瘀，消坚化积。

主治：颈淋巴结核、流行性腮腺炎。

按语：若颈淋巴结核患者体质壮实者，可内服水蛭粉，每次 3g，每日 2 次。已溃、未溃者均可服用。体虚者，需适当减量，并配合补益之品。

2. 土鳖虫、瓦松

用量：鲜土鳖虫、陈瓦松（瓦屋上所生，隔年者佳，采集后置瓦上煅存性）各等份，共捣烂，外敷患处，上贴膏药，2 日一换。

功效：软坚散结。

主治：瘰疬。

按语：两药合用，名地鳖瓦松膏。此方为世传经验方，用于瘰疬，无论已溃、未溃佳效。一般 1~2 周即可见效，用至痊愈为止。

3. 海藻、甘草

组成：海藻 10g，甘草 6g。

功效：散痰结，消瘿瘤。

主治：颈淋巴结核、单纯性及地方性甲状腺肿大、肿瘤。

按语：两药与甘遂配伍，可治胸腔积液、渗出性胸膜炎。若配活血化瘀之品可治卵巢囊肿。海藻、甘草虽属传统的"十八反"配伍禁忌，但实践用之无碍。

4. 海藻、昆布

用量：海藻、昆布各 10g。

功效：化痰，软坚，散结。

主治：痰结之证，如瘰疬、瘿瘤、痰核、甲状腺肿大、慢性扁桃体肿大、咽壁淋巴滤泡增生、前列腺肥大、睾丸肿硬疼痛、结缔组织增生、乳房结块等。

按语：《肘后方》用海藻、昆布研末蜜丸，治疗"颈下猝结囊渐大欲成瘿"，后世均以此两味为治疗瘿瘤、瘰疬的要药。近世引申治疗慢性炎症性结块，获效者不乏其例。

5. 僵蚕、贝母、全蝎

组成：僵蚕、大贝母各 2 份，全蝎 1 份。共研为细末，另用玄参、夏枯草各 1 份煎取浓汁，泛丸如绿豆大，每次餐后服 4g，每日 2 次。

功效：化痰通络，散结消核。

主治：瘰疬，核肿硬未化脓者。

按语：上药合用，名消瘰丸，乃朱老习用经验方。瘰疬多由肝肾两亏，痰火内郁，结而为核，故用僵蚕、贝母、全蝎化痰通络，消核散结，玄参、夏枯草养阴清火为方。

6. 黄药子、夏枯草

用量：黄药子、夏枯草各 10g。

功效：软坚消瘿。

主治：甲状腺肿大。

按语：黄药子"凉血降火，消瘿解毒"（《本草纲目》)，为治疗甲状腺肿瘤的卓效药物；夏枯草"破癥，散瘿结气"（《神农本草经》)，两药合用，治疗甲状腺肿大效果较好。唯黄药子有毒，且有蓄积作用，故用量以 10g 左右为宜，不宜久服，以免损害肝脏。

7. 白芥子、生半夏

用量：白芥子 10g，生半夏 6g（加生姜 2 片同煎）。

功效：化痰散结。

主治：皮下结节。

按语：痰之为病，变幻多端，倘留着于皮里膜外，则结为痰核，其状如瘤如栗，皮色不变，多无痛感，或微觉酸麻。白芥子可"搜剔内外痰结"（《本草经疏》)，半夏长于化痰散结，为治疗痰核之要药，故两药合用治皮下结节效果可靠。若痰核之顽缠者，恒非生半夏不为功，盖生者性味浑全，药效始宏。至于生用之毒性问题，生者固然有毒，但一经煎煮，则生者已熟，毒性大减，何害之有？

阴虚火旺或无痰湿水饮者忌用。

8. 甘遂、大戟、白芥子

用量：甘遂（去心制）、大戟（煮透去骨晒干）、白芥子（炒）各等份。共研细末，炼蜜或滴水为丸，如梧子大，晒干，每服 5～10 丸，或 15～20 丸，临卧时以生姜汤或热水送下，以知为度。

功效：下痰逐水。

主治：痰结饮积之证。①慢性淋巴结炎（包括淋巴结核）。②渗出性胸膜炎。③急慢性关节炎。④骨结核。⑤湿性脚气。⑥气管炎或肺炎而痰涎壅盛者。⑦腹水而兼胸腔积液者。

按语：三药相伍名控涎丹，方出南宋·陈无择《三因极一病证方论》。甘遂擅抉经隧之饮邪，大戟能逐脏腑之积水，白芥子可祛皮里膜外之痰结，诸药合用，以攻逐痰饮，总以实证为宜，且须掌握好剂量，否则易致偾事。

十一、虚证药对

1. 人参、升麻

用量：人参 8g，升麻 10g。

功效：补益脾气，升清降浊。

主治：脾虚下陷证，如内脏下垂、慢性痢疾后重、低血压、眩晕、蛋白尿等。尿毒症、大便不爽、胸腹胀满等气虚而浊气不降者亦可参用。

按语：《医学启源》云："人参，善治短气，非升麻为引用不能补上升之气。"

2. 黄芪、升麻

用量：黄芪 20g，升麻 10g。

功效：益气升提，透解邪毒。

主治：①白细胞减少症。②低血压症。③顽固性口腔溃疡者。

按语：两药用治低血压症时，其用量为黄芪 18g，升麻 9g。

3. 黄芪、当归

用量：黄芪 30g，当归 10g。

功效：补气生血。

主治：各种气血虚损病证。

按语：黄芪、当归为常用的气血双补药对，凡辨证属气血虚损者俱可使用。

4. 黄芪、防风

用量：黄芪 20g，防风 8g。

功效：益气御风，固表止汗。

主治：气虚易感，表虚自汗。

按语：黄芪益气固表，可御外风，防风通行周身，可祛肌腠风邪，两药相配，固表但不留邪，祛风而不伤正，共奏实卫御风、固表止汗之功。

5. 黄芪、桑叶

用量：黄芪、桑叶各 20～30g。

功效：益气固表，轻清虚热。

主治：虚证汗出。

按语：黄芪益气固表以止汗，桑叶轻清虚热以止汗，故凡虚证汗出俱可选用。两药再加白芍、三七，为傅青主加减当归补血汤，用治年老血崩不止，效果较好。

6. 女贞子、旱莲草

用量：女贞子、旱莲草各 10g。

功效：柔养肝肾，凉血止血，乌须黑发。

主治：①肝肾阴亏所致头昏目眩，须发早白等。②阴虚血热所致齿衄、鼻衄、肌衄、尿血、崩漏等。③慢性肝炎阴虚不足者。

按语:《医方集解》二至丸，即女贞子配旱莲草而成，功能滋补肝肾，用于肝肾阴虚证。

7. 白芍、白薇

用量：白芍、白薇各 15g。

功效：养阴血，清虚热。

主治：阴虚血热之热淋、血淋、月经过多、经期低热等。

按语:《圣济总录》白薇散，以白薇、芍药各等份，共为末，每服方寸匕，酒送下，一日 3 次，治疗妊娠小便多、产后遗尿、血淋、热淋等。

8. 知母、黄柏

用量：知母、黄柏各 10g。

功效：滋阴降火。

主治：阴虚火旺之低热、潮热、盗汗、咯血、衄血、虚烦不寐、遗精、阳强等。

按语:《丹溪心法》大补阴丸和《景岳全书》知柏地黄丸均以知母、黄柏为主药，两方均为治疗阴虚火旺的著名方剂。

9. 淫羊藿、仙鹤草

用量：淫羊藿 15g，仙鹤草 30g。

功效：补肾健脑。

主治：①精血不足，心肾亏虚，症见头晕、眼花、耳鸣、健忘等。②脑震荡后遗症、神经衰弱、脑功能低下等。

按语：淫羊藿"益气力，强志"（《神农本草经》），治"中年健忘"（《日华子本草》），并能"益精气"（《本草纲目》）；仙鹤草，民间用其治疗脱力劳伤效果明显，具有补虚、抗疲劳作用。两药合用，正可强神益智而治疗上述病证。

10. 淫羊藿、仙茅

用量：淫羊藿 15g，仙茅 10g。

功效：温肾补阳。

主治：肾阳不振之证。

按语：淫羊藿"专壮肾阳"（《本草正义》），"真阳不足者宜之"（《本草纲目》）；仙茅"补阳温肾之专药"（《本草正义》）。两药相须，常用于肾阳不振、命门火衰所致阳痿、遗尿、畏寒肢冷、身困乏力、腰膝酸软等症。

朱老曾以淫羊藿、仙茅、山药、枸杞子、紫河车、甘草组方为培补肾阳汤，随后在此基础方上辨证加味，治疗肾阳不振之高血压、慢性泄泻、顽固头痛、劳倦虚损、月经不调、慢性肝炎、顽固失眠、神经症、阳痿、腰痛、浮肿、哮喘、慢性肾炎等久治不愈之痼疾，均收到一定疗效。

11. 蛤蚧、鹿茸

用量：蛤蚧、鹿茸各等份。

功效：温壮肾阳。

主治：阳痿属肾阳虚衰较甚者，症见面色㿠白，形瘦，怯冷倍于常人，舌质淡，脉沉细。

用法：研极细末，每晚服 2g。

按语：如有口干、舌红即应停服，勿使过之。

12. 天花粉、鬼箭羽

用量：天花粉、鬼箭羽各 20～30g。

功效：生津止渴，清解燥热。

主治：糖尿病。

按语：天花粉生津止渴，鬼箭羽善清阴分之燥热，两药合用，正可针对糖尿病阴虚内燥之病机。而鬼箭羽又具活血化瘀功能，对糖尿病并发心脑血管、肾脏、眼底及神经系统等病变，有改善血液循环、增强机体代谢功能的作用。实验研究证明，鬼箭羽所含之草酰乙酸钠能刺激胰岛细胞，加强胰岛素的分泌，调整不正常的糖代谢过程，从而降低血糖，有治疗、预防的双重功效。

13. 黄芪、山药

用量：黄芪、山药各 30g。

功效：益脾气，养脾阴。

主治：糖尿病。

按语：黄芪与山药，一益脾气，一养脾阴，两药合用，气阴并调，对糖尿病能改善症状，降低血糖。张锡纯《医学衷中参西录》中治疗消渴的玉液汤和滋脾饮，即以黄芪、山药为主药。

十二、口咽病证药对

1. 天南星、吴茱萸

用量：天南星、吴茱萸各等份。共研细末，临睡前洗净脚，取药粉约6g，用醋调成糊状，敷贴两侧涌泉穴，以塑料薄膜覆盖，再以布包紧，翌晨取去。

功效：上病下治，引火下行。

主治：复发性口腔溃疡、疱疹性口腔炎。

按语：《本草纲目》载："咽喉口舌生疮者，以茱萸末醋调，贴两足心，移夜便愈。"

2. 黄连、细辛

用量：黄连9g，细辛3g。

功效：清散郁热。

主治：实火口疮。

按语：口疮有实火、虚火之分，实火口疮，常用黄连配细辛，黄连苦寒清热，细辛辛温透邪，两药合用，共奏清火止痛之效。也可用黄连3份，细辛1份，共研细末，蜜调外敷患处。

3. 黄连、干姜

两药合用，可治寒火结滞之口舌生疮，顽固难愈者。详见"胃肠病证药对"之"黄连、干姜"条。

4. 决明子、芦荟

两药泄热通便，可治大便秘结、火热上炎之口疮。详见"胃肠病证药对"之"决明子、芦荟"条。

5. 升麻、玄参

用量：升麻 9g，玄参 15g。

功效：养阴解毒。

主治：①时邪疫毒，咽喉肿痛，口腔糜烂。②顽固性口腔溃疡属阴虚浮火者。

按语：升麻量少则主升清阳，量多则起解毒作用。

6. 木蝴蝶、凤凰衣

用量：木蝴蝶 6g，凤凰衣 8g。

功效：利咽开音，生肌和胃。

主治：①咳嗽日久，咽干失音。②胃溃疡。

按语：用两药治疗溃疡病，若与马勃、象贝母和琥珀共为散剂则效果较好。

7. 山豆根、鱼腥草

用量：山豆根 8g，鱼腥草 30g。

功效：解毒利咽。

主治：外感之咽喉肿痛。

按语：治疗外感之咽喉肿痛，在辨证方基础上加山豆根和鱼腥草，功效可胜银翘散一筹。

8. 射干、山豆根、挂金灯

用量：射干 8g，山豆根 10g，挂金灯 12g。

功效：清热解毒，清利咽喉。

主治：急性咽炎、扁桃体炎、喉癌。

十三、妇科病证药对

1. 淫羊藿、紫石英

用量：淫羊藿 15g，紫石英 30g。

功效：补肾助阳，暖宫调经。

主治：①阳虚宫寒之痛经、闭经、不孕。②冲任不固之崩漏、胞宫虚寒之带下清稀。

按语：淫羊藿补肾壮阳，强固冲任，紫石英温肾益肝暖宫，合用共奏补肾助阳、暖宫调经之功。若再配用鹿衔草，则补虚益肾、活血调经的功效更佳。

2. 淫羊藿、露蜂房

用量：淫羊藿 15g，露蜂房 10g。

功效：补肾调经，温阳除痹。

主治：①冲任不调，形盛气虚之月经不调、经事淋沥、怯寒乏力者。②精气清冷不育、阳痿遗精、宫寒不孕者。③阳虚风湿痹痛者。

按语：治阳虚风湿痹痛，伍入熟地黄、仙茅和鹿衔草效好。

3. 路路通、马鞭草

用量：路路通 15g，马鞭草 20g。

功效：通经，散瘀，行水。

主治：闭经、输卵管阻塞或积水、乳痈肿痛、肝硬化腹水等。

按语：路路通性善通利，可用于气血水滞，经络郁阻之证。马鞭草活血通经，利水消肿，清热解毒，与路路通相伍，可治疗上述诸病证。

4.鱼腥草、土茯苓

用量：鱼腥草、土茯苓各30g。

功效：清热，利湿，解毒。

主治：湿热带下。

按语：湿热带下主要表现带下发黄，有腥臭味。鱼腥草清热解毒，土茯苓利湿解毒，两者配伍，为治湿热带下之要药。若带下秽臭异常者，可加墓头回12g。

5.蜂房、鹿角霜、小茴香

用量：蜂房10g，鹿角霜12g，小茴香6g。

功效：温煦肾阳，升固奇经。

主治：带下清稀如水，绵绵如注。

按语：带下清稀，乃肾气不足，累及奇经，带脉失束，任脉不固，湿浊下注所致。若用利湿泄浊之品，仅能治标，而温煦肾阳，升固奇经，才是治本之法。蜂房温煦肾阳，鹿角霜、小茴香升固奇经，正是的对之药，故治清稀带下效果颇好。

6.白术、白芍、黄芩

用量：白术、白芍各10g，黄芩6g。

功效：清肝健脾，安和胎元。

主治：胎动不安。

按语：白术健脾安胎，白芍柔肝疏肝，黄芩清热安胎，三药相伍，可治肝火扰胎、肝脾不和之先兆流产和习惯性流产。

7. 杜仲、续断、菟丝子

用量：杜仲 10g，续断 6g，菟丝子 10g。

功效：补益肝肾，固养冲任。

主治：肝肾不足、冲任不固之胎动、胎漏、腹痛而坠者。

按语：杜仲与续断合治胎动，宋代严用和《济生方》和明代李时珍《本草纲目》均有载，两药加配菟丝子，固胎效果明显加强。

8. 黄芪、菟丝子

用量：黄芪 20g，菟丝子 10g。

功效：补气益肾，固系胎元。

主治：肝肾亏虚之习惯性流产或先兆流产。

按语：妊娠先期用之，可以预防流产。

9. 红藤、白头翁

用量：红藤 30g，白头翁 20g。

功效：清热解毒，化瘀散结。

主治：慢性盆腔炎、痢疾、溃疡性结肠炎属热毒郁滞者。

按语：红藤清热解毒，活血通经，消痈散结；白头翁清热解毒，善治热毒下痢。故两药合用，治疗热毒蕴结之慢性盆腔炎、痢疾和溃疡性结肠炎效果较好。

10. 淫羊藿、知母

用量：淫羊藿 15g，知母 10g。

功效：温肾阳，清虚热。

主治：更年期综合征。

按语：知母清虚热，淫羊藿温肾阳，两者合用治疗更年期综合征，可燮理阴阳，消除疲劳，改善烘热、汗出、心烦等症。

两药同仙茅、当归、巴戟天、黄柏配伍为二仙汤，治疗妇女更年期高血压有效。

11. 淮小麦、甘草、大枣

用量：淮小麦 30~60g，炙甘草 10g，大枣 30g。

功效：益养心气，除烦安神。

主治：脏躁。

按语:《金匮要略》甘麦大枣汤即用淮小麦配合炙甘草、大枣益气润燥，宁神除烦，主治"妇人脏躁，悲伤欲哭，像如神灵所作，数欠伸"。现今临床若见心神烦乱，夜寐不实，多梦纷纭者，俱可以此方随症加味，多收殊效。

12. 黄药子、刘寄奴

用量：黄药子 12g，刘寄奴 30g。

功效：化瘀祛痰，解毒散结。

主治：卵巢囊肿。

按语：用黄药子、刘寄奴治疗卵巢囊肿，伍以红藤、夏枯草、泽漆则效果更好。黄药子对肝脏有一定损害，故用量不宜过大。若久服出现黄疸，停药后可自行消退。

十四、皮肤病证药对

1. 当归、白芷

用量：当归、白芷各 10g。

功效：活血养血，化浊解毒。

主治：疮疡、内痈。

按语：用于疮疡肿毒热甚者，应配伍清热泻火、凉血解毒之品，如生大黄、生地黄、金银花、黄柏、水牛角等。用于气血虚寒之溃疡病，可促进溃疡病灶愈合。

2. 徐长卿、白鲜皮

用量：徐长卿 15g，白鲜皮 30g。

功效：祛风止痒。

主治：荨麻疹。

按语：实践证明，两药有抗过敏作用，其既可入煎剂，亦可作外洗剂。内服入辨证论治方中，外治常用徐长卿、白鲜皮、苍耳草、蛇床子各 30g，水煎后熏洗，止痒效果较为明显。

3. 蕲蛇、冰片

用量：蕲蛇 30g，冰片 3g。共研极细末，用麻油或菜油调为糊状，涂敷患处，每日 2～3 次。

功效：清凉解毒，疗疮止痛。

主治：带状疱疹。

按语：两药合用名蕲冰散，用治带状疱疹效果良好。带状疱疹在中医学称为"蛇丹""缠腰火丹"，俗称"蛇缠腰""缠腰疮"等，多由肝经郁火、热毒生疮所致。蕲蛇搜风攻毒，解痉止痛；冰片清凉散火，消肿止痛。用治带状疱疹，一般 2 ~ 4 日可愈。或用蛇蜕治疗带状疱疹，亦可收到良好效果。用法：将蛇蜕研细末，用橄榄油或麻油调成40% 油膏，用棉签蘸油膏涂布患处，每日 2 ~ 3 次，或以纱布包扎。带状疱疹后遗疼痛者，可酌用全蝎粉 1 ~ 3g 解毒通络，早晚分服，连用 3 ~ 5 日。

4. 全蝎、炮甲珠

用量：生全蝎 30g，炮甲珠 45g。

功效：解毒通络，散血消肿。

主治：下肢丹毒。

用法：共研极细末，每服 4.5g，每日 1 次。儿童、妇女或体弱患者酌情减量。

按语：两药合用，名蝎甲散。丹毒发于腿部者，多由肝火湿热郁遏肌肤所致，常因辛劳或受寒而引发，殊为顽缠，不易根除，而用蝎甲散治疗，一般服药一次后，寒热即可趋向清解，随后局部肿痛及鼠蹊部之臖核亦渐消退，多于 3 日左右缓解乃至痊愈。若辅以活蚯蚓加白糖之溶液外搽，收效更佳。该方奏效如此迅捷，主要在于功擅解毒消痈的全蝎，加之伍以祛风通络、散血消肿、解毒攻坚的穿山甲，故对下肢丹毒（包括由丝虫病引起者）疗效满意。

禁忌：孕妇忌服。

5. 麻黄、熟地黄

用量：麻黄 4g，熟地黄 20g。

功效：温通血络，消散阴凝。

主治：①阳虚阴寒，痰瘀结滞于肌肤、筋骨之痛疽、痰核、流注、脉痹、骨痹、顽痹等。②中风后遗症，证属阴寒内凝、瘀血阻络者。

按语：麻黄辛温通痹，可疏通肌肤经络；熟地黄滋阴养血，生精补髓。两者配伍，宜通滋补并施，可使阳气宣通，阴凝消散。两药用治中风后遗症，配合葛根、丹参、豨莶草效好。

十五、其他病证药对

1. 白头翁、秦皮

用量：白头翁 20g，秦皮 10g。

功效：清热解毒，清肝明目。

主治：①目赤肿痛而痒，眵多而稠。②湿热带下，阴肿阴痒。③慢性泻痢，湿热甚者。

按语：白头翁与秦皮乃《金匮要略》白头翁汤之主药（即原方去黄连、黄柏），原用于"热利下重"，今移用于其他上下湿热病证，疗效亦佳。

2. 白附子、全蝎

用量：制白附子 8g，炙全蝎粉 3g（分吞）。

功效：息风和络。

主治：面瘫。

按语：治面瘫，初期可加钩藤 12g，荆芥 8g，蝉衣 6g，日久则加赤芍、僵蚕各 10g，石决明 15g。

3. 防风、乌梅、甘草

用量：防风 10g，乌梅 8g，甘草 4g。

功效：祛风，抗过敏。

主治：过敏性疾患。

按语：防风善祛外风，乌梅、甘草有抗过敏作用，合用于过敏性疾患确有一定疗效。

4. 败酱草、薏苡仁、红藤

用量：败酱草、薏苡仁、红藤各 30g。

功效：清热解毒，活血祛湿，消痈散结。

主治：肠痈、肝痈、肺痈、急性胰腺炎、急慢性盆腔炎等属湿热瘀滞者。

按语：败酱草清热解毒，活血散瘀；薏苡仁清利湿热；红藤解毒散结，活血通经。且三药均有消痈散结作用，故治疗上述疾病确有一定疗效。

5. 淡豆豉、生山栀

用量：淡豆豉 20g，生山栀 10g。

功效：清透郁热。

主治：胸中郁热之懊恼不安、烦躁不眠。

按语：栀子清热除烦，淡豆豉透热解郁，合用于治疗胸中郁热之证。

6. 黄药子、玄参

用量：黄药子 10g，玄参 12g。

功效：凉血降火，滋阴消瘿。

主治：甲亢。

　　按语：甲亢多为阴虚阳亢，或气郁化火所致，用黄药子凉血降火，玄参养阴降火，正是的对之药。

7. 槐角、地榆

　　用量：生槐角、生地榆各 24g。

　　功效：凉血止血，清利下焦湿热。

　　主治：痔疮便血，湿热带下，急性尿路感染。

　　按语：两药除凉血止血，入大肠经而治痔疮便血之外，尚可清利下焦湿热而治湿热带下和淋证。朱老为治疗急性尿路感染所制订的清淋合剂，即以生地榆与生槐角为主药。

第八章 临床常用经验方

一、外感、肺系病证

1. 表里和解丹

组成：生大黄 135g，炙僵蚕 45g，蝉衣、甘草各 30g，皂角、广姜黄、乌梅炭各 15g，滑石 180g。

用法：上研极细末，以鲜藿香汁、鲜薄荷汁各 30g，鲜萝卜汁 240g，泛丸如绿豆大。成人每服 4～6g，妇女或体弱者酌减；小儿 10 岁左右服 2～2.3g，6～8 岁者 1.2～1.5g，2～5 岁者 0.5～0.75g，每日 1 次；未大便者可续服 1 次，连服 1～3 日，热退即勿再服。

功用：疏表泄热，清肠解毒。

主治：适用于流感等温热病初起而见有表里证者，或病起已三五日，尚有表证存在者。

2. 葛苦三黄丹

组成：飞滑石 600g，生大黄 90g，蝉衣 15g（以上 3 味研末），苦参 150g，葛根、黄芩各 90g，天花粉、茵陈、青蒿各 60g，黄连、甘草、白蔻仁各 30g，蝉衣、姜黄、川郁金、苍术各 15g。

用法：除前三味药外，煎取浓汁。再以鲜荷叶、鲜藿香各 150g，鲜苏叶 180g，鲜茅根 240g，生萝卜子 60g，研磨，加上药汤绞汁 2 次，并加鲜萝卜汁 90g，将药汤汁拌入三味药末泛丸，每丸湿重 6g。无鲜药时用干药半量，研细，用药汤放凉泡透榨汁，榨后须加凉开水再榨一次，以免药物损失。每服 2 粒，每日 1 次，体弱或儿童酌减，虽有溏泄，尽可服之。

功用：通利泄邪，清热解毒。

主治：湿温等温热病。

3. 清肺定咳汤

组成：金荞麦 20g，鱼腥草（后下）15g，白花蛇舌草 20g，天浆壳 12g，化橘红 6g，苍耳子、枇杷叶（去毛，包）各 10g，生甘草 5g。

高热咽喉肿痛，腮肿目赤，加蝉蜕、僵蚕（借两者疏风热、利咽化痰、抗过敏之用）；恶寒者，加炙麻黄 3g；高热便秘者，加牛蒡子或生大黄；咳喘甚者，加葶苈子、桑白皮。

用法：水煎服。

功用：清肺、化痰、定咳、退热。

主治：风热流感，支气管炎、肺炎久咳而偏于痰热者。尤对风温（肺炎）咳嗽、痰多、发热、痰黏稠或黄脓痰、苔微黄、脉数，并口渴欲饮之症，颇有速效。

方义：本方中金荞麦味辛、涩，性凉，有清热解毒、排脓祛痰、祛风利湿、活血祛瘀功能。《分类草药性》谓其能补中气，养脾胃，治咽喉肿痛、肺脓肿、肝炎、筋骨酸痛、菌痢、白带等。本品记载虽早，但临床开拓应用却是近四十多年的事。

鱼腥草性味辛，微寒，功能清热、解毒、利尿、消肿。金荞麦与鱼腥草二药相伍，其清化痰热和利湿之功相得益彰，盖无湿不生痰，无热不生痰，湿和热是酿痰之因，湿和热交混蕴结，则痰旋除旋生。今二药相伍，同为清热祛湿，湿热二邪分化则痰不再生，不是祛痰，胜似祛痰，痰消则久咳自止。

本方中白花蛇舌草除助其分化湿热二邪和清化痰热之外，还能提高机体抗病能力，调节免疫功能。天浆壳亦名萝摩荚，性味咸平，能软坚、化痰、清肺、止咳、平喘。枇杷叶微苦辛，清肺和胃，降气化痰，气下则火降痰顺，则逆者不逆，呕者不呕，咳者不咳矣。二药均镇咳平喘，用量不可过大，此方有宣肃同用之妙。方中苍耳子有抑制流感病毒和抗过敏之作用，又能祛湿升阳通督，朱老喜掺用流感方中，意寓扶正。橘红调中化痰，甘草润肺止咳，共奏清肺定咳之功。

按：清肺定喘汤乃朱老自拟之通治风热久咳方。此方用于治疗痰热蕴肺之久咳、痰多或痰黏阻滞、咳唾不爽等极为合拍。

4. 旋覆夏麻芍草汤

组成：旋覆花 8g，旱半夏 6～10g，生麻黄 1.5g，茯苓 6g，生姜 3 片，生白芍、甘草各 3g。

加减：咽痛喉痒者，加桔梗、前胡各 5g，薄荷 2g。恶风，食少乏力，手足不温者，加徐长卿 10g，荆芥 6g。久咳痰少黏稠，加浙贝母、桑叶各 6g。

用法：放陶瓷有盖口杯隔水炖 15 分钟温服。

功用：化气止咳，利水除痰。

主治：风寒咳嗽，症见咳呛阵作，少有痰声，似燥咳而实非。

方义：朱老自拟旋覆夏麻芍草汤，乃融仲景旋覆代赭汤、小半夏加茯苓汤、芍药甘草汤、甘草麻黄汤于一体，并以旋覆花合小半夏汤为组方主药。方中旋覆花咸温微辛，功能消痰、下气、软坚、行水，张德裕的《本草正义》云："旋覆花，其主治当以泄散风寒，疏通脉络为专主。"又云："或谓旋覆花降气，寒邪在肺，不宜早用，则只知疏泄之力足以下降，而不知其飞扬之性本能上升。"伍半夏、生姜，又取三药之辛开，辛者能散能横行，故能携麻黄宣散肺气达于皮毛，降中有宣，宣中有降，肺之治节有权。取旋覆花之味咸，咸能入肾，故能纳气下行以归根，胃中之痰涎或水饮下行，即无逆犯肺之害。方中少用生白芍、甘草，以酸甘化阴，既益肺津，又轻敛肺气，且二药为伍，有缓解支气管平滑肌痉挛之功，故有止咳作用。临床反复体会，旱半夏、旋覆花、生姜、白芍、甘草五药在方中为举足轻重之品，不可代替。此方药简，剂小量轻，不取煎服，而取口杯加盖隔水炖服，亦是取效之关键。

5. 保肺丸

组成：土鳖虫、紫河车各 120g，百部 180g，制何首乌、白及各 450g，生地榆、葎草、黄精各 18g。

用法：先将土鳖虫、紫河车、百部、制何首乌、白及研成粉末，再将生地榆、葎草、黄精等煎取浓汁，泛丸烘干或晒干。每服 9g，每日 2～3 次。

临床应用：①遇长期发热者配合地榆葎草汤（生地榆、怀山药各 30g，青蒿子、葎草各 20g，百部 15g，甘草 6g），每日 1 剂，水煎服。②如属顽固性肺结核或空洞，配合外敷肺痨膏（干蟾皮、守宫、乳香、没药、蜈蚣共粉碎，搅入市售之外科黑膏药内，用软猪皮废角料做成膏药备用，用时微火烘软，敷在肺俞、膻中等穴，3 天换药一次）。

功用：培土生金，抗结核，益肺。

主治：用于肺结核及结核病后遗症。对肺结核经西药治疗复发的病例，证属气阴两虚者，用之亦多效验。

方义：方用土鳖虫活血散瘀，穿透厚壁空洞，推陈致新；白及补肺泄热，敛肺止血，逐瘀生新，消肿生肌；何首乌制用能滋补肝肾。紫河车大补气血，缪希雍的《本草经疏》谓其"乃补阴阳两虚之药，有返本还元之功"，性虽温而不燥，有疗诸虚百损之功能，现代药理证明含有多种抗体及脑垂体激素，能诱生干扰素以抑制多种病毒。其扶正祛邪排毒之力远胜于"十全育金汤"中之野台参。百部杀虫而不耗气血，最有益于人，兰茂的《滇南本草》谓其能"润肺，治肺热咳嗽，消痰定喘，止虚劳咳嗽，杀虫"。现代药理证明其能抗多种病菌，且抑制结核杆菌。生地榆清热凉血，护胃抗结核，收敛止血。肺结核即肺痨，多有潮热盗汗、咳嗽、咯血等阴虚火旺症状，生地榆对肺结核之潮热尤有卓效，朱老谓其微寒而不凝，性涩而不滞，止血尚能行血，清热又可化瘀。黄精功能补五脏，润心肺，填精髓，强筋骨，并有抗菌降压的作用，现代药理研究证明其对结核杆菌及多种真菌均有抑制作用，对肺结核之咳嗽潮热尤为有效。

二、心脑病证

1. 夺痰定惊散

组成：炙全蝎 30 只，巴豆霜 0.5g，人工牛黄 2g，飞朱砂 1.5g，雄精 2g，陈胆星 6g，川贝母、天竺黄各 3g，麝香 0.3g（后入，可用人造麝香 0.6g 代）。

用法：共研极细末，密封贮存。口服或鼻饲给药，一次服 0.6g，幼儿 0.3g，每日 1～2 次。服药后 1～4 小时，可排出黑色而夹有黄白色黏液的大便，即痰消神苏（未排便者，可续服 1 次）。

功用：涤痰泄热，清心开闭。

主治：乙脑极期，症见高热神昏，喉间痰如拽锯，惊厥频作，苔厚腻。本药具有息风化痰、通腑泄浊作用，故又可用于肺炎、中毒性菌痢、百日咳脑病、脊髓灰质炎等痰浊交阻、痰鸣如嘶之证，既可免除吸痰之烦，又可防止窒息。

方义：方中之全蝎，不仅有祛风定惊的作用，并可涤痰、开瘀解毒，张山雷认为蝎尾有"开痰降逆"之功，由于此物开痰解毒、息风定惊功著，故用为主药；巴豆霜之应用，取其迅扫膈上之痰涎，下胃肠之壅滞，开气道之闭塞；牛黄镇惊、解毒、化痰；麝香开窍慧神。诸药合用，共奏化痰开闭、通腑泄浊、息风定惊之功。

2. 太子参合欢皮汤

组成：太子参 15～20g，合欢皮 12～15g。

用法：水煎服，每日 1 剂。根据临床辨证加味。

功用：调畅心脉，益气和营。

主治：胸痹、心痛、心悸、眩晕、喘息、脏躁、失眠证属气阴两虚者。

方义：合欢皮，性味平甘，功擅宁心悦志，解郁安神。《神农本草经》谓其能"安五脏，和心志，令人欢乐无忧"。盖心为君主之官，心安则五脏自趋安和。太子参，其用介于党参之补、沙参之润之间，其性不温不凉，不壅不滑，确系补气生津之妙品。二味相伍，治疗心气不足、肝郁不达的情志病，确有调肝解郁、两和气阴之功，而无"四逆""四七"辛香升散、耗气劫阴之弊。疏补两济，平正中庸，实有相须相使、相辅相成之妙。

3. 加减镇肝息风汤

组成：怀牛膝、生赭石各 30g，生龙牡、乌梅、生龟甲、玄参、天冬、黄芩、茵陈各 15g，天麻 10g。

用法：水煎服，每日 1 剂。根据临床辨证加味。

功用：益阴潜阳息风。

主治：治疗中风急症，症见突然昏仆，口眼㖞斜，神志模糊，头转向一侧，舌体与头向一侧歪斜，舌质较红，舌苔黄燥，脉象弦大。

方义：本方中用乌梅易白芍，颇能提高疗效，乃是朱老善用酸敛的特色，有画龙点睛之妙。朱老指出：镇肝息风汤旨在镇、降、肃、敛，以镇、降、肃折其病势，以酸敛真阴而防其虚脱，益阴潜阳，敛正祛邪，用之对证，屡见效验。明·缪希雍《神农本草经疏》云："乌梅味酸能敛浮热，能吸气归原。"清·黄宫绣《本草求真》云："乌梅酸涩而温，似有类木瓜，但此药入肺则收，入肠则涩，入筋与骨则软，入虫则伏，入于死肌、恶肉、恶痣则除，刺入肉中则拔，故于久泻久痢，气逆烦满，反胃骨蒸，无不因其收敛之性，而使下脱上逆皆治。"肝病宜敛不宜散，宜补不宜伐，正合《内经》治肝之旨。乌梅敛肝的奇特效果，不仅只用于中风急症，通过敛肝，同样可以达到疏肝理气、滋阴养血、补虚祛实的目的。

4. 振颓丸

组成：红参、炒白术、当归、杜仲、淫羊藿、巴戟肉、淡苁蓉、制乳香各 100g，制马钱子、制附子、炮穿山甲各 50g，上等鹿茸、蜈蚣、乌梅肉各 25g。

用法：上药共粉碎，蜜丸 10g 重，日服 3 丸，一味黄芪煎汤或黄酒送服。

功用：化瘀通脉，祛痰振颓。

主治：治疗肢体废痿，痰浊壅塞经络，血脉闭阻的偏枯证。

方义：明代张景岳对本病病因指出："凡病此者，多以素不能慎，或七情内伤，或酒色过度，先伤五脏之真阴，此致病之本也。"阴不敛阳，肝风内动，是主要病机，所以在治疗上镇、潜、摄、纳是四大主要法则，而化瘀通脉更为重要。

5. 治中风经验方

组成：生大黄 10~20g，芒硝 6g（分冲），陈胆星 10g，全瓜蒌 30g，竹沥 30mL（分冲），石菖蒲 10g，黛蛤散 15g（包）。

用法：水煎服，每日 1 剂。根据临床辨证加味。

功用：通腑泄热，化痰通络。

主治：中风急性发作，症见突然昏仆不省人事，或喎僻不遂，肢体瘫痪，面赤目红，口干烦躁，喉间痰鸣，口有秽味，大便秘结，舌红苔黄腻，脉弦滑。一般药后腑气通畅，痰热泄化，神昏烦躁即可趋解。抽搐甚者，加羚羊角粉 0.6g（分吞）。言语謇涩，肢体偏瘫不遂者，宜重用黄芪，配合地龙、丹参、赤芍、豨莶草、威灵仙、炙远志、石菖蒲等品，可收佳效。或用炙全蝎、广地龙、红花、炮穿山甲各等份，研极细末，胶囊装，每服 4~6 粒，每日 3 次，也有较好效果。

方义：朱老在本病的防治方面谆谆告诫人们：戒除烟酒，节制肥腻饮食，制怒怡情，劳逸结合，适量运动，是防治的根本措施。若能人人遵循，则发病率可以大大下降，这是符合"预防为主"方针的。

6. 涤痰定痫丸

组成：炙全蝎、炙蜈蚣、炙僵蚕、广地龙各 60g，陈胆星、川石斛、天麻、青礞石、天竺黄各 45g，炒白芥子、化橘红、石菖蒲各 30g。

用法：上药共粉碎，水泛为丸如绿豆大，每服 3～5g，每日 2 次。

功用：豁痰开窍，息风定痫。

主治：癫痫。特征为发作性精神恍惚，甚则突然仆倒，昏不知人，口吐涎沫，两目上视，肢体抽搐，或口中发出类似猪羊的叫声，少刻即苏醒。故俗称"羊痫风"。

方义：朱老认为，痫证多与精神、饮食以及先天等因素有关，亦可继发于热病、外伤之后，常由气郁生痰，或是脏气失调，痰浊内生，因痰聚而气逆不顺，从而导致气郁化火，火升风动，夹痰上蒙清窍，横窜经络，内扰神明，以致痫证发作，所以在治疗上应豁痰开窍，息风定痫。

7. 控涎丹

组成：甘遂（去心，制）、大戟（煮透去骨，晒干）、白芥子（炒）各等份。

制法：共研细末，面糊或炼蜜或滴水为丸，如梧子大，晒干。

用法：每服 5～10 丸，或 15～20 丸，临卧时以生姜汤或热汤送下，以知为度。

功用：下痰消积。

主治：一切痰证，如癫疾、胁痛、颈项、腰背、筋骨牵引疼痛，流注不定，手足冷木，气脉不通；或喉中结气，似若梅核，时有时无，冲喉闷绝；偏身或起筋块，如瘤如栗，皮色不变，不疼不痛，但觉发麻；或自溃窜烂，流水如涎，经年不愈有若瘘管；并治疗瘰疬贴骨，鱼口便毒，一切阴疽。上述主治范围，虽然相当广泛，但却都是实践经验的积累记载，可以作为临证指导。朱老在临床上多将其用于下列疾患：①慢性淋巴结炎（包括颈淋巴结核）；②湿性胸膜炎；③急慢性关节炎；④骨结核；⑤湿性脚气；⑥气管炎或肺炎而痰涎壅盛者；⑦腹水而兼胸腔积液者。不过控涎丹用于上列病证时，必须依据中医辨证论治，确定系痰水蓄积而致病的实证，始能应手奏效。徐大椿说："本方乃下痰之方，人实证实者用之。"是非常恰当的垂示。

方义：李梴曰："控，引也。涎，痰涎也。"王晋三曰："控，引也。涎读作羡，湎涎也，水流貌。引三焦之水，湎涎出于水道也。芥子色白入肺而达上焦，甘遂色黄入脾而行中焦，大戟色黑入肾而走下焦。故曰白芥子去皮里膜外之水饮，甘遂决经隧之水饮，大戟逐脏腑之水饮，三者引经各异，湎涎于水道则同，故复之为方，而名控涎也。"说明了甘遂、大戟、白芥子三者同用，可以发挥最大的排除痰水作用，因此定名为控涎丹，是名实相符的。

8. 回生第一仙丹

组成：活土鳖虫（取雄性活虫，洗净，去足，放瓦上小火焙黄，研细末）15g，自然铜（放瓦上木炭火烧红，入好醋淬，片刻取出，再烧再淬，连制九次，研细末）9g，乳香（每30g用灯心7.5g同炒枯，共研细，吹去灯心，净末）、陈血竭（飞净）、飞朱砂、巴豆（去壳研，用纸包压数次，去净油，用净末）各6g，麝香0.7g（后入）。

制法：以上各药共研极细末，瓶贮密封。

用法：成人每服0.5g，幼儿0.2g，黄酒冲服。牙关不开者，鼻饲之。严重者可连服 2 次。服后，大便下紫血块者，则效更著。若苏后转心腹痛者，此瘀血未净，急取白糖 60g，热黄酒或开水化服。

功用：活血化瘀，疗伤定痛，通窍回苏。

主治：擅治跌伤、压伤、打伤、刀伤、枪伤、割喉，以及因吊、惊、溺而昏迷，屡奏殊效。过去在地震及战伤时曾发挥卓越作用。

三、肝胆系病证

1. 复肝丸

组成：①红参须、参三七各 40g，土鳖虫、紫河车、穿山甲、姜黄、郁金、鸡内金各 100g；②虎杖、石见穿、糯稻根各 250g。

用法：将①组药物共研为细粉末，再将②组药物煎取浓汁泛为丸。每服 3g，一日 3 次，食后开水或以汤药送服。一个月为一个疗程。一般服 2 ~ 3 个疗程，可获稳定或基本治愈之效。

功用：化瘀消癥，扶正祛邪。

主治：早期肝硬化肝功能损害，肝脾肿大，或仅肝肿大，胁痛定点不移，伴见脘闷腹胀，消瘦乏力，面色晦滞，红丝血缕或朱砂掌，舌暗红或有瘀斑，脉象弦涩或弦细等。

方义：方取紫河车大补精血，红参须益气通络，两味用以扶正；参三七活血止血，散瘀定痛；土鳖虫活血消癥，和营通络；更加郁金、姜黄疏利肝胆，理气活血；生鸡内金、炮穿山甲片磨积消滞，软坚散结。全方着眼于肝血瘀滞、瘀凝脉络的主要病机，着手于扶正祛邪、消补兼施的治疗原则，又以丸剂小剂量常服之法，补不壅中，攻不伤正，以冀癥积潜移默消，促使肝脾病变的改善和恢复。临床应用研究表明，复肝丸平调脏腑阴阳，乃取仲景大黄䗪虫丸重药轻投之法。对早期肝硬化，因久病体虚，正虚邪恋，补不耐补，清不能清，且攻不胜攻之患者，尤为合拍。缓缓斡旋，乃虽不大补，胜似大补，虽不大攻，胜似大攻。此丸温清并用，攻补兼施，质气交融，缓急相济。有保肝治本、温养疏导、化瘀通络、消癥散结、化痰利浊等功能。

2. 豨莶逍遥五苓汤

组成：豨莶草、刘寄奴各 30g，茵陈、白术、茯苓、郁金、泽兰、泽泻各 15g，柴胡、白芍、制香附 10g。

用法：水煎服，每日 1 剂。

功用：疏肝和营，扶脾利湿，降酶退黄。

主治：脾湿气滞，黄疸久稽，症见黄染加深，目肤暗黄晦滞，神疲纳呆，胁痛腹胀，便溏溺赤，舌质暗红，舌边紫或有瘀斑，舌苔白腻，脉象弦细带涩。

方义：肝郁脾湿久结不解，肝胆失于正常疏泄，致黄疸久治不退，临床屡见不鲜。实践证明，黄疸久稽，多肝胆瘀阻，其证属实，宜在疏肝解郁的同时佐以和营通络。朱老治疗此型肝性瘀黄均不忘正虚之本。所拟豨莶逍遥五苓汤，由刘寄奴、豨莶草、茵陈、柴胡、白芍、白术、茯苓、制香附、郁金、泽兰、泽泻共十一味组成，此方乃《金匮要略》茵陈茯苓散合《局方》逍遥散加减。茵陈五苓散有统主黄疸病之说，而刘寄奴、豨莶草相配伍，则更有统治肝性黄疸之功。肝郁脾湿，必气机阻滞，故三焦不利，水液代谢失常。脏腑通道闭塞，必须通里通外，两面并重。《金匮要略》黄疸篇原有小柴胡汤，乃因柴胡疏利三焦，故用于治黄疸颇为合拍。方中茵陈、泽兰、泽泻，疏利三焦往下输，柴胡疏利三焦往外驱，套入逍遥散之意，又和血解郁，疏达肝气。肝之有病，必先实脾，故用茯苓、白术，以醒脾实脾。久病黄疸必血瘀，故用柴胡、白芍、香附、郁金，解郁和血，以扶肝体，木郁达之，以遂其生生之气。此方主治脾湿气滞，黄疸久稽，有和表、通里、祛湿、利水、除热、扶脾、逐邪、祛瘀、退黄面面兼顾之功。

3.青蒿茵陈汤

组成：青蒿、茵陈各 30g，黄芩、陈皮、旋覆花各 10g，生甘草 6g。有黄疸者，倍茵陈量为 50g 且要先煎 30 分钟。

用法：每日 1 剂，水煎服。

功用：利胆清热，宣畅气机。

主治：慢性胆囊炎急性发作或谓胆道感染，证属湿热中阻，三焦不利，或湿热内蕴者。临床验证，症见右胁胀痛（或急性发作），阵发性加剧，畏寒发热，体温升高，恶心纳呆，厌油腻，呕吐黄水和食物，口苦咽干，小便浊黄，大便不爽，舌红，苔薄黄腻，脉弦滑数者，用之恒有效验。

4.疏清通利排石汤

组成：柴胡、九香虫各 6g，徐长卿、延胡索、郁金、青蒿各 15g，蒲公英、石见穿各 30g，冬葵子、赤芍、鸡内金各 10g，芒硝（分冲）4g。

用法：每日 1 剂，水煎服。

功用：疏清通利，排石定痛。

主治：胆石症，症见右胁疼痛为主，引及右肩背。

方义：方中蒲公英、石见穿、赤芍、青蒿清肝利胆，化痰行瘀，透泄郁火；冬葵子滑利通窍利浊；九香虫配柴胡、郁金、延胡索理气止痛，上通下达，激活气机升降，使结石易于排出；徐长卿能调整脾胃功能，镇痛、消炎，尤对脘胁部的胀痛，配合郁金、延胡索，效验甚著；更妙在以芒硝代大黄，更合久病体弱，胃气大虚，或年老患者之治，此即所谓取大柴胡汤之意也。疏、清、通、利集于一体，故疗效显著。

四、肾系病证

1. 清淋合剂

组成：生地榆、生槐角、半枝莲、白花蛇舌草、大青叶各 30g，白槐花、飞滑石各 15g，生甘草 6g。高热者，加软柴胡 20g，炒子芩 15g。

用法：上药为 1 日剂量，煎制成合剂 100mL，每日口服 2 次，每次 50mL，重症剂量加倍。急性者疗程为 1 周，慢性急性发作者疗程为 2 周。

功用：清热泻火，凉血止血，渗利湿毒。

主治：淋证（急性泌尿系感染或慢性泌尿系感染急性发作）。

方义:《景岳全书·淋浊》载:"淋之初病,则无不由于热剧。"淋证之始(急性期或慢性急性发作期),其来势骤急,常常热多于湿。热结膀胱,气化不利,则出现小便频急,灼热涩痛。热毒炽盛,入于血分,动血伤络,血溢脉外,与溲俱下,可见尿中带血。因此,对本病初起的治疗,朱老主张在清热利湿的同时,加用凉血之品,如生地榆、生槐角、大青叶等。凉血有助于泄热,遣用苦寒剂,多能挫邪于病始,可迅速复旧如初。生地榆、生槐角,尤为治淋之要品。地榆生用凉血清热力专,直入下焦凉血泄热而除疾;生槐角能入肝经血分,泄血分湿热为其特长。淋乃前阴之疾,足厥阴肝经循阴器,绕腹里,肝经湿热循经下行,导致小便滴沥涩痛,槐角泻肝凉血而利湿,每建奇功。二药配伍治淋,有明显的解毒、抗菌、消炎作用,能迅速改善和消除尿频、尿急、尿痛等尿路刺激症状。

2. 通淋化石汤

组成:金钱草60g,鸡内金10g,海金沙12g,石见穿30g,石韦15g,冬葵子12g,两头尖9g,芒硝6g(分冲),六一散10g。

加减法:尿血,去两头尖,加琥珀末3g(分吞),小蓟18g,苎麻根60g;腰腹剧痛,加台乌药30g,延胡索20g,地龙12g;发热,加黄芩、柴胡各12g;尿检中有脓细胞者加败酱草、土茯苓各30g。

用法:水煎服,每日1剂。

功用:清利湿热,通淋化石。

主治:泌尿系结石湿热型。症见肾绞痛突然发作,伴有明显的血尿或发热，小腹痛，以及尿频、尿急、涩痛或尿中断等急性泌尿系刺激症状，苔黄或厚腻，舌质红，边有瘀斑，脉弦数或滑数。

方义：本方以清利为主，佐以温阳，药用鸡内金、金钱草为对，一以化石，一以排石，张锡纯谓："鸡内金，鸡之脾胃也，中有瓷、石、铜、铁皆能化之，其善化瘀积可知。"临床证实，重用鸡内金，确有化石之殊功。金钱草清热利尿，消肿排石，破积止血，朱老大剂量使用，对泌尿系结石的排出尤有殊效。海金沙、石见穿为对，海金沙甘淡寒，淡能利窍，甘能补脾，寒能清热，故治尿路结石有殊效；石见穿苦辛平，健脾胃，消积滞，能助鸡内金攻坚化石，亦助金钱草通淋排石。石韦、冬葵子为对，一为利水通淋止血，泄水而消瘀，一为甘寒滑利，通淋而排石，乃取《古今录验》石韦散之意。两头尖味辛性热，有毒，能祛风湿，消痛肿。又伍以芒硝、六一散为对，芒硝辛苦咸寒，有泄热、润燥、软坚、化石之功。六一散利六腑之涩结，亦有通淋利水排石之著效。尿路结石用芒硝，有通后者通前之妙，病在前，而病之机窍在后，当取反治，乃有《局方》八正散用大黄之意。

五、胃肠系病证

1. 痛泻散

组成：生大黄、熟大黄各30g，苍术（米泔水泡）90g，杏仁、羌活各30g，川乌（去皮脐，湿面包裹，火上煨透）、甘草各45g。

用法：研细末，为散剂。赤白痢，成人每次服用3～4g，肠炎腹泻，成人每次服用2g，均一日2～3次服。小儿用量减半，4岁以下服成人量的1/4，1～2岁服成人量的1/8即可。

功用：泄热通滞，健脾燥湿，温里散寒，止痛安中。

主治：细菌性痢疾及急慢性泄泻。

方义：方中以大黄为主药。大黄"荡涤肠胃，推陈致新"（《本经》），"主治下痢赤白，里急后重"（《本草纲目》）。盖痢疾莫不由外感疫毒之邪，内伤饮食生冷不洁之物，运化受阻，传导失常，气血凝滞，湿热郁蒸而致。肠炎腹泻，尽管见症各异，但初起肠间多有积滞。大黄既有清热解毒之长，又有荡涤导滞之功，妙在生熟同用，生者力峻，专于下行，熟者力缓，既能导湿热从小便而出，又能导大肠积滞，而行中有止。杏仁通利三焦，消积止痛（凡含油脂之药皆有镇痛之功，如桃仁、杏仁、当归、羌活之类皆是，此乃章次公先生独得之秘）。羌活为风药，风能胜湿，能宣通表卫，又能鼓舞清气上行。苍术燥湿强脾。甘草和中解毒。用制川乌取其散寒湿、温脏腑、破积止痛之意，且辛热之川乌与苦寒之大黄相伍，温脏清肠，相反相成。

2. 中药保留灌肠方

组成：生大黄10～20g，白花蛇舌草、六月雪各30g，丹参20g。

有阴凝征象者加熟附子15g，苍术20g；血压较高或有出血倾向者，加生槐米45g，广地龙15g；湿热明显者加生黄柏20g；阴虚者加生地黄、川石斛各20g。

用法：全方煎成200mL，每日1~2次，保留灌肠。

同时可根据症情变化配合应用内服方药，予温肾解毒、化瘀利水之品。方如：熟附子10~20g，生白术20g，姜半夏10g，紫丹参、六月雪、扦扦活各30g，党参15g，绿豆、白花蛇舌草、半枝莲各30g，黄连2g。另用益母草120g煎汤代水煎药，每日1剂。加减法：肌酐和尿素氮不下降者，加左金丸6g（包煎）；皮肤瘙痒者，加白鲜皮、地肤子各30g。血压较高或有出血倾向者，加生槐米45g，广地龙15g。症情稍见稳定后，即重用黄芪90g，淫羊藿30g，以温肾助阳，益气利水。若尿量少者，另用蟋蟀10g，人工牛黄1g，琥珀4g，共研细末，胶囊装，每服4粒，每日2次，有解毒、化瘀、利水之功。

主治：慢性肾衰竭血尿素氮和肌酐明显升高者。

注：扦扦活为双子叶植物药金粟兰科植物接骨金粟兰的枝叶。味辛，性平。入肺经。功效清热解毒，抗菌消炎，祛风除湿，活血止痛。蟋蟀为蟋蟀科昆虫蟋蟀的干燥全体。性温，味辛、咸。功能利尿，破血，利咽。用于水肿、小便不通、尿路结石、肝硬化腹水、咽喉肿痛。

六、痹证

1. 益肾蠲痹丸

组成：①熟地黄100g，当归90g，鹿衔草90g，炙露蜂房45g，炙乌梢蛇60g，炙全蝎25g，炙蜈蚣25g，淫羊藿80g，千斤拔90g，甘草40g，寻骨风90g，伸筋草60g，炙地龙 50g；②鸡血藤 100g，老鹳草 100g，苍耳子 100g。

用法：先将①组药共研极细末，再将②组药中鸡血藤、老鹳草、苍耳子等煎取浓汁泛丸，如绿豆大，每服 6g，一日 2 次。

功用：益肾壮督，蠲痹通络。

主治：类风湿关节炎、风湿性关节炎、颈腰椎骨质增生等属肾属顽痹之关节肿胀、变形、僵硬者。症见身体羸瘦，汗出怯冷，腰膝酸软，关节疼痛反复发作，经久不愈，筋挛骨松，关节变形，甚至尻以代踵，脊以代头，苔薄质淡，脉沉细软弱等。

方义：类风湿关节是一种周期性、终身性、免疫性疾病，易反复发作，缠绵难愈，留下不同程度的骨膜、骨质、骨关节破坏而致终身残疾。益肾蠲痹丸选用补肾培本之熟地黄、淫羊藿、骨碎补、当归等温肾壮督之品外，又取钻透剔邪、散瘀涤痰之功的蜂房、全蝎、僵蚕、乌梢蛇等，共奏益肾壮督、蠲痹通络之效。在立法用药、配伍组方上，标本兼顾，攻补兼施，辨证与辨病相结合，大队虫类药与草木药融为一体，突破了常规用药方法，故临床用于治疗顽痹（类风湿关节炎）可收到良好的效果。

注意事项：若风湿热蕴结，阴虚火旺时慎用，风药多燥，以防伤阴。妇女月经量多，经期暂停服。阴虚咽干口燥者，另加生地黄 10g，麦冬 10g，石斛 10g，泡茶饮服。

2. 培本治痹汤

组成：生地黄、熟地黄各 15g，当归 10g，淫羊藿 15g，鸡血藤 20g，鹿衔草 30g，青风藤 20g，炙僵蚕 12g，土鳖虫、乌梢蛇各 10g，甘草 5g。

偏气虚加黄芪 15～30g，炒白术 15g；偏阳虚加淡苁蓉、补骨脂各 10g；偏血虚加当归、潞党参；偏阴虚加石斛、麦冬。

用法：水煎服，每日 1 剂。

功用：补益培本，蠲痹通络。

主治：风湿性关节炎正虚邪实型。症见形体消瘦，面色萎黄或晦滞，神疲乏力，腰膝酸软，关节疼痛经久不愈，病势绵绵，甚至彻夜不已，日轻夜重，怕冷，自汗，或五心烦热，口干，苔薄白，脉细小弦。

方义：痹证日久，气血不足，病邪遂乘虚袭踞经隧，气血为邪所阻，壅滞经脉，留滞于内，肿痛以作。选用生地黄、熟地黄滋补肾阴，当归益气补血，淫羊藿培补肾阳，使阳得以运，血得以行，具扶正祛邪之功；炙僵蚕、土鳖虫、乌梢蛇搜风通络，活血定痛；鸡血藤、鹿衔草、青风藤活血祛风，利湿通络；甘草调和诸药，而取得较显著疗效。

3. 温经蠲痹汤

组成：当归 10g，生熟地黄、淫羊藿各 15g，川桂枝（后下）、乌梢蛇各 10g，鹿衔草 30g，制川乌 10g，甘草 5g。

加减法：风盛者，加独活、钻地风各 20g；湿盛者，加苍白术各 10g，生、熟薏苡仁各 15g；关节肿胀明显，加白芥子、穿山甲、蜣螂虫各 10g；寒盛，制川乌加重至 15～20g，并加熟附片 10g；痛剧加炙全蝎（或炙蜈蚣）3g

研粉分吞；刺痛者加土鳖虫 10g，参三七末 3g（分吞），延胡索 20g；体虚者，淫羊藿加至 20g，并加炙蜂房 10 ~ 12g。

用法：水煎服，每日 1 剂。

功用：祛风散寒，除湿通络。

主治：风寒湿痹。症见全身关节或肌肉酸痛，游走不定，以腕、肘、肩、膝、髁关节多见，局部关节疼痛得温则舒，气交之变疼痛增剧，或兼见关节肿胀，但局部不红不热，苔薄白，脉沉细，或细弦，或濡细。

方义：朱师从治病求本计，对于无表证之关节痛予以温经蠲痹汤，一面扶正，一面蠲痹。他在药物选择上也做了推敲，本着"治风先治血，血行风自灭"之古训，取地黄与当归为伍，而达到养血补血之目的。同时又配以温经散寒之川乌、桂枝，益肾壮阳之淫羊藿，祛风除湿之鹿衔草，钻透搜剔之虫类药如乌梢蛇等，诸药合用，以奏温经散寒、蠲痹通络之功。

七、抗癌经验方

1. 抗癌单刃剑方

组成：仙鹤草 50 ~ 90g，白毛藤 30g，龙葵 25g，槟榔片 15g，制半夏 10g，甘草 5g。

用法：仙鹤草要单独煎煮，煎取汁备用；其他药物一同煎取汁，和仙鹤草煎汁混合，一次顿服，每日 1 次即可。若饮药有困难，可分次服，一日内饮完。

功用：解毒抗癌，镇静镇痛。

主治：胃癌、食管癌、肺癌、肝癌、乳腺癌等多种癌症。

2. 藻蛭散

组成：海藻 30g，水蛭 8g。

用法：共研细末，每服 6g，每日 2 次，黄酒冲服（或温水亦可）。

功用：软坚散结，破血消癥。

主治：食管癌。用于痰瘀互结而吞咽困难，苔腻，舌质紫，边有瘀斑，脉细涩或细滑者为宜。

注意事项：服药 4～5 日后如自觉咽部松适，咽物困难逐渐减轻，可以继续服用。如无效，即改用它法。如合并溃疡而吐出胃液中夹有血液者，即需慎用，或加参三七粉为妥。其他为肝郁气滞、热毒伤阴及气阴两虚者，均不宜用。

3. 通膈利咽散

组成：水蛭 10g，炙全蝎、蜈蚣各 20g，僵蚕、蜂房各 30g。

用法：共研细末，每服 4g，一日 3 次。

功用：消坚破结，解毒化瘀。

主治：中晚期食管癌。

4. 利膈散

组成：守宫、全蝎、蜂房、僵蚕、煅赭石各 30g。

用法：共研极细末，每服 4g，一日 3 次。

功用：抗癌消瘤，软坚破结，降气利膈。

主治：晚期食管癌。有宽膈、消瘤、降逆之功，能缓解梗阻，改善吞咽困难，延长存活期，使部分食管狭窄减轻或癌灶消失。

5. 胃癌散

组成：蜣螂虫、硇砂、硼砂、火硝、土鳖虫各 30g，蜈蚣、守宫各 30 条，梅花、冰片各 15g。

用法：共研极细末，每服 1.5g，一日 3 次。

功用：理气止痛，攻毒制癌，破血祛瘀。

主治：胃癌。

注意事项：有出血倾向者慎用。体虚甚者，亦勿用。

6. 消癌丸

组成：僵蚕 120g，蜈蚣、炮穿山甲各 48g，制马钱子 24g，硫黄 9g。

用法：将马钱子浸润去皮，切片，麻油炸黄，沙土炒去油。诸药共研极细末，以炼蜜为丸如桂圆核大，每日服 1 粒。服用 10 日后痛减而呕止。连服 2～3 个月，可控制病情。

功用：消瘀止痛，解毒抗癌。

主治：胃癌。

7. 治胃癌汤方

组成：九香虫 9g，藤梨根 90g（先煎 2 小时），龙葵、铁刺铃各 60g，石见穿、鸟不宿、鬼箭羽、无花果各 30g。

加减法：便秘，加全瓜蒌 30g。呕吐，加姜半夏 15g。疼痛，加苏子 15g。

用法：水煎服，每日1剂。

主治：胃癌。药后可改善症状，控制病情发展。

8. 化瘤丸

组成：人参18g，桂枝、姜黄各6g，丁香18g，虻虫6g，苏木、桃仁各18g，紫苏子、五灵脂、降香各6g，当归12g，香附6g，吴茱萸2g，延胡索、水蛭、阿魏、艾叶、川芎各6g。

制法：上述诸药共为细末，加米醋250mL浓煎，晒干，再加醋熬，如此3次，晒干。另用麝香6g（可以人工麝香代），大黄、益母草各24g，鳖甲50g，研细末，与之调匀，无菌环境下装0.3g胶囊。

用法：每日服4次，每次5粒，黄酒一杯为引，温开水送服。

主治：肝癌。

9. 肝癌膏

组成：蟾蜍、丹参各30g，大黄60g，石膏80g，明矾、青黛各40g，黄丹30g，冰片60g，马钱子30g，黑矾20g，全蝎、蜈蚣各30g，牵牛子、甘遂各100g，水蛭20g，乳香50g，没药20g。

制法：用食醋1000mL文火熬至剩1/4，或将上药研极细末，用醋调匀为厚糊状，涂敷于肝区或疼痛部位，以胶布固定，3日换1次。

主治：肝癌。